AF613928

TRAITÉ PRATIQUE

DE

LA TUBERCULOSE

PULMONAIRE

PAR

Le Dr P. BOUILLET

MEMBRE DE LA LIGUE CONTRE LA TUBERCULOSE

SECONDE ÉDITION

PARIS

MASSON ET Cie, ÉDITEURS

LIBRAIRES DE L'ACADÉMIE DE MÉDECINE

120, Boulevard Saint-Germain

1900

A LA MÊME LIBRAIRIE

BIBLIOTHÈQUE D'HYGIÈNE THÉRAPEUTIQUE

Dirigée par le Professeur **PROUST**

MEMBRE DE L'ACADÉMIE DE MÉDECINE, INSPECTEUR GÉNÉRAL DES SERVICES SANITAIRES, MÉDECIN DE L'HOTEL-DIEU

L'Hygiène du Goutteux, par A. Proust, médecin de l'Hôtel-Dieu, et A. Mathieu, médecin des hôpitaux.

L'Hygiène des Asthmatiques, par E. Brissaud, professeur agrégé, médecin de l'hôpital Saint-Antoine.

L'Hygiène de l'Obèse, par A. Proust, médecin de l'Hôtel-Dieu, et A. Mathieu, médecin de l'hôpital Andral.

L'Hygiène du Syphilitique, par H. Bourges, préparateur du laboratoire d'hygiène à la Faculté de médecine.

Hygiène et thérapeutique thermales, par G. Delfau, ancien interne des hôpitaux de Paris.

Les Cures thermales, par G. Delfau, ancien interne des hôpitaux.

L'Hygiène du Neurasthénique, par le professeur A. Proust et le Dr Ball[illegible]fesseur agrégé, médecin de l'hôpital Saint-Antoine.

L'Hygi[illegible] [illegible]ies, par le Dr Maurice Springer, anc[illegible] [illegible]hef de laboratoire de la Fa[illegible] [illegible] l'hôpital de la

TRAITÉ PRATIQUE

DE

LA TUBERCULOSE

PULMONAIRE

ÉMILE COLIN — IMPRIMERIE DE LAGNY

TRAITÉ PRATIQUE

DE

LA TUBERCULOSE

PULMONAIRE

PAR

Le Dr P. BOUILLET

MEMBRE DE LA LIGUE CONTRE LA TUBERCULOSE

PARIS

MASSON ET Cie, ÉDITEURS

LIBRAIRES DE L'ACADÉMIE DE MÉDECINE

120, Boulevard Saint-Germain

1899

PRÉFACE

Les mémorables découvertes qui ont été faites sur la nature microbienne et la contagion de la tuberculose, n'ont pas été suivies des résultats pratiques auxquels on pouvait s'attendre et qu'il était légitime d'espérer d'aussi nombreux et importants travaux.

Malgré les progrès accomplis depuis déjà une longue période, la tuberculose est néanmoins restée ce qu'elle était autrefois, la plus fréquente et la plus meurtrière de toutes les maladies.

Dans le cours d'une génération, elle atteint le tiers des individus qui la composent et en tue plus d'un sixième. La mortalité qu'elle cause est donc considérable, surtout dans les agglomérations urbaines : à Paris, chaque année elle est de douze mille environ, et, pour la France, elle dépasse certainement le chiffre officiel de cent cinquante mille.

Bien plus funeste que les grandes calamités qui surgissent à l'improviste, s'abattent sur les populations, les déciment, puis disparaissent, cette maladie frappe d'une façon continue, impitoyablement ; et non seulement elle ne laisse aucun répit, ne subit aucune atténuation, mais elle paraît, au contraire, augmenter d'intensité et de virulence, et multiplier chaque jour davantage ses ravages et ses deuils.

D'où vient donc cependant que, la cause première étant découverte, et les moyens de s'en préserver parfaitement connus, la tuberculose continue à s'étendre et à faire encore de si nombreuses victimes ?

En effet, n'y a-t-il pas de longues années déjà qu'il devrait être passé ce temps où les phtisiques étaient considérés comme des condamnés sans appel, où, après avoir vainement essayé quelques-unes de ces médications empiriques, à réputation éphémère, on les abandonnait à leurs interminables souffrances, à une agonie lente et d'autant plus épouvantable qu'elle n'était pour eux adoucie d'aucun espoir ?

Malheureusement le public persiste dans ses anciens errements, s'entête dans ses vieux préjugés. Il conserve, comme autrefois, à l'égard de ceux qui sont atteints de cette affection, la même sentimentalité imprévoyante et inerte, aussi fatale aux phtisiques eux-mêmes qu'à ceux qui les entourent.

D'autre part, il existe encore trop de médecins qui ne sont pas assez pénétrés de la facile curabilité de la tuberculose à son début, et qui, croyant à l'inutilité de leurs efforts, manquent de l'énergie nécessaire pour imposer à leurs malades le régime qui pourrait les sauver ou empêcher tout au moins la contagion de se propager autour d'eux.

C'est contre un état d'esprit aussi fâcheux qu'il est urgent de réagir par tous les moyens possibles; qu'il est nécessaire de lutter par des publications de plus en plus nombreuses, pour triompher enfin d'une incurie et de préventions sans excuse.

L'étude que nous faisons paraître aujourd'hui n'a pas d'autre prétention que d'aider à cette diffusion des notions essentielles qu'il est indispensable de connaître, si l'on veut arrêter la marche envahissante du fléau.

Le médecin y trouvera sur la tuberculose et sur sa manifestation la plus commune et la plus grave, la phtisie pulmonaire, un aperçu des connaissances actuelles et des nombreux travaux, grâce auxquels cette maladie, suivant l'expression bien connue et toujours citée du professeur Grancher, doit être considérée « comme la plus curable de toutes les affections chroniques et la plus facilement évitable. »

Le malade profitera, pensons-nous, des indications concernant le traitement, les précautions à prendre, la nourriture à choisir, l'habitation où il vivra ; en même temps il se rendra compte de l'importance exceptionnelle de la cure par l'hygiène et de l'influence prédominante de l'air et de la lumière sur sa guérison.

Nous croyons également que le public pourra s'intéresser aux questions générales de statistique, de contagion, d'hérédité, de prophylaxie ; aux chapitres qui montrent comment la tuberculose envahit notre organisme, à quels signes on la reconnaît, ce qu'il faut faire pour s'en préserver et pour remédier à la situation déplorable des nombreux phtisiques qui n'ont pas les moyens de se soigner.

Par conséquent, être utile aux malades et prévenir ceux qui ne le sont pas : tel est en définitive le but que nous poursuivons et que nous nous efforcerons d'atteindre dans cet ouvrage.

Paris, 1899.

P. Bouillet.

LA TUBERCULOSE
PULMONAIRE

SA DESCRIPTION — SA PROPHYLAXIE — SON TRAITEMENT

PREMIÈRE PARTIE
PATHOLOGIE DE LA TUBERCULOSE

CHAPITRE PREMIER
Nature bacillaire de la tuberculose.

I

DÉFINITION — TUBERCULOSE ET PHTISIE DOMAINE DE LA TUBERCULOSE

La TUBERCULOSE est une maladie contagieuse, inoculable, infectieuse et caractérisée, dans ses formes les plus diverses, par la présence d'un microbe spécial, appelé bacille de Koch.

Son nom provient du mot *tubercule*, qui, attribué d'abord à toute petite tumeur développée dans l'organisme, fut, par la suite, exclusivement réservé aux éléments morbides de la maladie que nous étudions.

Ces tubercules, de couleur grise ou jaunâtre, que l'on voit sous forme de granulations ou de nodules plus ou moins volumineux, se rencontrent parfois en quantité considérable dans les viscères atteints, poumons, intestins, foie, etc.; mais, quel que soit leur nombre, ils procèdent tous d'une même cause initiale, du microbe pathogène, auteur responsable de chacune de ces productions.

Cette affection est également appelée *phtisie*, d'un mot grec qui signifie *sécher*. Sous cette dénomination, on groupait jadis certaines maladies qui avaient pour caractère commun d'aboutir à l'épuisement du malade, à sa consomption. Actuellement ce nom n'est plus donné qu'aux manifestations aiguës ou chroniques de la tuberculose des poumons.

La phtisie devient donc ainsi une des multiples formes de ce mal dont le domaine s'est singulièrement étendu depuis qu'on en a découvert la cause. Des affections, qui naguère encore étaient regardées comme absolument étrangères, se trouvent aujourd'hui, de par leur origine microbienne commune, être de la même famille, et, dans le même cadre, à côté de la phtisie pulmonaire, des péritonites et des méningites tuberculeuses, se rencontrent maintenant les tumeurs blanches, les abcès froids, les lupus, les scrofulides ulcéreuses, etc., toutes manifestations diverses d'une infection bacillaire identique, qui souvent restent isolées, mais qui peuvent, par suite de la diffusion de la virulence, évoluer plusieurs ensemble sur le même individu.

Cependant, les découvertes récentes de la bactériologie n'ont pas seulement donné lieu à des classifications plus simples, à des groupements nouveaux de certaines maladies infectieuses; elles ont pour la même cause modifié complètement leur interprétation anatomique et, comme conséquence, transformé de fond en comble leur mode de traitement, faisant succéder à l'empirisme grossier qui régnait en maître, une thérapeutique rationnelle qui désormais sait ce qu'elle veut et où elle va.

Dans cette étude, nous nous occuperons en particulier de la phtisie pulmonaire chronique ordinaire, qui est de beaucoup la forme la plus fréquente et la plus grave sous laquelle se manifeste la tuberculose. La première partie comprendra la description du bacille et des causes qui facilitent sa pénétration dans les tissus, le résumé des désordres anatomiques et des symptômes auxquels donne lieu son évolution, et la statistique des ravages exercés par cette maladie. Nous consacrerons la seconde partie à la prophylaxie dont l'intérêt augmente chaque jour davantage, et réserverons la troisième aux divers traitements, donnant à l'hygiène thérapeutique, à l'alimentation, à la cure d'air, la place prépondérante qui leur convient et aux essais de sérothérapie les développements que comporte l'importance de cette question.

II

HISTORIQUE DES TRAVAUX CONCERNANT LA VIRULENCE DE LA TUBERCULOSE ET SON BACILLE.

En médecine, comme dans toutes les autres sciences, une grande découverte est toujours précédée par d'autres dont elle n'est, pour ainsi dire, que le complément, que l'aboutissant nécessaire et prévu. Celle du bacille de la tuberculose n'échappe pas à la règle générale et nous en donne, au contraire un exemple d'autant plus frappant que la doctrine parasitaire de la maladie était adoptée par les médecins, avant que le microbe spécifique n'eût été découvert par Koch.

C'est en grande partie à des savants français que sont dus les progrès consécutifs qui, depuis près d'un siècle, ont été réalisés.

Laënnec fut le premier qui proclama l'unité de la phtisie, rangée avant lui parmi les maladies consomptives, à côté des cancers et autres affections tout aussi dissemblables.

Il enseigna que la lésion unique, initiale, était le tubercule ; que « la matière tuberculeuse peut se développer dans le poumon et dans les autres organes, sous deux formes principales : celle de corps isolés et celle d'infiltration ; que chacune de ces formes ou sortes présente plusieurs variétés qui tiennent principalement à leurs divers degrés de développement » ; mais qu'elles dépendent toutes les deux d'une même production morbide.

Cette doctrine fut vivement combattue par Broussais, puis par les Allemands Reinhardt et Virchow, dont la théorie dualiste fut ensuite acceptée et défendue par Niemeyer, Jaccoud, Robin.

Seuls les tubercules gris étaient les vrais tubercules ; les granulations jaunes n'avaient rien de commun avec eux. La phtisie pulmonaire était produite par des inflammations caséeuses, pneumoniques, et bien rarement par la tuberculose vraie.

Ces idées fausses prévalurent longtemps et, malgré les efforts de MM. Hérard et Cornil, la cause de l'unité du tubercule paraissait définitivement perdue, lorsque M. Grancher (1872), puis Charcot, vinrent démontrer l'erreur fondamentale de la théorie de Virchow. Par des travaux d'une précision admirable, ces savants anatomistes prouvèrent que la pneumonie caséeuse est une tuberculose, et que le tubercule pneumonique et la granulation tuberculeuse ont la même structure et sont de nature identique ; ils rétablirent ainsi d'une façon irréfutable la conception de Laënnec.

Cependant, au milieu de ces discussions ardentes, entre unicistes et dualistes, sur les éléments anatomiques du tubercule, un fait considérable se produisait en médecine expérimentale, qui devait éclairer d'une vive lumière la question si obscure de la nature même de la maladie.

Villemin découvrait que la tuberculose était inoculable et contagieuse.

Voici comment le professeur Lannelongue raconte les premières expériences du savant agrégé du Val-de-Grâce :

« C'était en 1864, à l'époque des brillantes réceptions des Tuileries. Les cent-gardes, qui passaient les nuits à faire les statues vivantes sur les marches des escaliers des salles des fêtes, étaient soumis à un surmenage extrême. L'un d'entre eux fut atteint de tuberculose et succomba. Villemin en vit ensuite venir un second, puis un troisième, puis d'autres encore. Une enquête fut ouverte : les cent-gardes étaient répartis en trois casernements ; un seul fournissait tous les malades.

» Alors Villemin, à l'autopsie de l'un d'eux, prit un fragment de tubercule pulmonaire et timidement se retira au fond du jardin du Val-de-Grâce, où, de concert avec un infirmier, son seul confident, il avait installé une cabane qu'habitait un unique lapin auquel il inocula le tubercule. Chaque matin il lui rendait une secrète visite, se cachant un peu de tous, et chaque jour son émotion d'expérimentateur grandissait : le lapin s'était mis à tousser et commençait à maigrir. N'y tenant plus, il le sacrifia, fit son autopsie et trouva le poumon et le foie farcis de tubercules.

» Craignant d'être le jouet d'une illusion, il recommença et, cette fois, établit une série, oh ! bien petite, de trois lapins inoculés. Et les visites aux cabanes recommencèrent tandis que ses collègues, à la fois intrigués et gouailleurs, lui demandaient quel supplice il pouvait bien infliger à ces pauvres bêtes. Il contint son impatience et attendit la mort de ces animaux. Leur autopsie fit découvrir encore les tubercules : la contagiosité de la tuberculose était donc trouvée. »

Le 5 décembre 1865, Villemin exposait à l'Académie le résultat de ses travaux et faisait la déclaration suivante :

« La Tuberculose est l'effet d'un agent causal spécifique, d'un virus. Cet agent morbide doit se retrouver, comme ses congénères, dans les produits morbides qu'il a déterminés par son action directe sur les éléments normaux des tissus affectés. Introduit dans un organisme susceptible d'être impressionné par lui, cet agent doit donc se reproduire et reproduire en même temps la maladie dont il est le principe essentiel et la cause déterminante. »

Il entrait ensuite dans le détail de trois séries d'expériences qui prouvaient cette inoculabilité, et qu'il soumettait à l'examen de l'Académie; puis il terminait sa communication en formulant la conclusion suivante :

« La tuberculose est une affection spécifique. Sa cause réside dans un agent inoculable. La tuberculose appartient donc à la classe des maladies virulentes. »

Cette découverte avait une portée considérable ; pourtant, malgré l'autorité des hommes éminents comme Louis, Colin, Bouley, qui, au nom de l'Académie, contrôlèrent les expériences de Villemin et en reconnurent la parfaite exactitude, elle fut loin d'avoir alors le retentissement qu'elle méritait, que d'autres d'une valeur moindre ont eu depuis.

C'est qu'elle avait contre elle son importance même et les conséquences qui en découlaient nécessairement. Elle renversait la plupart des idées reçues et, pour toujours, ruinait les conceptions à priori sur la tuberculose, qui dominaient encore le monde médical. Aussi, à part quelques esprits indépendants et éclairés qui la défendirent, ne trouva-t-elle, au début, que des contradicteurs et des incrédules.

Villemin ne se découragea pas; il multiplia les expériences et accumula les preuves. Il tint tête bravement à cette hostilité aveugle, à ce parti-pris d'opposition contre lequel ont toujours eu à lutter les grands novateurs, et continua ses recherches.

Il prouva par des inoculations nouvelles que

les granulations tuberculeuses et les produits caséeux sont de même nature, puisqu'ils provoquent, chez les animaux en expérience, des lésions identiques, et démontra également que la plupart des manifestations dites scrofuleuses, appartenaient en réalité à la tuberculose.

« C'est une sorte de révolution pathologique, disait Chauffard, qui frappe à nos portes et qui prétend, par un simple fait expérimental, faire taire les convictions fondées sur l'observation clinique et sur les analogies anatomo-pathologiques les plus incontestables. » Cette révolution devait triompher.

Vers la même époque, les immortels travaux de Pasteur et de son école venaient à leur tour jeter le désarroi dans des croyances médicales acceptées, de temps immémorial, pour des dogmes immuables; ébranlaient des hypothèses considérées jusque-là comme les plus solidement établies, et les remplaçaient, au grand avantage des malades, par des données scientifiques positives qui allaient bouleverser toute l'ancienne thérapeutique.

On se reprit alors à examiner avec plus d'attention l'œuvre de Villemin, à la juger avec loyauté; peu à peu l'évidence triompha des plus réfractaires; on rendit enfin hommage aux efforts du savant médecin du Val-de-Grâce et bientôt sa doctrine fut universellement consacrée.

Il ne restait plus après cela qu'à suivre la route qu'il avait ouverte, pour trouver le principe même de cette virulence qui venait d'être si hardiment proclamée, si courageusement défendue.

En 1879, les recherches de H. Martin démontrèrent nettement la nature parasitaire de cette maladie.

A ce moment-là, par conséquent, tous les caractères essentiels se trouvaient connus : la tuberculose était une affection contagieuse, inoculable, virulente et parasitaire.

Klebs, Conheim, Toussaint se mirent avec ardeur à la recherche du microbe spécifique ; Baumgarten l'entrevit ; mais le bacille ne fut réellement isolé et cultivé que par Robert Koch, en 1882 : c'était le complément prévu, la confirmation éclatante de la découverte de Villemin.

III

LE BACILLE DE LA TUBERCULOSE — SES CARACTÈRES — MOYENS DE LE RECONNAITRE ET DE LE CULTIVER.

Le bacille. — Pour étudier ce microbe, il faut avoir recours à des procédés spéciaux de coloration que nous indiquerons tout à l'heure, et se servir d'objectifs à fort grossissement. On le voit alors sous la forme d'un bâtonnet (d'où son nom de *bacille*) très mince, très ténu, long de trois à quatre millièmes de millimètre, quelquefois légèrement renflé à une extrémité ou infléchi et formé de deux segments à angle très ouvert.

On le trouve principalement chez les mammifères et, avec quelques caractères différents, chez les gallinacés. Il paraît avoir une prédilection marquée pour l'homme dont les organes, et surtout les poumons, offrent à son développement un terrain particulièrement favorable. Citons ensuite le bœuf, les oiseaux de basse-cour, le porc, le cheval, le chien, le mouton, la chèvre, en un mot, tous les animaux domestiques.

Le bacille de la tuberculose a besoin, pour se développer et se reproduire, d'air et d'oxygène : il est essentiellement aérobie.

Sa résistance aux agents de destruction est extraordinaire. C'est de tous les microbes pathogènes le plus difficile à tuer. Une dessiccation prolongée à l'abri des rayons solaires; son immersion dans l'eau, dans des matières en putréfaction; des congélations à — 5°, à — 10° ne sont pas suffisantes pour lui enlever sa virulence.

Il peut également supporter une chaleur sèche de 100 degrés. Pour le détruire à cette température, il faut une chaleur humide, condition qui se trouve réalisée quand on fait bouillir les aliments suspects, le lait par exemple.

La température qui lui est la plus propice est celle de 37 à 38°, la température de notre corps; aussi sa prolifération est-elle énorme chez l'homme. On le rencontre par milliards dans les crachats des tuberculeux; c'est ce qui explique l'extrême danger de ce bacille pour l'espèce humaine, et pourquoi la tuberculose est si répandue et sa mortalité si grande.

Toutefois, il succombe assez rapidement sous l'influence des rayons solaires et même de la lumière diffuse. Certaines substances chimiques ont sur lui une action destructive encore bien plus énergique ; telles sont le sublimé, l'acide phénique, la créosote et spécialement le cyanure d'or qui, à la dose infinitésimale de 1 à 2 millioniémes, empêche sa prolifération dans les cultures.

D'ailleurs, et c'est là une particularité singulière de ce microbe, sa mort n'entraîne pas la disparition de ses propriétés nocives. Les cadavres des bacilles restent susceptibles de provoquer la plupart des lésions produites par les bacilles vivants et peuvent, comme ces derniers, déterminer la cachexie et la mort (Straus). Ils persistent très longtemps, en gardant leurs toxines, dans les organes où ils ont vécu ; par conséquent, pour guérir les tuberculeux, il ne suffit pas simplement de tuer les bacilles, on doit de plus les expulser.

Il ne faut pas oublier, en outre, qu'indépendamment de la toxicité qui est propre à leur organisme et qu'ils conservent même quand ils sont morts, ces microbes sécrètent, pendant leur vie, des poisons très complexes qu'il est difficile d'isoler et dont on n'a pu encore déterminer avec précision la nature.

Recherche du bacille. — Les moyens employés pour reconnaître le bacille de la tuberculose constituent différentes méthodes : nous indiquerons l'une des plus sûres et des plus rapides, la *méthode d'Ehrlich*. Le procédé est basé sur ce fait que le bacille de Koch, après avoir été coloré en rouge par la fuchsine anilinée, résiste à l'action décolorante de l'acide nitrique.

Voici les principales indications à suivre :

Prendre, au moyen de l'anse de platine stérilisée, une parcelle de crachat, choisie dans la partie la plus suspecte ; l'étendre sur une lamelle ; faire sécher à la lampe en tenant en haut le côté enduit.

Placer ensuite la préparation séchée dans une capsule ou une soucoupe contenant le liquide colorant d'Ehrlich :

Eau d'aniline.	9
Alcool à 90°.	1
Solution de fuchsine saturée à chaud . .	1

Faire chauffer ce liquide sur un plateau métallique jusqu'à production de vapeurs ; retirer la lamelle au bout de dix minutes et la plonger une ou deux secondes dans de l'acide nitrique dilué au tiers.

La préparation décolorée est de nouveau lavée à l'eau, séchée au-dessus d'une lampe, puis l'on monte au baume sur une lame de verre.

Au microscope, seuls les bacilles apparaîtront colorés ; mais pour les examiner, il est nécessaire, à cause de leur extrême finesse, de faire usage des forts grossissements des objectifs à immersion homogène et de l'éclairage Abbe.

Culture du bacille. — Pour cultiver artificiellement le bacille de la tuberculose, on se sert du sérum coagulé, suivant la méthode employée par Koch.

On inocule des cobayes avec des crachats de phtisiques et, après deux ou trois semaines, on les sacrifie. On prend alors des fragments de rate ou de foie que l'on broie très finement et, au moyen d'un fil de platine stérilisé, on étale, par frictions, un peu de cette pulpe sur la surface inclinée des tubes de sérum gélatinisé, que l'on porte ensuite à l'étuve à 37 degrés.

Au bout de dix à quinze jours, paraît un semis de petits grains arrondis, d'un blanc mat, de consistance assez dure : ce sont des colonies de bacilles de Koch.

Réensemencées en deuxième et en troisième

culture, ces colonies se développent mal ; ce n'est qu'à partir de la quatrième et de la cinquième génération qu'elles deviennent abondantes et se multiplient avec une certaine rapidité. La surface du sérum se recouvre dans ce cas d'une sorte de pellicule nacrée, sèche, comme verruqueuse.

Une fois ces cultures obtenues, le bacille peut être désormais facilement cultivé sur de la gélose glycérinée (Nocard et Roux) ou sur du bouillon pepto-glycériné. Le développement des bacilles sur milieu glycériné est plus rapide et plus abondant que dans les cultures sur sérum (Straus et Gamaleïa).

CHAPITRE II

Les causes.

I

CAUSES DIRECTES

Contagion. — Transmission par les animaux. Transmission par l'homme. — Hérédité.

CONTAGION. — Nous venons de décrire le bacille, cause nécessaire de la tuberculose ; avant d'étudier par quels moyens il arrive dans nos organes, nous devons nous occuper de la question, plus générale et si longtemps discutée, de la contagion.

La croyance à la contagion de la phtisie était commune chez les anciens. Les précautions qu'ils prenaient pour faire disparaître tout ce qui avait appartenu aux malades le prouvent surabondamment. Ce n'est qu'après Laënnec, à la suite des violentes discussions que souleva son œuvre, que Broussais la combattit et qu'elle fut niée par ses disciples et ses successeurs durant près d'un demi-siècle.

Pour eux la phtisie était une déchéance vitale profonde, une misère physiologique qui se transmettait par hérédité : et c'était tout.

Dans la neuvième édition, parue en 1875, d'un ouvrage classique, on lisait encore ceci : « A une certaine époque, les médecins croyaient à la contagion de la phtisie ; ces craintes étaient chimériques. Cependant, sans croire précisément à la contagion, deux professeurs éminents, Laënnec et Andral, conseillent aux personnes vivant habituellement avec des phtisiques de prendre quelques précautions. Ces conseils sont bons à suivre ; mais nous croyons qu'il n'y a rien de fondé dans la crainte de la contagion, du moins dans le climat où nous vivons. »

Et c'est en 1875 que de pareilles erreurs étaient enseignées, quand, depuis dix années déjà, Villemin, démontrant la virulence et l'inoculabilité de la tuberculose, avait en même temps prouvé sa contagion et défendait, avec des observations à l'appui, la tradition ancienne !

Plusieurs éminents praticiens, se rangeant à son avis, combattirent pour la même cause et apportèrent des preuves nouvelles; de nombreux documents furent publiés et l'autorité de cette doctrine fut enfin rétablie.

Mais, puisque maintenant encore, après les géniales découvertes de Villemin et de Koch, après ce que l'on sait de la vitalité du bacille et de sa dissémination dans l'air par les crachats desséchés, il se trouve néanmoins des esprits qui refusent d'admettre la contagion de la tuberculose, nous croyons utile de citer quelques-uns de ces faits bien connus qui prouvent avec la dernière évidence la transmission du contage.

Une jeune fille rentre dans sa famille et meurt d'une phtisie contractée dans un pensionnat. Elle était l'aînée ; la sœur qui la suivait hérite de sa chambre et de sa garde-robe ; elle meurt phtisique. La troisième fille, héritant encore de la chambre et des vêtements, succombe aussi phtisique. (Villemin, *Union médicale.*)

Jean A..., issu de parents phtisiques, se marie à Antoinette A..., très saine, sans antécédents héréditaires. Bientôt éclatent chez Jean A... des signes de phtisie; il meurt. Sa femme se remarie et succombe ensuite phtisique, après avoir transmis la maladie à son second mari. Là ne s'arrêtent pas les désastres. Dans les derniers jours de sa maladie, Antoinette A... avait réclamé les soins d'une de ses nièces, Marguerite M..., mariée à Joseph B..., indemne de toute maladie, issue elle-même de parents sains. Marguerite B... succombe phtisique et transmet la maladie à son mari, Joseph B..., qui en meurt. (Thèse de Vialettes).

Reich cite le cas d'une sage-femme devenue tuberculeuse dans l'exercice de sa profession, et qui, pendant la dernière année de sa maladie, transmit la contagion à dix des enfants qu'elle avait aidé à mettre au monde. Ces enfants mouraient de méningite tuberculeuse. Or, auparavant et dans une période de huit années, on n'en avait constaté dans le pays que deux cas et, depuis la mort de cette femme, la proportion est redevenue ce qu'elle était.

Cette transmissibilité non douteuse a été causée par l'habitude qu'avait la sage-femme de pratiquer, au moindre danger d'asphyxie, l'insufflation directe de bouche à bouche.

De nombreux cas de contagion familiale ou autre sont également rapportés par Musgrave, Clay, Marfan, Potain, et tous les médecins qui se sont occupés de la tuberculose.

M. Arthaud racontait au congrès de 1891 que 32 ouvriers sur 35 de l'usine municipale d'électricité étaient tuberculeux. Quatre d'entre eux étaient d'anciens tuberculeux et avaient contagionné les 23 autres.

Deux faits encore dont nous avons été témoin.

Dans un rez-de-chaussée bas et humide habite une famille composée du père, de la mère et de trois enfants. Le dernier de ces enfants, nourri au sein, devient tuberculeux et meurt. Immédiatement, et avant que son lait ne se perde, cette femme va à Paris chercher un nourrisson qui meurt de la même maladie au bout de quatre ou cinq mois. Sans certificat, sans pièce officielle quelconque, elle peut en obtenir un second pour l'élever au biberon. Le pauvre enfant subit le même sort que les autres. Et ce n'est que devant des menaces de poursuite et d'incarcération que l'on put empêcher cette femme de reprendre chez elle des nourrissons.

Le même berceau, les mêmes langes avaient servi à ces trois enfants.

Dans une maison nouvellement réparée habitait une vieille femme qui, au bout de quelque temps, meurt tuberculeuse.

Elle est remplacée dans ce logement par un ménage de petits rentiers, âgés, la femme, de 52 ans, le mari, de 60. La femme, bien portante jusque-là, devint tuberculeuse et mourut; le mari quitta ce logement, mais déjà il était atteint lui-même, et quelques mois après il succombait. Ce n'est pas tout.

Dans le même appartement vient loger une famille d'employés : le mari, la femme et deux enfants en bas âge. La mère nourrissait le dernier. Cinq mois après son entrée dans cette maison, elle contractait la même maladie ainsi que l'aîné des enfants. Tous les deux moururent à trois semaines d'intervalle. Le père alors partit avec l'enfant qui lui restait. Nous n'avons pu savoir ce qu'ils sont devenus.

Evidemment, c'est par les poussières des crachats tuberculeux desséchés répandues sur les murs et sur les parquets que la propagation de la virulence s'est produite dans ce local.

Ces exemples, d'ailleurs, se passent de commentaires et n'ont vraiment pas besoin d'être expliqués : la contagion y est indiscutable.

Dans beaucoup de cas cependant, le mode de propagation reste incertain. Cette difficulté provient surtout de la longue durée de l'incubation du bacille. En effet, tandis que pour la plupart des maladies infectieuses : typhoïde, syphilis, charbon, diphtérie, dont les symptômes apparaissent au bout d'un temps relativement court, on peut facilement remonter à la source; pour la tuberculose qui reste latente plusieurs mois, quelquefois même plusieurs années, on comprend qu'il soit souvent impossible de retrouver sa véritable origine.

Et qu'importe? « Toutes les expériences, dit le professeur Debove, montrent que la phtisie est contagieuse, et qu'elle reconnaît toujours comme cause la contagion directe ou indirecte, puisqu'elle est due à un parasite qui ne peut naître spontanément. On pourra présenter nombre de malades chez lesquels la contagion est impossible à établir; mais ce n'est pas une raison pour la rejeter. »

Tenons-nous-en à cet excellent conseil et voyons comment s'opère cette transmission du contage. Elle peut se produire de deux manières générales : ou des animaux à l'homme, ou de l'homme à l'homme.

Nous ne parlerons pas des faits relativement rares où la contagion a lieu directement par piqûre anatomique, dans la dissection des cadavres tuberculeux, hommes ou animaux. Il se développe localement un tubercule qui n'a guère de suites redoutables. Néanmoins il ne faut pas oublier qu'il a pu parfois être le point de départ d'une tuberculose mortelle : c'est le cas de Laënnec succombant à une phtisie dont il avait pris le germe, longtemps auparavant, dans une piqûre anatomique. Moser, vétérinaire à Weimar, fut aussi victime d'un accident semblable. Il se piqua en faisant l'autopsie d'une vache tuberculeuse, au bout de six mois parut un tubercule cutané sur la cicatrice ; la contagion s'étendit et deux ans après la mort survint.

TRANSMISSION PAR LES ANIMAUX. — La transmission de la tuberculose à l'homme par les animaux est admise aujourd'hui par tous les bactériologistes. On avait pensé d'abord que le bacille des mammifères n'était pas le même que le bacille qui attaque notre race, et que celui des gallinacés en différait plus encore. Après de nombreuses expériences faites un peu partout en France et à l'étranger, il a été reconnu que ces dissemblances étaient plus apparentes que réelles, et qu'elles devaient être, en somme, considérées comme des variations plus ou moins passagères du même microbe.

Des animaux furent rendus tuberculeux en leur inoculant des bacilles provenant d'espèces diverses, en les nourrissant de viandes infectées de tuberculose.

De ces expériences on a conclu que les mêmes faits devaient se reproduire chez l'homme. On a prouvé le transport de la virulence des animaux à l'homme et démontré que cette transmission pouvait avoir lieu par le lait et la viande contaminés, et que la pénétration des bacilles se faisait par les voies digestives.

Il est vrai que, chez les bovidés, ces microbes se rencontrant principalement dans le foie, la rate, les ganglions et bien peu fréquemment dans les muscles, il s'en suit que les faits de contamination par la viande doivent être des plus rares, puisque c'est habituellement la chair musculaire qui est employée pour l'alimentation.

Le lait, au contraire, présente de sérieux dangers. Il est presque toujours virulent quand la vache est phtisique, lors même que la glande mammaire ne paraîtrait pas encore atteinte. (Gebhardt, Bang.)

On a trouvé aussi, dans le beurre et le fromage, la présence de bacilles, d'ailleurs en quantité insuffisante pour communiquer la phtisie.

D'après des expériences qu'il fit en 1884, H. Martin affirma que le lait acheté aux laitières, sous les portes cochères, était susceptible, dans un tiers des cas, de provoquer la phtisie quand on l'injecte dans le péritoine des cobayes. Et il arrivait à déclarer que « le lait, pris au hasard à la source où s'alimente la majorité de la population parisienne, semble provenir, une fois sur trois, de vaches atteintes de tuberculose. »

D'autres microbiologistes : MM. Nocard, Bang, Gebhardt, reconnurent, à la suite de nouvelles expériences, que ces conclusions alarmantes se montraient peu justifiées et qu'en réalité, elles étaient beaucoup trop pessimistes.

Il est utile également de signaler que, contrairement à ce que croit le public, le lait provenant des vacheries établies dans Paris et le département de la Seine, offre moins de dangers que celui qui est expédié de la province ; en effet, tandis que la proportion des vaches tuberculeuses est, dans la Beauce, la Brie et ailleurs, de 20 à 25 pour 100, elle ne se trouve que de 3 pour 100 dans Paris et sa banlieue. Nous reviendrons du reste sur cette question quand nous parlerons de la prophylaxie.

Quoi qu'il en soit, les risques de contamination par le lait n'en sont pas moins absolument prouvés. Citons à l'appui quelques-unes des nombreuses observations qui ont été publiées, observations qui ne laissent aucun doute sur la réalité de cette contagion.

Un enfant meurt à quatre mois d'une tuberculose de l'intestin et des ganglions mésentériques. Il était nourri avec le lait non bouilli d'une vache qui, après la mort de l'enfant, fut abattue et reconnue pommelière. (Demme.)

Dans un pensionnat de jeunes filles, on

observe, en peu de temps, treize cas de tuberculose dont quatre mortels. La vache du pensionnat est abattue et l'on trouve des tubercules massifs dans les poumons et dans le pis. (Ollivier.)

Trois enfants d'une famille saine, sans antécédents tuberculeux, meurent successivement de tuberculose, à l'âge de trois ans. Ils avaient tous été nourris avec le lait d'une même vache qu'on croyait absolument saine et que l'on gardait spécialement pour eux. Après l'abatage, on reconnut que cette vache était atteinte de tuberculose avancée. (Pruemers.)

Ces trois cas sont cités par M. le Dr Barth, dans son ouvrage sur la Tuberculose.

Le Dr Beaulavon parle du fait suivant arrivé à la fille d'un médecin de Genève. « Cette jeune fille, jusqu'à l'âge de seize ans, était restée en bonne santé et rien n'eût pu faire soupçonner chez elle l'existence d'une tuberculose, quand, tout à coup, elle se mit à dépérir. Pendant dix mois, aucun des médecins qui furent appelés à la soigner ne soupçonna son mal, si bien qu'après sa mort, son père eut le courage, par dévouement à la science, de faire l'autopsie de sa fille. Il découvrit l'existence d'une tuberculose intestinale! Parmi les parents de la jeune fille il n'y avait jamais eu de tuberculose ; la localisation des lésions à l'intestin fit rechercher la cause de la contagion dans l'alimentation. Le père se rappela que sa fille, chaque dimanche, passé en famille dans la montagne, allait boire du lait de vache au moment de la traite. Ces vaches furent soumises à l'épreuve de la tuberculine de Koch ; sur les cinq vaches, quatre étaient tuberculeuses et deux d'entre elles avaient de la tuberculose de la mamelle. Cette constatation ne pouvait laisser aucun doute au malheureux père sur l'origine de la tuberculose intestinale de sa fille. »

La forte mortalité des enfants pauvres est très probablement due, en majeure partie, à leur alimentation par du lait provenant de vaches phtisiques. Le professeur Landouzy estime qu'un cinquième, et Boltz, de Kiel, la moitié des enfants morts avant la deuxième année, sont victimes de la tuberculose.

Mais, si le danger est grand, il est néanmoins facile de l'éviter. On a constaté que les risques de contagion sont proportionnels au nombre des bacilles ; en même temps les recherches de Gebhardt ont démontré que le lait d'une vache tuberculeuse, dilué avec d'autre lait fourni par des vaches saines, est impuissant à communiquer par inoculation la maladie à des cobayes ; il en résulte que, contrairement à l'opinion vulgaire, il est absolument préférable de faire usage de lait provenant de plusieurs vaches, au lieu de s'en tenir, comme beaucoup de personnes le pensent, au lait d'une seule, qui peut avoir toutes les apparences d'une bonne santé et pourtant être atteinte de tuberculose.

D'autre part, certains bactériologues, ayant vu que le suc gastrique détruisait les bacilles au bout de quelques heures, avaient pensé que les résultats obtenus dans les expériences de laboratoire devaient se retrouver dans le travail normal de la digestion ; malheureusement les aliments ne restent pas assez longtemps dans l'estomac pour que cette action microbicide puisse s'exercer, propriété que du reste une légère altération du suc gastrique, une diminution d'acide chlorhydrique, annihile complètement.

Donc, pour le lait comme pour les viandes, le moyen le plus simple et le plus sûr de rendre ces aliments indemnes consiste à les soumettre à une température de cent degrés. Le lait quel qu'il soit devra toujours être bouilli avant d'en faire usage et la viande suspecte sera soigneusement cuite, après l'avoir, au préalable, coupée en tranches suffisamment minces pour que la chaleur nécessaire dont nous parlons puisse pénétrer partout.

Parmi les causes de contagion provenant des animaux, le vaccin avait été également incriminé. Toussaint avait affirmé que des bacilles tuberculeux se rencontraient parfois dans la lymphe de génisse communément employée. Les vaccinations et revaccinations étant obligatoires, cette question prenait une importance exceptionnelle et il était d'un intérêt capital de l'élucider au plus vite. Chauveau, Nocard,

Straus reprirent les expériences ; malgré les recherches les plus minutieuses, ils ne trouvèrent jamais le microbe spécifique dans le liquide vaccinal. L'assertion de Toussaint se trouvait donc complètement infirmée et devait être tenue dorénavant pour inexacte.

En résumé, le transfert de la tuberculose des animaux à l'homme ne peut réellement se produire que par le lait ou la viande, encore la chair des animaux paraît-elle être bien rarement nuisible.

TRANSMISSION PAR L'HOMME. — Les causes de contagion par l'homme sont beaucoup plus fréquentes. La tuberculose peut se transmettre par contact, rapports sexuels, hérédité ; par inoculation immédiate, sur des plaies ou de simples égratignures, des débris de tissus injectés ; par la salive, soit directement en embrassant quelqu'un, soit en faisant usage des mêmes verres, cuillers et autres objets de table ; par le pus provenant d'abcès scrofuleux, etc. L'haleine des tuberculeux est au contraire inoffensive, à moins pourtant que des particules de salive ne soient projetées au dehors par l'expiration.

Mais de toutes les causes de contagion que nous venons d'énumérer, il n'en est aucune qui puisse être comparée à celle que constituent les crachats. C'est en effet dans les produits d'expectoration que se trouve le véritable danger, car on estime à plus de sept milliards les bacilles qu'un phtisique expulse ainsi dans une journée : voilà donc où réside indubitablement la cause la plus fréquente et la plus universelle de la tuberculose.

Le malade crache sur le sol ou dans son mouchoir ; ces crachats se dessèchent, deviennent des parcelles chargées de microbes, que le moindre courant d'air, que le plus faible vent soulève et dissémine aux alentours. Dans les habitations, c'est le balayage et l'époussetage qui remplissent les appartements de cette poussière bacillaire et la projettent sur les meubles, les rideaux, les tapis, les vêtements, les tentures, les parois de chambres ; sur les aliments, les fruits, les fleurs et tous les objets qui s'y trouvent ; de sorte qu'on peut dire, sans exagération, que le voisinage des tuberculeux qui n'ont pas la précaution de se servir de crachoirs spéciaux et soigneusement désinfectés, est pour ceux qui les entourent un foyer permanent de contamination.

Au dehors, des poussières contenant des bacilles se rencontrent d'une façon constante dans les rues, sur les places, dans les voitures publiques : fiacres, omnibus, wagons ; dans les églises, les salles de spectacle, les théâtres, les concerts ; dans les cafés, les brasseries, etc.

Le danger de contagion est donc partout et de tous les instants, et il s'accroît naturellement en proportion du nombre des malades ;

aussi est-il beaucoup plus grand dans les agglomérations urbaines qu'à la campagne et plus particulièrement dans les casernes, les pensionnats, les couvents, les hôpitaux, les prisons, où, indépendamment de l'air confiné, d'une nourriture souvent trop grossière, voire même insuffisante, il se trouve fréquemment des tuberculeux qui partagent cette vie en commun et multiplient, de ce fait, les risques d'infection parmi ceux qui ont avec eux des rapports journaliers, et sont parfois obligés d'habiter la même chambre.

Cependant l'importance prédominante des crachats comme agents de propagation de la virulence est encore, malgré les preuves qui s'accumulent de toutes parts, mise en doute par un certain nombre de médecins.

Récemment, Flügge, Germano et quelques-uns de leurs confrères ont prétendu que la transmission de la tuberculose par la poussière de crachats desséchés était beaucoup moins fréquente qu'on ne l'a dit, et que le danger provient principalement des globules de salive projetées au dehors lorsque le malade tousse. C'est ainsi, d'après Pfeiffer et Jone, que les vaches phtisiques communiquent leur maladie aux animaux qui vivent dans la même étable.

Les poussières de crachats seraient trop lourdes pour s'élever facilement dans l'air et retomberaient promptement sur le sol après le balayage ; elles ne pourraient pas pénétrer profondément dans les voies respiratoires, étant arrêtées par le mucus ; enfin la dessiccation détruirait la virulence.

Les travaux de Villemin, de Straus, de Galtier, de Koch, de Cornet, de Mazza, de Krüger, etc., ont depuis longtemps prouvé le contraire.

Néanmoins, à la suite de ces déclarations, le Dr Cornet, de Berlin, recommença certaines expériences qu'il avait faites il y a plusieurs années. Les poussières bacillaires qui, suivant Flügge et autres, retomberaient toujours sur le parquet, furent rencontrées sur les meubles, le long des parois et jusqu'aux plafonds des salles où se trouvaient des tuberculeux.

D'autre part, sur un tapis étendu dans une chambre, le Dr Cornet versa des crachats qu'il laissa sécher quelques jours. Il secoua ensuite ce tapis et le balaya rudement pour chasser dans la pièce la poussière de ces crachats; puis des cobayes furent placés sur le tapis et, à différentes hauteurs, sur des étagères. Quarante-huit de ces animaux respirèrent de cette poussière; quarante-six sont devenus tuberculeux. De plus, le Dr Cornet, qui s'était chargé du balayage et qui avait pris la précaution de se couvrir la figure d'ouate, ne laissant d'ouverture que pour les yeux, a constaté la présence de bacilles spécifiques dans ses fosses nasales, et le mucus, inoculé à des cobayes, les a rendus tuberculeux. Cette expérience clot évidemment le débat.

Nous ne dirons rien des modes de transmission autres que ceux qui résultent des crachats desséchés ; on les observe rarement et il nous suffit de les avoir énumérés pour qu'on les évite. Il en est un toutefois qui mérite plus qu'un simple énoncé, qui a suscité de nombreuses recherches, d'interminables discussions et qui doit, à ce titre, retenir davantage notre attention : c'est l'hérédité.

Hérédité. — Autrefois, lorsqu'on niait la contagion, et qu'on ne voyait dans la phtisie que l'expression d'une débilité profonde, qu'une affection consomptive, l'hérédité était considérée comme la cause principale, sinon unique, de la transmission de cette maladie : conception évidemment erronée et beaucoup trop exclusive.

Cette importance exagérée qu'on lui attribuait fut battue en brèche et considérablement amoindrie par la doctrine de la virulence, puis, de nouveau et singulièrement réduite, quand l'on découvrit le bacille même de la tuberculose. On en vint alors jusqu'à contester la possibilité de la transmission héréditaire ; deux camps se formèrent qui, de nos jours, n'ont pas encore complètement désarmé : nous allons résumer les arguments contradictoires qu'ils s'opposaient.

Parmi ceux qui combattaient l'hérédité, nous

citerons Villemin, Peter, Conheim, Koch, Arloing. Voici comment ils envisageaient la question.

« D'abord, disait Villemin, que faut-il entendre par transmission par voie d'hérédité? Les enfants héritent-ils de la maladie elle-même ou seulement de l'aptitude à la contracter?...

» Pour hériter d'une maladie, il faut de toute nécessité que les enfants reçoivent, en même temps que la vie, une sorte de germe destiné à jouer le rôle d'agent provocateur dans l'éclosion dite spontanée de l'affection; c'est ce qui a lieu pour la syphilis. L'enfant nait syphilitique et ne le devient pas; il apporte, en venant au monde, la maladie dans son essence.

» Il n'en est pas de même pour la tuberculose. Les enfants accusés de tuberculisation héréditaire ne sont pas tuberculeux en naissant (la phtisie congénitale est une exception plus que rare), ils deviennent tuberculeux à cinq ans, à quinze ans, etc. S'ils ont hérité de la maladie dans sa cause, qu'est donc devenue cette dernière pendant tout ce temps?

» S'il y a quelque chose d'héréditaire dans la tuberculose, ce ne peut être que l'aptitude plus ou moins prononcée à la contracter. Mais la prédisposition, quelque incertaine qu'elle soit, ne peut engendrer d'elle-même la maladie. »

Les adversaires de cette nouvelle doctrine répondaient en invoquant, eux aussi, la syphilis, les faits de contagion de l'enfant sans transmission préalable à la mère, ainsi que les manifestations tardives de la maladie.

Ils montraient, en outre, combien sont fréquents les cas de tuberculose dans les deux premières années de la vie, ce qui ne serait certainement pas si les enfants ne naissaient contaminés (H. Martin, Baumgarten.)

Mais, répliquait-on, outre la susceptibilité plus grande qu'ont les enfants à l'égard des virus, à cause de la suractivité de leurs fonctions nutritives, cette mortalité est due principalement aux facilités de contagion qu'ils rencontrent autour d'eux, dans leur famille, et, la preuve, c'est que la plupart échappent à la tuberculose s'ils sont soustraits à cette funeste influence et emmenés loin de leurs parents.

Ce même point a été fréquemment constaté chez les bovidés et vient encore à l'appui de cette thèse. Dans une vacherie, M. Nocard trouve 45 adultes tuberculeux sur 57. Il éloigne aussitôt de l'étable contaminée tous les jeunes veaux non atteints. Aucun de ces animaux n'est devenu tuberculeux dans les années qui ont suivi.

On ne s'est pas, d'ailleurs, contenté des observations cliniques; de part et d'autre, on a voulu juger la question en expérimentant directement sur des animaux. Malheureusement, là encore, les résultats furent contradictoires.

Les expériences de Leyden, de Straus, de Grancher se trouvèrent constamment négatives:

de Renzi et Gœrtner, au contraire, constatèrent, dans quelques-unes des leurs, la transmission au fœtus.

Quant à l'infection de l'ovule par le bacille provenant du père, Baumgarten l'affirme ; mais l'unique observation qu'il apporte ne prouve pas que l'ovule infecté puisse se développer dans ces conditions.

Bref, on voit que le problème ne sera pas encore de sitôt complètement résolu. En attendant, contentons-nous de résumer brièvement les notions qui nous paraissent désormais acquises.

L'HÉRÉDITÉ VRAIE, telle qu'elle doit être comprise depuis les découvertes de Villemin et de Koch, c'est-à-dire la transmission directe du bacille de la mère au fœtus, est un fait certain mais exceptionnel. La contagion par le père seul n'est pas encore démontrée.

L'HÉRÉDITÉ DES PRÉDISPOSITIONS est hors de doute et ne peut être sincèrement contestée par personne.

La ressemblance physique des enfants aux parents existe également quand il s'agit de leurs organes, de leurs tissus, de leur constitution interne. Les éléments anatomiques du fœtus reproduisent nécessairement les caractères physiologiques aussi bien que les aptitudes morbides des cellules dont ils proviennent. Et ce milieu tout préparé subira d'autant plus rapidement la contagion que la cohabitation avec leurs parents malades expose les enfants à une infection bacillaire continuelle.

Ces courtes indications sont suffisantes pour nous faire comprendre pourquoi les enfants issus de tuberculeux sont plus souvent atteints que les autres; pourquoi aussi la mortalité sévit avec autant d'intensité sur certaines famille. Du reste, l'hérédité rentrant surtout dans le cadre des causes prédisposantes, nous allons forcément en reparler dans les pages qui suivront.

II

CAUSES PRÉDISPOSANTES

Milieu nécessaire au développement du bacille. — Eléments climatériques, froid, chaleur, humidité, air et lumière. — Age et sexe. — Profession. — Maladies : grippe, diabète, alcoolisme, traumatisme, etc. — Surmenage. — Chagrins et émotions. — Privations et misère.

TERRAIN NÉCESSAIRE. — Nous savons que la cause première de la phtisie est un micro-organisme spécifique, transmis à l'homme de diverses manières, comme nous l'avons vu précédemment. Pourtant, puisque ce bacille pullule autour de nous, d'où vient que les uns lui résistent victorieusement toute leur vie, et que d'autres en sont victimes avec tant de facilité? Pourquoi, deux personnes étant placées dans le voisinage de tuberculeux, soumises toutes deux aux mêmes conditions d'existence, pourquoi l'une d'elles seulement contracte-t-elle la tuberculose? Question, d'ailleurs, qu'on peut étendre aux autres maladies infectieuses et généraliser ainsi : pourquoi, lorsqu'une agglomération d'individus se trouve en présence d'une même contagion, leur organisme se comporte-t-il de façon différente?

C'est que le microbe n'est pas à lui seul toute la cause de la maladie. Sans doute une affection virulente ne peut pas exister sans le virus; mais encore faut-il, pour que cet agent pathogène se développe et produise son action, qu'il trouve à son service un terrain spécialement préparé.

Au début, relativement récent, des découvertes microbiennes, certains bactériologues avaient cru et enseigné que les maladies infectieuses devaient être uniquement attribuées à la pénétration des microbes dans les milieux organiques quels qu'ils fussent. Cette erreur, heureusement, ne dura guère. Bientôt la bactériologie elle-même, en découvrant que ces microbes existent parfois indéfiniment dans nos organes sans les troubler, qu'ils sont souvent absorbés par les voies respiratoires ou digestives, sans qu'il en résulte une affection quelconque, est venue détruire cette théorie et montrer tout ce qu'elle avait d'inexact et de trop exclusif.

Aussi la notion du terrain a-t-elle reconquis en grande partie son ancienne importance.

Une graine, emportée par le vent, ne germe pas nécessairement où elle tombe; elle a forcément besoin d'un sol propice pour qu'elle s'implante et se développe. Le bacille est soumis aux mêmes exigences. Il n'exercera ses fonctions morbigènes que si le terrain sur lequel il se trouve est en état de le recevoir et de lui fournir les matériaux indispensables à son existence et à sa prolifération.

Mais cet état de réceptivité n'est pas toujours constant et égal à lui-même; il est au contraire essentiellement variable. Très accusé chez les sujets issus de tuberculeux dont l'organisme entier est imprégné de cette prédisposition morbide, il peut, chez d'autres, n'être que purement passager et accidentel, et disparaître sous une influence à peine sensible, aussi rapidement qu'il est venu. C'est qu'en effet la moindre modification, le plus léger changement physique ou chimique dans les humeurs, dans les tissus, se répercute sur leur dynamisme, et, par suite, augmente ou diminue leur résistance à l'égard du virus. Il nous paraît donc logique, au point de vue de l'origine et de la gravité, d'établir une distinction entre la *prédisposition héréditaire* et la *prédisposition acquise*, celle qui survient après la naissance.

Nous avons déjà étudié la première. Nous savons que chaque individu étant un composé d'organites provenant, par segmentations successives, d'une cellule primitive, doit nécessairement participer, dans tout son être, aux propriétés de cette cellule, et, de même qu'un individu dont les ascendants sont bien portants, robustes, bénéficiera de leur force et de leur activité, de même celui qui naît de parents faibles, épuisés, héritera fatalement de leur débilité et de leur résistance moindre aux attaques de l'affection dont ils sont précisément atteints.

Des expériences faites l'année dernière, à la Maternité, par M. Charrin, ont démontré d'une façon précise l'influence néfaste des parents malades sur leurs rejetons.

Les mères affectées de tuberculose dans leur grossesse engendrent des enfants qui, pour le poids, la croissance, la chaleur qu'ils produisent et rayonnent, présentent des différences constantes avec ceux qui naissent de parents en bonne santé. Ainsi, en général, ils ont une surface de huit à neuf décimètres carrés par kilogramme de poids, tandis que les enfants normaux n'ont qu'une surface de cinq à six décimètres. Et comme déjà leur nutrition se fait incomplètement, que les combustions sont ralenties, il arrive que ces organismes perdent plus de chaleur que les autres et en reçoivent moins : condition très défavorable qui fatalement les affaiblit, empêche leur développement et offre aux bacilles un excellent terrain de culture. Il n'est dès lors pas extraordinaire que ces enfants, nés de tuberculeux, aient une mortalité plus considérable dans les premiers mois.

Souvent on trouve à leur autopsie certaines lésions particulières des reins, du foie, de la rate, etc. Est-ce l'œuvre des sécrétions bacillaires, ou bien ces désordres proviennent-ils de produits excrétés par des cellules qui ont acquis de la cellule génératrice une débilité évidente ? il est difficile de le savoir ; peut-être ces diverses causes agissent-elles simultanément.

Quoi qu'il en soit, il résulte de ces expériences que la prédisposition naturelle ne reste pas une simple vue théorique, mais qu'elle est prouvée par des observations cliniques rigoureusement établies et chaque jour plus nombreuses.

Laissons maintenant cette question qui nous paraît suffisamment développée, pour nous occuper spécialement de la prédisposition acquise et examiner les principales causes qui peuvent la provoquer, celles en particulier qui dépendent des conditions météorologiques, de l'âge et du sexe, des différentes professions, des maladies, du surmenage, des chagrins et des privations. En procédant à l'étude de chacune d'elles, il est nécessaire de se souvenir que ces causes prédisposantes se trouvent rarement isolées; la plupart du temps elles agissent plusieurs ensemble et s'associent pour préparer le milieu favorable à la contagion, le terrain propice où pourra vivre et multiplier le bacille tuberculeux.

ÉLÉMENTS CLIMATÉRIQUES. — A toutes les époques, les médecins ont attribué aux phénomènes météorologiques une influence considérable sur notre organisme; il est vrai que ce n'est véritablement que depuis les progrès des sciences physiques et biologiques qu'on a pu expliquer l'action de l'air, de l'humidité, de la température sur la nutrition générale et le fonctionnement de nos organes. Toutefois de nombreux points restent encore à éclaircir; aussi parlerons-nous seulement, dans cette étude, des éléments climatériques les mieux observés, les plus connus, et du rôle qu'ils sont susceptibles d'exercer dans l'étiologie de la tuberculose.

L'*humidité*, lorsque l'air est chaud, est un véritable obstacle à l'exhalation pulmonaire et à la transpiration insensible. Par là elle empêche la réfrigération salutaire de l'économie et aggrave les troubles provenant de la chaleur : torpeur musculaire, atonie des voies digestives, etc. De plus, elle entrave l'excitation que produit la lumière et son rôle bactéricide sur les bacilles.

Quand la température s'abaisse, l'humidité

accroît le refroidissement de nos tissus, en augmentant la conductibilité de l'air ambiant.

Ces inconvénients se font principalement sentir au nord et à l'ouest de la France et, en général, dans toutes les contrées basses et sur les terrains argileux.

On sait combien la crainte de l'humidité dans les maisons est un sentiment répandu dans le public. Le danger existe surtout au sujet de la tuberculose qui rencontre, dans les appartements humides, des conditions spécialement favorables à son éclosion. Nous en avons vu plusieurs exemples, un entre autres que nous allons citer.

Une famille de cultivateurs aisés habitait un rez-de-chaussée humide, donnant sur une cour où ne pénétrait que bien rarement le soleil. Les murs suintaient de toutes parts et se montraient par larges places recouverts de salpètre.

Quatre enfants étaient nés dans ce logement. Ils avaient constamment des engorgements ganglionnaires, des abcès froids. L'un d'entre eux, une fille, mourut à l'âge de cinq ans, de phtisie pulmonaire ; un autre était atteint de coxalgie.

Sur nos instances, cette famille finit par changer d'habitation et alla s'installer dans une maison exposée au sud et bien aérée. Dans ce nouveau local, deux enfants naquirent : ni l'un, ni l'autre n'eurent des lésions scrofuleuses comme leurs frères, et ceux-ci virent eux-mêmes peu à peu se tarir les suppurations dont ils étaient si fréquemment affligés auparavant.

Cependant il ne faut pas confondre dans la même critique l'humidité du sol qui, elle, est toujours dangereuse, avec l'humidité de l'atmosphère. Un certain état hygrométrique de l'air est au contraire favorable dans quelques cas d'affections bronchiques et pulmonaires.

Le Dr Chiais a consigné, dans la *Revue de la Tuberculose*, le résultat des nombreuses recherches qu'il a faites à ce sujet. Par des observations remontant à plus de dix années, il prouve que lorsque le poids de la vapeur d'eau contenue dans un mètre cube d'air est au-dessous de cinq grammes, ou, ce qui revient au même, lorsque la tension de vapeur d'eau s'abaisse au-dessous de cinq millimètres, il y a augmentation sensible du nombre des maladies aiguës des voies respiratoires.

Pour Paris, il le démontre en comparant, de 1884 à 1894, les observations météorologiques quotidiennes avec la mortalité. Si, pendant l'hiver, il y a plus de décès, la cause en serait non pas à l'humidité relative et au froid, mais parce que l'hiver est la saison où l'hygrométricité atmosphérique est la moins élevée.

Et pour expliquer ces phénomènes, le Dr Chiais ajoute : « Il est possible qu'en-deçà d'un certain abaissement de la tension de vapeur d'eau, la circulation des liquides dans les cellules épithéliales soit modifiée : cette modification change leur fonctionnement, prédispose à la diapédèse et transforme les liquides interstitiels. Les milieux étant transformés, les microbes spécifiques trouvent un milieu favorable et la maladie se réalise. »

Les médecins de Pau, d'Arcachon et des autres stations situées sous le même climat, vantent également les avantages de l'air humide sur les maladies du poumon ; il est vrai que ceux des sanatoria d'altitude et des plages méditerranéennes sont d'un avis tout différent. Ce conflit d'opinions provient sans doute de la diversité même des affections broncho-pulmonaires et peut-être aussi de causes secondaires, extra-médicales, dont nous n'avons pas ici à nous occuper.

La chaleur n'est nuisible que si elle devient excessive. Elle produit alors de la surexcitation nerveuse, des excrétions sudorales exagérées, de l'inappétence et, par suite, un ralentissement de la nutrition. Cette température brûlante est des plus fatigantes pour les phtisiques. Ils ne respirent pas, sont alanguis, dépérissent rapidement. Leur toux augmente, ils ont des insomnies fréquentes ; souvent, pendant la nuit, ils éprouvent une sorte d'angoisse très pénible.

Parfois cette chaleur agit d'une façon intense sur les surfaces épithéliales ; sous son influence, les vaisseaux périphériques se dilatent : il y a prolifération anormale des leucocytes et, par conséquent, trouble dans les réactions cellulaires qui pourraient s'opposer à l'entrée des bacilles. Elle ne se borne donc pas à aggraver l'état déjà si précaire du malade ; mais, en déprimant les forces, en affaiblissant l'énergie fonctionnelle des organes et des tissus, elle les prédispose à devenir la proie des microbes pathogènes et, en particulier, du bacille de la tuberculose.

Le froid a toujours été considéré comme le facteur le plus important des maladies pulmonaires; cependant, par lui-même, il ne favorise pas l'éclosion du bacille ; il exerce au contraire une action bienfaisante incontestable sur la nutrition des tuberculeux, ainsi qu'on peut s'en rendre compte dans les stations d'altitude.

Bien entendu nous ne parlons ici que des individus qui vivent dans les pays du nord ou dans les régions tempérées ; car, pour ceux qui viennent des contrées intertropicales, pour les noirs par exemple, ils acquièrent une réceptivité plus grande à l'égard de la tuberculose. Ils paraissent, jusqu'à un certain point, renouveler, à leurs dépens, l'expérience de Pasteur inoculant, au moyen du refroidissement, le charbon aux poules qui, à l'état normal, sont réfractaires à ce virus. Dans ce cas, la transformation des conditions ambiantes auxquelles les tissus ont été jusqu'alors accoutumés, trouble et altère profondément leur nutrition. Et le nègre se trouve pris par la tuberculose avec autant de facilité que nous sommes nous-mêmes, en allant vivre dans les pays chauds, atteints par la fièvre jaune à laquelle il échappe la plupart du temps.

Dans nos régions tempérées, ce qui est vraiment à craindre, c'est moins l'abaissement lent et permanent de la température, que les subites variations thermométriques, ce que l'on appelle un coup de froid, le vulgaire courant d'air si redouté du public.

Brusquement les vaisseaux périphériques se contractent, le sang se porte en masse dans les organes internes, les globules s'altèrent et leur action curative est entravée. Si, à ces troubles qui se passent dans les milieux liquides, vient s'ajouter une destruction plus ou moins étendue des revêtements épithéliaux, alors se trouvent réunies les conditions les plus favorables pour la pénétration des bacilles dans les tissus et leur prolifération.

Air et lumière. — L'action chimique et physiologique de la lumière solaire sur les végétaux est depuis longtemps connue ; malheureusement il n'en est pas de même pour le règne animal. Sans doute, par analogie, nous devons penser que le soleil par ses radiations chimiques et calorifiques exerce une influence manifeste sur les oxydations intra-cellulaires, sur l'hématose, sur le travail musculaire, etc. ; mais ces phénomènes intimes n'ont pas encore été suffisamment élucidés. On s'en tient, pour ainsi dire, à cette observation commune et simpliste que les hommes obligés de vivre dans des locaux où le jour pénètre difficilement, finissent par s'étioler et s'anémient comme les plantes qui végètent dans l'obscurité : ils ont donc une aptitude spéciale à être atteints des maladies qui surviennent de préférence chez les êtres débilités; c'est le cas pour les mineurs, par exemple ; pour les nombreux ouvriers ou employés travaillant dans des garnis, dans des sous-sols, au fond des cours, dans des bureaux et, en général, pour tous ceux qui ont des occupations sédentaires dans des endroits obscurs et fermés.

En microbiologie, le rôle de la lumière a été plus soigneusement étudié. Ces recherches ont même bientôt donné des résultats pratiques très sérieux, au point de vue du diagnostic des bactéries et à l'égard de la thérapeutique et de la prophylaxie de certaines maladies virulentes. On a prouvé expérimentalement qu'une grande partie des agents infectieux étaient détruits par les rayons solaires : de ce nombre se trouve le microbe de la tuberculose.

Par conséquent, en ne tenant compte que de ce côté particulier de la question, un milieu mal éclairé, obscur, sera toujours beaucoup plus favorable à l'éclosion de la phtisie que celui qui est baigné de soleil et où les microbes de la tuberculose ont toute chance de périr.

Quant à l'importance de l'air, nous n'avons pas besoin de la démontrer : chacun sait les fâcheuses conséquences qu'entraîne son altération. L'existence dans un local mal ventilé, où souvent vivent ensemble un certain nombre d'individus, est incompatible avec le bon fonctionnement de nos organes.

La respiration fournissant aux tissus une quantité moindre d'oxygène, les combustions se ralentissent et la production de chaleur et de forces est diminuée. En même temps l'acide carbonique s'accumule dans cet air vicié et gêne le dégagement de celui qui est apporté par le sang et qui devrait s'exhaler avec chaque respiration. Alors se produisent les phénomènes d'une asphyxie lente; les fonctions de nutrition se trouvent peu à peu compromises, et finalement il s'en suit un dépérissement général de l'organisme, qui offre ainsi un terrain des mieux préparés à l'infection bacillaire.

L'enquête médicale entreprise dans une compagnie de chemin de fer par M. Mascarel, montre d'une façon frappante les funestes effets du manque d'air et de lumière. Sur 20,000 employés de chemin de fer, 15,000 travaillent au grand air; dans l'espace de six années, 4 seulement sont morts de la tuberculose; tandis que les 5,000 autres, vivant dans les bureaux, ont eu 103 décès causés par cette maladie.

Le professeur Peter faisait en ces termes énergiques le procès de l'air vicié et de la mauvaise hygiène de nos villes. « C'est tout simplement, dit-il, la lutte contre la vie, la conspiration de l'étiolement. Donnez-moi un marais plus un organisme humain et je vous rendrai une fièvre intermittente; eh bien! donnez-moi une grande ville, avec son hygiène dépravée, et je vous rendrai une population de tuberculeux. »

« Tel refuserait de boire l'eau de l'égout collecteur qui respire sans sourciller l'air d'une salle de concert ou de théâtre, véritable égout aérien. S'il nous était donné de voir, comme de sentir, ce qu'il y a de mauvais dans l'air confiné et stagnant, peut-être y constaterions-nous la présence de moisissures analogues, au volume près, à celles que l'on trouve dans l'eau croupie. »

Les découvertes bactériologiques prouvent combien Peter avait raison. A l'insuffisance d'air et de lumière vient aussi s'ajouter la présence de matières organiques rejetées continuellement par l'expiration, véritables poisons dont les personnes habitant ensemble dans les mêmes salles, polluent l'atmosphère et qu'elles réabsorbent ensuite. Nous reviendrons du reste sur cette question de l'air confiné, quand nous nous occuperons du traitement hygiénique de la tuberculose.

Age et sexe. — A la période de croissance, surtout dans les premières années, la circulation lymphatique est beaucoup plus intense qu'à l'âge adulte et, par là, facilite singulièrement le transport des bacilles, soit aux poumons, soit dans les ganglions bronchiques ou mésentériques.

Les cellules augmentent de volume et prolifèrent avec rapidité ; il y a une suractivité générale des phénomènes nutritifs avec prédominance très accentuée de l'assimilation. Il faut donc, pour que le développement puisse s'effectuer d'une façon normale, que l'alimentation, comme qualité et comme quantité, soit appropriée aux exigences de l'organisme. Si cette condition n'est pas remplie, si les matériaux nécessaires sont insuffisants ou de mauvaise nature, l'évolution des tissus sera forcément défectueuse; l'individu s'affaiblira et sa constitution alanguie, débilitée, n'offrira plus aux agents infectieux, qui l'entourent et le guettent, qu'une résistance imparfaite. Nous en avons tous les jours des exemples.

L'enfant qui est élevé au sein ou au biberon, qui prend un lait trop faible ou trop chargé de graisse, qui a une nourrice âgée, mal portante ou peu soigneuse, à qui on donnera trop prématurément une nourriture solide, aura certainement des troubles nutritifs, de la diarrhée, des vomissements. Il s'affaiblira, s'enrhumera à la moindre occasion ; aura facilement des scrofulides, de la tuberculose des intestins, des ganglions bronchiques ou du poumon.

Cependant admettons que, dans les premières années de son existence, l'enfant ait évolué normalement ; plus tard, d'autres dangers l'attendent non moins nombreux, non moins redoutables, dans cette vie de collège où il sera souvent contraint de passer toute son adolescence, au milieu des inconvénients et des périls tant de fois décrits : privation d'air et de lumière, atmosphère viciée par une agglomération d'individus dans des locaux trop étroits, nourriture grossière, insuffisante, surmenage cérébral, ennuis, déceptions, toutes causes de débilité organique ; sans compter celles qui relèvent plus spécialement d'une déchéance morale, fréquente hélas ! dans les internats, et qui altèrent parfois si profondément la santé des jeunes gens.

Les risques sont évidemment beaucoup moindres pour ceux qui sont externes ou qui bornent leur instruction à ce que l'on apprend dans les écoles primaires.

Il arrive aussi qu'à cet âge la croissance se produise brusquement et d'une manière exagérée. On constate, d'après le Dr Charrin, un défaut de résistance dû à la pauvreté des plasmas en matières minérales. Sous l'action du développement trop rapide, ces matières passent en grande partie dans les os, qui épuisent les humeurs à leur profit. Or, l'on sait que les liquides plus ou moins riches en sels de soude, de potasse, de chaux, augmentent l'énergie défensive en donnant au système nerveux un surcroît d'excitation ; il s'en suit que la déminéralisation produira l'effet contraire, abaissera l'activité bactéricide et livrera sans défense ces adolescents aux atteintes du bacille.

Une fois l'éducation terminée, il faut choisir une profession, prendre un métier. Les uns travailleront dehors, au grand air ; mais combien s'en vont, jeunes encore, s'enfermer dans des bureaux, dans des magasins mal ventilés, dans des usines malsaines ; ceux-là risquent fort, si déjà ils sortent des écoles débiles et affaiblis, de ne pas achever leur croissance sans être arrêtés par la tuberculose.

Pour les adultes, les dangers provenant d'une suractivité fonctionnelle n'existent plus : l'équilibre s'est établi entre l'assimilation et la désassimilation ; mais c'est alors que s'imposent avec toute leur rigueur les exigences de la vie ; qu'interviennent, comme causes prédisposantes, les risques professionnels, les soucis, les contrariétés, les déboires, les dures conditions du travail, de la lutte pour l'existence, et pour soi, et pour la famille qu'on est souvent seul à faire vivre.

La situation des femmes ne vaut pas beaucoup mieux. Si elles ne sont pas soumises à un labeur pénible comme les hommes, et encore n'est-ce pas exact pour beaucoup d'entre elles, elles ont, par contre, plus à redouter de par les fonctions spéciales de leur organisme. Aux époques menstruelles, la nutrition se ralentit, leur système nerveux souffre, elles s'anémient momentanément, et chaque mois se trouvent dans un état de réceptivité morbide particulière.

Pendant la grossesse et la lactation, ce sont des phénomènes opposés qui se passent : les échanges nutritifs ont lieu avec un surcroît d'activité ; il y a un nouvel être à nourrir, ses tissus à former et à développer ; toute la charge en incombe à la mère. On comprend avec quelle facilité ce surmenage fonctionnel peut amener des troubles et des désordres dans les divers systèmes de l'économie.

D'autre part, quand, dans un ménage, il se rencontre un tuberculeux, la femme est toujours plus particulièrement exposée à contracter la maladie. Le mari a ses occupations au dehors ; il ne rentre souvent au logis que le soir, en repart le matin de bonne heure ; sa sensibilité n'est pas à tout instant excitée et les bacilles ont peu de prise sur lui, puisque toute la journée il reste éloigné du foyer virulent.

Mais, lorsque c'est lui-même qui est atteint, les dangers de contagion deviennent bien vite très graves pour sa femme. En quelques lignes saisissantes de vérité, M. le professeur Grancher nous fait ainsi le tableau de cette situation déplorable :

« Si c'est le mari qui est phtisique, la femme passe ses journées et ses nuits, dans la chambre qu'il souille de ses émanations et de ses sécrétions, vivant la même vie, respirant le même air. Ce contact de tous les instants, cette promiscuité du lit et de l'alcôve, ce séjour dans une atmosphère viciée où voltigent sans cesse des débris infectieux, suffiraient à rendre périlleuse la situation de la malheureuse femme, si le chagrin du présent, si la préoccupation pour l'avenir, si les privations et souvent la misère, si la grossesse, l'accouchement et l'allaitement ne contribuaient pas à la placer dans un état de prostration morale et de débilitation physique, bien propre à préparer le terrain pour l'éclosion de la maladie. »

Chez les vieillards ce sont des phénomènes de dépression qui dominent, l'équilibre des échanges est rompu, la désassimilation se produit et, avec elle, un certain degré d'atrophie qui s'étendra à tout l'organisme. La taille et le poids du corps diminuent ainsi que la plupart des organes : cerveau, moelle épinière, foie, rate, poumon, etc. ; les forces musculaires déclinent, la circulation se ralentit, les fonctions respiratoires faiblissent, ce qui crée pour cet âge une véritable opportunité morbide.

La nutrition du tissu pulmonaire étant insuffisante, les produits sécrétés sont difficilement expectorés et les mucosités ont de la tendance à s'accumuler dans les bronches, à provoquer, par leur stagnation, des irritations et des infections secondaires.

C'est donc à tort que l'on a voulu soutenir que les vieillards étaient généralement à l'abri des maladies contagieuses : la phtisie se montre au contraire fréquente parmi eux. Vulpian, Moureton, M. Barié en ont publié de nombreux cas dans leurs ouvrages, et il n'est pas un médecin qui n'ait eu à en soigner dans sa clientèle. Nous parlerons du reste plus loin des statistiques établies à ce sujet.

Professions. — Un nombre considérable de professions prédisposent à la phtisie : les unes par le travail trop dur, trop prolongé qu'elles imposent ; les autres, par les conditions malsaines où elles s'exercent.

Les mineurs et les houilleurs qui vivent dans une atmosphère chargée de parcelles charbonneuses, les mouleurs en fonte et en cuivre qui font un habituel usage du charbon pour le saupoudrage des moules, deviennent fréquemment tuberculeux. Il en est de même des ouvriers exposés à diverses poussières minérales, végétales ou animales : poussières de silex, de fer, d'acier, de marbre, de verre, de coton, de tabac, de plumes, d'os, de poils, de nacre, etc., qui sont respirées par les tailleurs de pierre, les aiguiseurs, les piqueurs de meules, les marbriers, les carriers, les polisseurs de glaces, les plâtriers, les potiers, les aiguilleurs, les verriers, les batteurs de carde, les chiffonniers, les menuisiers, les boulangers, les ouvriers des manufactures de tabac, ceux qui travaillent au tour, au blutage, ou dans l'industrie lainière.

Ces poussières pénètrent par inhalation dans les voies respiratoires, se déposent dans les alvéoles, dans les cloisons des lobules, forment des nodules, donnent lieu à des ulcérations, puis à des cavernes où l'on rencontre ordinairement le bacille typique de la tuberculose.

Et la phtisie fait d'autant plus de victimes parmi ces ouvriers qu'elle est en outre favorisée par la contagion réciproque et par les mauvaises conditions d'hygiène dans lesquelles ils vivent pour la plupart : manque d'air et de lumière, surmenage, nourriture insalubre, souvent pas assez abondante, toutes causes qui viennent s'ajouter à celles plus spéciales qui résultent de leur travail. C'est au point que, pour certaines catégories d'entre eux, l'âge moyen, au lieu d'être de 36 ans, comme pour la totalité des Français, n'est plus que de 24. On voit, par cet exemple, quels ravages exercent, parmi les ouvriers, les affections pulmonaires et en particulier la tuberculose.

Le travail dans les bureaux et dans les grands magasins, sans être aussi pénible, n'en présente pas moins de sérieux dangers. La ventilation est habituellement très insuffisante ; l'atmosphère est corrompue ; les locaux n'ont pas assez de jour et d'espace pour le nombre de personnes qui s'y trouvent ; de plus, dans les grands magasins, ce sont des poussières de toutes sortes qui flottent continuellement dans l'air et le contaminent.

On ne s'imagine pas combien, parmi ces employés, il y en a qui deviennent tuberculeux! Nous avons vu, dans un magasin de nouveautés, le tiers du personnel être atteint de phtisie. M. Marfan a cité le cas d'un bureau où, sur 22 employés, 13 en quatre ans moururent de cette affection.

Ces exemples de mortalité ne sont pas rares et malheureusement on n'a, jusqu'ici, à peu près rien fait pour les prévenir.

Maladies. — Parmi les causes occasionnelles, il convient de signaler certaines maladies aiguës ou chroniques, locales ou générales, qui, en débilitant l'organisme ou en provoquant certaines lésions, prédisposent le sujet qui en est affecté aux atteintes de la tuberculose.

La rougeole, la coqueluche, la grippe ont été fréquemment suivies de phtisie pulmonaire. Elles interviennent soit par l'affaiblissement organique qu'elles produisent, soit par les altérations épithéliales qu'elles déterminent sur la muqueuse de l'apareil respiratoire; elles agissent alors comme les bronchites, en facilitant, par ces dénudations, la pénétration des bacilles. Parfois aussi elles ne font qu'activer et donner comme une espèce de coup de fouet à un processus assez bénin jusque-là pour n'avoir suscité encore aucune crainte et être passé inaperçu, ou réveillent d'anciennes tuberculoses que l'on croyait guéries depuis longtemps. Dans un excellent travail publié par la *Revue de la Tuberculose*, le Dr L. Henri Petit a montré à cet égard l'influence manifeste et désastreuse de la grippe.

La pleurésie est également incriminée. On a même dit que, lorsqu'elle ne provenait pas de pneumonie, de rhumatisme ou d'accidents traumatiques, elle était toujours due à des bacilles qui allaient ensuite, par propagation, contaminer le poumon. Cette conclusion est trop exclusive. Une réaction nerveuse, provoquée par le froid, par exemple, peut parfaitement donner lieu à des troubles vaso-moteurs et inflammatoires, et accroître les sécrétions de la plèvre, sans avoir nécessairement besoin de la présence de microbes (Charrin). Ensuite, lorsque le liquide s'est résorbé, qu'il y a des adhérences pleurales gênant le glissement de la plèvre, le poumon est contraint à un effort qui se renouvelle à chaque respiration; de là un surmenage qui le rend plus apte à se laisser envahir par les contages que l'air lui apporte du dehors.

La phtisie n'est pas rare dans le cours des maladies cérébrales ou médullaires : épilepsie, tabes, hystérie, paralysie agitante, aliénation mentale, etc., affections où, par suite des troubles nerveux, la circulation et la nutrition se trouvent souvent considérablement troublées.

Le diabète agit de deux manières : comme maladie générale pouvant aboutir à une profonde déchéance organique et, d'autre part, en constituant, par ses altérations humorales, un milieu sucré des plus favorables au développement du bacille de Koch, ainsi que l'ont expérimentalement démontré MM. Roux et Nocard.

Au sujet de l'alcoolisme, les avis sont moins unanimes. Les uns, Huss, Leudet, Stockes, prétendent qu'il y a antagonisme entre les deux affections et que l'alcool serait plutôt propice à la transformation fibreuse de la tuberculose et à sa guérison. Les autres, beaucoup plus nombreux, parmi lesquels MM. Hérard, Cornil, Lancereaux, Gibert, soutiennent énergiquement une opinion différente.

« L'influence, dit M. Lancereaux, sur l'éclosion de la tuberculose, des boissons alcooliques, surtout des boissons avec essence, est des plus communes... Le fait est manifeste pour les hommes robustes, comme les porteurs à la halle et les charretiers de l'entrepôt de vins et du port de Bercy, qui boivent de trois à six litres de vin par jour et dont un grand nombre meurent à un âge peu avancé, de granulie, non seulement des poumons, mais encore du péritoine et parfois des méninges. Il ne l'est pas moins pour les buveurs d'alcool et surtout pour les buveurs d'absinthe, qui, le plus souvent, les derniers surtout, succombent à la tuberculose. »

Nous avons vu nous-même des cas assez fréquents de phtisie qui n'avaient certainement pas d'autre cause que la dégradation organique produite par l'alcool.

Les traumatismes modifient localement la nutrition des tissus et préparent un terrain où le bacille peut se cultiver.

Verneuil, Gamaleïa, Max Schuller ont prouvé, par des expériences et des observations cliniques, l'action du traumatisme sur le développement de tuberculoses locales et sur leur généralisation dans d'autres organes.

Perroud a constaté, parmi les mariniers du Rhône, de nombreuses phtisies pulmonaires qu'il attribue à la pression exercée sur le haut de la poitrine, par les longues perches dont on a l'habitude de se servir.

Un choc violent sur le thorax peut de même provoquer une tuberculose pulmonaire; une chute sur les genoux, déterminer une tumeur blanche; des contusions quelconques, être suivies d'abcès froids. Ces faits sont d'observation courante et ont été confirmés et expliqués par les découvertes de la bactériologie.

Dautres maladies encore, comme les cancers, la syphilis, l'ulcère de l'estomac, le rétrécissement de l'artère pulmonaire, les pneumonies professionnelles, et, en général, les affections qui sont cause d'un trouble grave dans la nutrition du poumon ou d'une déchéance de l'organisme, favorisent le développement de la tuberculose pulmonaire.

On croyait jadis et, même de nos jours, cette opinion a été soutenue, qu'il existait une sorte d'antagonisme entre la phtisie et certaines affections, telles que la goutte, le rhumatisme, l'emphysème, l'impaludisme, les cardiopathies : des observations plus exactes ont démontré que c'était une erreur. Parfois, avec quelques-unes d'entre elles, les caractères habituels sont susceptibles de varier ; mais il est inexact de dire qu'il y ait là un phénomène quelconque d'immunité.

En un mot, toutes les maladies ne peuvent que faciliter le développement de la tuberculose ou l'aggraver.

Surmenage. — Le surmenage intellectuel provoque une suractivité des cellules cérébrales ; ensuite, à un degré plus ou moins grand, l'épuisement nerveux lui succède.

On constate dans les urines une augmentation notable des phosphates, de l'urée et des chlorures, qui indique une modification des échanges nutritifs dans la substance cérébrale, et, d'ailleurs, dans tous les tissus ; car, la plupart des organes participant d'une façon inconsciente au travail intellectuel, à son activité, subissent également les conséquences de la dépression nerveuse, comme s'il s'agissait alors d'une maladie mentale passagère.

Le Dr Lagneau, dans une étude publiée par les *Annales d'Hygiène*, a montré combien le surmenage qui provient de la surcharge des programmes scolaires et des méthodes actuelles d'éducation, était funeste aux jeunes gens de nos écoles. Sans parler des déviations de la colonne vertébrale, des affections oculaires qui sont relativement fréquentes, il produit des états congestifs, des inflammations du cerveau, de la débilité physique et prépare l'éclosion de la tuberculose.

Les mêmes observations ont été faites, en Angleterre, par le Dr Mac-Cabe et le professeur Huxley, et, en Danemark, par le Dr Hertel. Ce dernier a montré que, dans les écoles supérieures de son pays, 29 pour 100 des garçons et 40 pour 100 des filles avaient leur santé altérée par l'excès de travail intellectuel, et que, parmi les maladies dont ils étaient atteints, on trouvait communément, outre certaines affections nerveuses, la scrofule et la phtisie.

Le surmenage physique cause, dans les tissus et les humeurs, des troubles chimiques qui se traduisent par un affaiblissement de l'alcalinité normale et entraînent, comme conséquence, une atténuation de l'action bactéricide des cellules, ainsi que l'ont démontré MM. Arloing, Cornevin et Thomas, Charrin, Roger.

Provoqué expérimentalement sur des animaux, on a reconnu que, non seulement il favorisait la pullulation microbienne après les inoculations, mais, de plus, que les agents infectieux qui se trouvent à l'extérieur pénétraient dans les tissus à travers les revêtements épithéliaux des organes digestifs et respiratoires, sans qu'il y eût de piqûre ou de lésion préalable ; ce qui prouve bien que l'organisme était devenu incapable de s'opposer aux migrations bactériennes.

Ces résultats donnent l'explication de la facilité avec laquelle, après des marches forcées, après une dure campagne, des cas plus nombreux de phtisie sont observés parmi les soldats.

Un exemple fort instructif, à ce point de vue, nous est fourni par l'extension de la tuberculose dans le corps des pompiers de Paris, de 1881 à 1890. La mortalité s'éleva jusqu'à 24 pour 1000, tandis qu'elle n'était que de 3 à 5 avant 1881. Pourquoi cette augmentation ? Rien n'avait été modifié dans le recrutement de ces hommes, ni dans leur nourriture ; seulement un facteur important était intervenu : c'était l'adoption de nouveaux procédés de secours, la mise en œuvre d'un outillage compliqué ; d'où, surcroît d'instruction et excès de travail considérable nécessité par ces nouvelles méthodes.

Mais l'accroissement de la tuberculose s'était montré si étroitement lié aux modifications du service, qu'on n'hésita pas à y voir la cause principale de cette élévation du nombre des décès.

Des mesures furent prises pour simplifier l'outillage et alléger le travail des hommes : des gardes, des corvées furent supprimées ; en même temps on améliora la nourriture, et la solde fut augmentée.

Au bout de quelques zemaines les progrès du mal étaient arrêtés, puis la mortalité retombait à son niveau normal.

Maintenant du reste, par les temps de sports à outrance où nous vivons, il n'est pas rare de rencontrer des jeunes gens devenus tuberculeux à la suite de surmenage. Pour notre part, nous en avons vu plusieurs exemples, dus à des courses exagérées en bicyclette. Il serait évidemment extraordinaire qu'il en fût autrement, car il est d'observation banale pour les médecins et pour le public, que, dans un grand nombre de cas, ce sont des refroidissements successifs chez des individus surmenés qui déterminent l'éclosion de la tuberculose.

Chagrins. Émotions. — Les chagrins, les tourments prolongés s'accompagnent toujours d'une dépression nerveuse qui agit sur l'organisme, comme nous venons de le voir à propos du surmenage cérébral.

Le Dr Féré a prouvé, par des expériences ingénieuses, cette influence des émotions sur la pénétration, dans l'économie, des agents infectieux.

Un certain nombre de lapins ou de pigeons

reçoivent une inoculation microbienne; puis, les uns sont effrayés pendant quelques heures par des bruits insolites, les autres sont laissés en repos. Bientôt on constate que ceux-ci résistent à l'inoculation ou ne sont que tardivement malades, tandis que les premiers succombent rapidement. Pourquoi? ce savant observateur le démontre de cette manière.

Il introduit, sous la peau de deux séries pareilles d'animaux, des tubes capillaires remplis de diverses bactéries et s'ouvrant d'un côté dans les tissus. Au bout de vingt-quatre heures, les tubes des animaux effrayés ne renferment aucun globule blanc, ceux des autres en sont au contraire garnis et entourés. Or, les globules blancs étant, ainsi que nous le verrons plus loin, les agents spéciaux de défense contre les microbes, s'ils se rencontrent en quantité considérable chez les lapins laissés en repos et pas du tout chez les autres, c'est que les émotions causées à ces derniers ont empêché l'apparition des globules, et la porte est ainsi restée ouverte et libre à l'infection.

Déjà autrefois les médecins admettaient parfaitement l'action morbigène des émotions morales tristes : elles étaient cliniquement reconnues par tous les praticiens, et Laënnec qui, le premier, indiqua les véritables caractères de la tuberculose, n'hésitait pas à attribuer à de pareilles émotions un rôle prépondérant dans le développement de la maladie. Citons de lui cette observation, souvent publiée, qu'il apportait comme preuve.

« J'ai eu, disait-il, pendant dix ans, sous les yeux, un exemple frappant de l'influence qu'ont les affections tristes sur la production de la phtisie pulmonaire. Il a existé, pendant cet espace de temps, à Paris, une communauté religieuse de femmes, de fondation nouvelle, et qui n'a jamais pu obtenir de l'autorité ecclésiastique qu'une tolérance provisoire, à cause de l'extrême rigueur de ses règles. Quoique leur régime alimentaire fût fort austère, il n'avait pourtant rien qui fût au-dessus des forces de la nature, mais l'esprit dans lequel on dirigeait ces religieuses produisait un effet aussi fâcheux que surprenant. Non seulement on fixait habituellement leur attention sur les vérités les plus terribles de la religion, mais on s'attachait à les éprouver par toutes sortes de contrariétés, afin de les faire parvenir, dans le plus court espace de temps, à un entier renoncement à leur propre volonté. L'effet de cette direction était le même chez toutes : au bout de quelques mois, la phtisie était manifeste. Comme elles ne faisaient point de vœux, je les engageais, dès que les premiers symptômes de la maladie se déclaraient, à quitter la maison, et presque toutes celles qui ont suivi ce conseil ont guéri.

» Pendant les dix années que j'ai été le médecin de cette maison, je l'ai vu renouvelée deux ou trois fois par la perte successive de tous ses membres, à l'exception d'un bien petit nombre. »

Tout en restituant à la contagion ce qui lui revient, l'opinion du grand clinicien n'en reste pas moins vraie, si l'on comprend les émotions morales, non comme cause première, mais comme cause prédisposante des plus communes et des plus puissantes de la phtisie.

Privations, misère. — Nous croyons inutile de rappeler ici les expériences de laboratoire qui démontrent avec quelle facilité le manque d'aliments facilite l'entrée des bacilles. Personne, en effet, ne peut douter que la dénutrition ne place l'organisme dans un état spécial de réceptivité à l'égard de ces microbes : les preuves sont trop manifestes pour qu'il soit besoin d'entrer dans de plus longs développements. Dans la classe pauvre, ce sont les privations qui préparent le plus de victimes à la tuberculose, puisque, nulle part, les causes que nous avons énumérées ne se trouvent réunies en aussi grand nombre : nourriture mauvaise et insuffisante ; chambre étroite, obscure ; air vicié ; quelquefois rien pour conjurer les rigueurs de l'hiver, pas de chauffage, à peine de vêtements.

C'est la situation lamentable et si fréquente, dans les villes, de l'homme tombé dans la misère, ruiné par des revers de fortune ; de l'ouvrier frappé par le chômage, par la maladie, ou chargé d'une famille que son travail ne peut plus arriver à nourrir. On va bientôt habiter dans quelque local humide, malsain, mais à bon marché, où, accablé de tourments, miné par la douleur de voir les siens dans un dénûment aussi atroce, abattu, épuisé par des privations de toutes sortes, le malheureux devient fatalement la proie de la phtisie et meurt désespéré.

Et le nombre en est grand de ces pauvres condamnés à mort qu'on aurait pu et dû soigner.

CHAPITRE III

Pénétration des bacilles. — Tubercules et lésions anatomiques.

I

PÉNÉTRATION DES BACILLES ET RÉACTION DE L'ORGANISME

Nous avons vu combien nombreux étaient les dangers de contagion. Nous savons que les bacilles, expulsés par chaque phtisique, existent partout autour de nous dans les villes ; qu'on les trouve dans les écoles, au théâtre, dans les églises, dans les voitures publiques, dans les appartements, le long des murs, des tentures, sur les objets dont nous faisons un usage journalier, sur les aliments que nous mangeons, sur les vêtements, à la surface de l'épiderme ; et que l'on en a également découvert jusque dans la bouche, dans la gorge, dans les fosses nasales, tout prêts, si nos moyens de défense faiblissent, à se glisser dans nos tissus et à envahir notre organisme.

C'est par les voies respiratoires et digestives que pénètrent les microbes, ainsi que par le revêtement cutané et quelquefois par les organes génitaux. Ce dernier mode de transfert est relativement rare ; d'après Cohnheim et Verneuil, il a lieu par les rapports entre homme et femme : MM. Cornil et Dobioklowsky l'ont expérimentalement démontré.

La transmission à travers les téguments se rencontre assez fréquemment ; cependant, pour qu'elle se produise, il est nécessaire qu'il y ait sur la peau, à l'endroit où se trouve le virus, une solution de continuité, piqûre, égratignure, ou plaie.

Cette condition n'est nullement indispensable pour que les contages pénètrent à travers les organes digestifs et respiratoires ; l'intégrité épithéliale de la muqueuse n'empêche pas le bacille de passer. Il est bien évident néanmoins que la pénétration sera singulièrement facilitée, s'il y a une érosion quelconque, une dénudation, comme il arrive dans les bronchites et dans les inflammations gastro-intestinales.

Telles sont les portes d'entrée ordinaires ouvertes à la contagion ; mais le microbe ne localise pas toujours, tant s'en faut, son action à l'endroit même par où il s'introduit dans nos tissus; souvent il s'en va, porté par le courant sanguin ou lymphatique, évoluer dans un organe plus ou moins éloigné. Max Schuller a prouvé cette migration de l'agent infectieux par des expériences devenues classiques. Il inocule le bacille dans la trachée et produit une forte contusion au niveau du genou : c'est à cet endroit qu'éclate l'infection; les microbes sont amenés là par le courant sanguin et s'échappent à travers les tissus articulaires, par suite du traumatisme des vaisseaux.

Dans l'existence de tuberculose du péritoine ou des ganglions mésentériques, sans que la muqueuse ait été atteinte, c'est par les lymphatiques très probablement que le transport bacillaire a dû s'effectuer. Ainsi également s'expliquent diverses généralisations de la virulence : l'infection de la plèvre à la suite d'une carie osseuse, celle du poumon provoquée par une tumeur blanche, une coxalgie, ou consécutive à une piqûre, comme il arriva pour Laënnec et Moser.

Pourtant, ce n'est pas tout de pénétrer dans les tissus, il faut encore pouvoir s'y installer et notre bacille n'est pas au bout de ses peines.

Quand nous sommes en bonne santé, notre organisme a des moyens pour se défendre victorieusement contre les attaques des agents pathogènes qui l'entourent. S'il éprouve la moindre lésion, aussitôt, et par suite de l'excitation nerveuse produite, affluent vers l'endroit menacé, des cellules migratrices : leucocytes de la lymphe, globules blancs du sang ayant franchi les parois vasculaires, et celles qui proviennent de la prolifération des tissus avoisinants. Elles livrent bataille aux microbes trop aventureux, les entourent, les absorbent, les digèrent et en débarrassent bien vite l'organisme. On appelle ces cellules, *phagocytes*, et la fonction qu'elles remplissent, *phagocytose*.

Mais que, sous l'influence d'une ou plusieurs des causes énumérées précédemment, des troubles importants surviennent dans les échanges nutritifs : les résistances cellulaires faibliront nécessairement. Le microbe franchit alors le revêtement épithélial, et les éléments lymphatiques sous-jacents qui, jusqu'à ce moment, avaient triomphé de ses attaques, sont impuissants à l'arrêter. Il entre dans les tissus, comme en pays conquis et prend ses dispositions pour y vivre et multiplier. Néanmoins le vaincu ne rend pas encore les armes, au contraire ; entre lui et l'envahisseur s'engage une lutte opiniâtre qui parfois dure de longs mois, et d'où en définitive l'organisme peut sortir vainqueur, si la perturbation primitive qui a ouvert les portes à l'ennemi disparaît, si un traitement rationnel et bien dirigé rétablit la nutrition compromise.

Malheureusement il arrive souvent que la défense est insuffisante ; la maladie se déclare et le microbe continue son évolution.

Nous prendrons pour type des productions

morbides qui en résultent, celles qui se produisent dans le poumon, organe éminemment favorable à la pullulation bacillaire et où il est facile de suivre toutes les diverses phases de la désorganisation provoquée par l'infection tuberculeuse.

II

TUBERCULES ET LÉSIONS ANATOMIQUES

Le micro-organisme, nous l'avons vu, peut pénétrer dans le poumon par la voie vasculaire, sanguine ou lymphatique; dans la grande majorité des cas, la contamination a lieu directement par les bronches, au moyen des contages apportés du dehors par la respiration.

Au début, et par acte réflexe consécutif à l'irritation causée par le microbe, se produit autour de lui une active prolifération de globules blancs du sang (Koch), de leucocytes de la lymphe (Metchnickoff), des éléments fixes des tissus environnants (Baumgarten). Bientôt apparaissent des cellules à noyaux nombreux, dites *cellules géantes*, dans lesquelles sont enfermés les bacilles. Une double zone, formée par des cellules épithélioïdes et embryonnaires, enveloppe chacune d'elles, et ainsi se trouve constitué le *tubercule élémentaire*, également appelé *follicule tuberculeux*.

L'agglomération de ces productions morbides

primitives affecte ensuite diverses formes anatomiques : celle de granulations grises, petites nodosités dures, transparentes d'abord, puis opaques et jaunâtres, dont les dimensions varient d'un demi à deux ou trois millimètres, qui ont pour siège les vaisseaux et les lymphatiques et se rencontrent surtout dans la tuberculose granuleuse aiguë ; celle de tubercules miliaires, les *tubercules* de la phtisie chronique, petites masses arrondies, grises ou jaunes, de la grosseur d'un grain de chènevis, d'un pois, pouvant se grouper plusieurs ensemble et avoir le volume d'une noix ; d'autres fois encore ces productions tuberculeuses apparaissent comme des dépôts opaques infiltrés dans les tissus. Néanmoins ces variétés anatomiques, d'aspect si différent, sont, quand elles évoluent, soumises aux mêmes processus.

Le tubercule, au bout de quelques jours, subit, en son centre, une fonte des cellules géantes et des cellules épithélioïdes, une *dégénérescence vitreuse*; puis cette masse, de transparente qu'elle était, devient opaque et l'on n'y peut plus distinguer aucun élément cellulaire : c'est la *caséification*, due sans doute aux substances secrétées par les bacilles.

La lésion peut alors s'arrêter dans son développement ; le nodule devient petit et dur; une transformation fibreuse ou calcaire s'accomplit, la matière caséeuse se résorbe, s'enkyste en certains points, et la guérison s'effectue.

Si, au contraire, au lieu de rétrograder, l'évolution continue, cette masse caséeuse se ramollit, devient puriforme et finit par se déverser dans une ramification bronchique : la *caverne* se trouve dès lors constituée et, à chaque effort de toux, le liquide qu'elle renferme sera en partie expulsé.

Les cavernes siègent de préférence au sommet du poumon ; leur volume varie beaucoup et devient parfois considérable lorsque, par le fait de destructions successives du tissu pulmonaire, elles communiquent plusieurs entre elles. A l'intérieur de leurs parois se trouvent de nombreux tubercules ; on y voit aussi des vaisseaux dont les uns sont oblitérés et les autres forment de petits anévrysmes qui, par leur rupture, produisent des hémoptysies, si fréquentes dans cette affection.

Le contenu de ces cavités est composé d'air, de cellules diverses, de débris caséeux, de mucus, de pus, de sang ; une population multiple de micro-organismes y prolifère activement ; outre de nombreux bacilles, on y découvre une grande quantité de microbes du pus, de la pneumonie et d'autres moins virulents. Ces agents pathogènes s'attaquent au parenchyme pulmonaire et le détruisent progressivement. Ils seraient, d'après Strump et Maragliano, la cause de la fièvre hectique ; Straus était d'un avis différent.

De plus, autour de ces lésions tuberculeuses,

apparaissent ordinairement d'autres manifestations morbides : de l'œdème du poumon, de la congestion, de l'adénopathie bronchique, de la pleurésie. A cette dernière période, il n'est pas rare que la tuberculose se généralise à la plupart des organes et qu'elle atteigne le foie, la rate, les reins, le cœur, les intestins. La situation du malade s'en trouve d'autant plus aggravée ; attaqué de partout, il arrive au dernier degré du marasme et bientôt succombe épuisé.

Tel est le résumé schématique des diverses lésions et des modifications successives qui se produisent dans la phtisie commune. Il est bien rare que cette évolution se poursuive d'une façon aussi fatalement progressive et ne subisse aucun arrêt, aucune régression jusqu'à la consomption finale. Dans la grande majorité des cas, ce processus est interrompu par des intermittences nombreuses ; l'autopsie des tuberculeux, qui nous montre souvent à la fois des lésions anciennes et récentes, en est une preuve. Il y a même peu de maladies dont la marche soit sujette à autant de variations que celle de la tuberculose chronique dont il est ici question, où l'infection pulmonaire s'est faite directement et n'est pas consécutive à une autre manifestation tuberculeuse qui aurait déjà gravement compromis l'organisme.

La lésion est d'abord toute locale ; quelques follicules tuberculeux, quelques nodules en petit nombre apparaissent au sommet d'un poumon ; les uns vont peu à peu se scléroser et guérir, les autres donneront après un temps, parfois assez long, naissance à des granulations. Ces productions nouvelles ne s'accompagnent en général d'aucune réaction qui les puisse faire soupçonner.

Plus tard, et par poussées successives, les tubercules se multiplieront, augmenteront de volume, subiront la dégénérescence caséeuse ; mais là encore il est très possible que la transformation fibreuse intervienne : la maladie s'arrête alors et passe presque inaperçue. Ce sont ces lésions cicatrisées que l'on constate si souvent à l'autopsie d'individus qui ne se sont jamais douté qu'à un moment de leur existence, ils avaient été tuberculeux. La guérison se produit ici, comme pour les tuberculoses locales de la peau, des ganglions, sans que l'infection se soit étendue et que des désordres aient été provoqués dans les tissus voisins.

Cependant, parfois après de longues rémissions, le mal reprend sa marche. Les granulations s'agglomèrent, le parenchyme pulmonaire s'infiltre, les tubercules deviennent plus volumineux, leur contenu se ramollit, se vide, et de petites cavernes se développent. Une réaction plus ou moins vive a lieu suivant l'étendue et les complications de la maladie, et décèle nettement les progrès et le caractère grave de la tuberculose.

La situation néanmoins n'est pas désespérée et la guérison peut encore s'obtenir. Que de fois, en effet, n'a-t-on pas vu d'anciens malades vivre avec des cavernes entourées d'un tissu fibreux protecteur ou tapissées, à l'intérieur, d'un revêtement calcaire et qui sont restées indéfiniment stationnaires ! Aussi, jusqu'à la dernière période de la phtisie, alors que les microbes ont envahi la plupart des organes, et que le champ de l'hématose, par suite des vastes destructions du tissu pulmonaire, est manifestement insuffisant, est-on en droit de soutenir que la marche de la tuberculose peut être enrayée, et que, à maintes reprises, en profitant des périodes de calme si fréquentes dans l'évolution du mal, cette redoutable affection est susceptible de guérison ; seulement il faut le vouloir et le vouloir énergiquement et longtemps : voilà surtout ce que malades et médecins ne doivent jamais oublier.

CHAPITRE IV

Symptômes et complications de la tuberculose.

I

SYMPTÔMES LOCAUX FONCTIONNELS

Les lésions produites par l'infection bacillaire donnent lieu à des phénomènes qui se rapportent, les uns à l'état général, les autres à certaines fonctions spéciales et plus particulièrement à la respiration : ce sont ces divers symptômes, toux, expectoration, hémoptysies, fièvre, etc., dont nous allons nous occuper.

La *respiration* devient courte, saccadée ; souvent même elle se transforme en une véritable dyspnée, parfois intense, quand le malade veut se livrer à un travail manuel, quand il marche, quand il monte un escalier. Cette dyspnée est due à la compression et à l'oblitération de certaines vésicules. Elle n'est pas absolument en rapport avec l'étendue des lésions, puisqu'elle disparaît en partie avec le repos.

Les modifications de la *voix* dépendent des troubles inflammatoires du larynx ; le timbre en est d'abord plus aigu, plus éclatant, puis peu à peu il s'affaiblit, se voile, s'éteint ; le malade parle alors comme à voix basse ; il a de la peine à se faire entendre.

Les *douleurs* sont fréquentes chez les phtisiques. Elles se montrent avec une durée et une intensité variables, dans le dos, entre les deux épaules, sur l'un des côtés de la poitrine. Quelquefois elles s'exaspèrent par le moindre accès de toux, augmentent l'oppression et l'angoisse du patient, sont pour lui un tourment continuel et très pénible. Ces douleurs sont des névralgies intercostales ou proviennent de pleurésies qui accompagnent la tuberculose pulmonaire.

La *toux* et l'*expectoration* sont des phénomènes des plus importants : l'un, à cause de sa constance ; l'autre à cause des indications qu'il fournit.

La toux est généralement le symptôme qui apparaît le premier et celui qui persiste le plus longtemps. Au début, elle est courte, sèche, convulsive et peut rester plusieurs mois avec ces caractères sans que l'on voie l'état général s'aggraver. Par la suite elle devient très fatigante ; interrompt le sommeil ; s'accompagne de douleurs vives, d'une sensation de déchirement dans la poitrine ; les quintes sont fréquentes et opiniâtres, provoquées par la moindre cause, par un léger refroidissement, par la fatigue d'une conversation, par l'ingestion d'aliments. Quand elles arrivent après le repas, elles déterminent souvent des vomissements ; c'est la nuit qu'elles font particulièrement souffrir le malade.

Cette toux est un acte réflexe qui a pour point de départ une irritation du pneumo-gastrique au niveau du larynx, de la trachée ou des bronches. L'origine des quintes provient d'une excitation causée par des mucosités bronchiques ou par des ganglions tuberculeux du médiastin.

Lorsque la toux est produite par une bronchite qui apparait dans les premiers moments de l'infection bacillaire, les crachats sont blancs, transparents et mousseux. La durée de ce catarrhe symptomatique, étant beaucoup plus longue que celle du catarrhe simple ordinaire, doit toujours éveiller des soupçons.

Mais si, comme il n'est pas rare, les phénomènes bronchiques manquent au commencement, la toux reste pendant de longs mois sèche et nerveuse ; l'expectoration est à peu près nulle et sans indication spéciale. Plus tard, les tubercules ayant subi la phase de ramollissement, les crachats deviendront verdâtres, consistants, opaques, striés de lignes jaunes et l'on apercevra au microscope les bacilles que, jusque-là, on n'avait pas encore découverts. Outre les microbes spécifiques, on y trouvera également des globules de pus, des cellules épithéliales, du parenchyme pulmonaire détruit par les progrès de l'ulcération et qui indique par conséquent la formation de cavernes.

Ces crachats prennent une forme arrondie, *nummulaire*, ou déchiquetée à leur pourtour; ils flottent à la surface d'un liquide clair, aéré, venant des bronches, et se rassemblent par le repos dans les couches moyennes et profondes. Après avoir été assez longtemps d'une coloration verdâtre, ils prennent une teinte grisâtre, analogue à la matière contenue dans les cavernes; puis, quelques jours avant la mort, ils perdent de leur consistance et forment une sorte de purée souvent striée de sang.

Leur quantité varie avec l'extension des lésions bronchiques et, plus tard, avec l'étendue des cavernes et l'abondance de leur sécrétion purulente.

D'ailleurs l'importance particulière de l'expectoration vient surtout de ce qu'elle renferme le microbe spécial de la maladie elle-même, l'élément irréfutable du diagnostic. Les autres symptômes, quels que soient leur nombre et leur valeur, ne peuvent être que probants, tandis qu'un seul crachat bacillifère suffit pour affirmer l'existence de la tuberculose.

Malheureusement, il est presque impossible de trouver des bacilles au début de la phtisie, alors précisément qu'il serait si utile de savoir, d'une façon précise, à quoi s'en tenir, afin d'instituer un traitement qui a d'autant plus de chances de réussir qu'il est commencé plus tôt. En général, on ne les rencontre dans les crachats que lorsque les tubercules subissent la phase de ramollissement, c'est-à-dire, lorsque la maladie est déjà en pleine évolution. On devra donc se contenter, tout d'abord, de l'ensemble des autres signes pour établir un diagnostic précoce et en particulier de l'auscultation et de le radioscopie..

L'*hémoptysie*, l'un des principaux symptômes de cette affection, n'a rien de constant dans sa durée ni dans l'époque de son apparition. Tandis que chez beaucoup de phtisiques, la maladie s'installe sournoisement, sans éclat, et suit la marche lentement progressive dont nous avons parlé ; chez certains, le premier accident est une hémoptysie qui, brutalement, le surprend en pleine santé. Après une marche un peu longue, une légère fatigue, quelquefois en plein sommeil, ils éprouvent un picotement à la gorge, toussent et soudain crachent une quantité de sang assez considérable. Plus communément, néanmoins, ce phénomène qui jette la terreur dans l'esprit des malades, et qui est considéré par eux comme le plus redoutable des accidents, n'apparaît que lorsque déjà la toux est fréquente et que la plupart des autres symptômes se sont déclarés.

Ces crachements de sang sont très rares chez les enfants; ils ne se montrent guère avant la treizième ou quatorzième année. On a observé, en outre, que les jeunes filles y étaient plus sujettes que les hommes.

La cause de l'hémoptysie est évidemment une rupture vasculaire. La lésion initiale provient de la prolifération des nodules tuberculeux qui désorganisent les tissus des vaisseaux voisins, modifient ainsi leur résistance et finissent par produire des perforations, par donner issue au liquide sanguin, sous l'influence de la plus légère poussée congestive qu'un simple refroidissement, que le moindre effort peut provoquer.

Il est exceptionnel, fort heureusement, même lorsque les anévrysmes des cavernes viennent à se rompre, que l'hémorrhagie soit mortelle; habituellement, elle disparaît peu à peu et, au bout de quelques jours, les crachats ont repris la coloration qu'ils avaient auparavant. Mais les récidives sont assez fréquentes; de nouvelles hémoptysies se succèdent à intervalles quelquefois rapprochés et contribuent pour une part notable à la débilitation profonde du malade.

II

SYMPTÔMES LOCAUX PHYSIQUES

L'*auscultation* révèle des modifications respiratoires très importantes.

On sait qu'à l'état normal, le murmure vésiculaire est doux, moelleux, continu, et se prolonge dans l'inspiration. Ici c'est tout différent; le bruit expiratoire s'accentue davantage et finit par dépasser en durée celui de l'inspiration. Le murmure vésiculaire donne à l'oreille la sensation de sécheresse; il se fait dur et râpeux; l'inspiration, au lieu d'être uniforme, est inégale et saccadée, de tonalité plus grave que l'expiration.

Ces phénomènes, qu'il est essentiel de déterminer avec précision pour établir un diagnostic dès le début, sont presque toujours limités d'abord à un espace peu considérable, et se rencontrent généralement au sommet d'un poumon; puis, à mesure que les lésions progressent, ils se transforment et s'étendent. Bientôt on n'entendra plus ces altérations initiales de la respiration qu'en descendant vers la base et comme signe de nouvelles poussées tuberculeuses, ou dans l'autre poumon, s'il se trouve à son tour envahi par les bacilles; tandis que, au sommet primitivement atteint, dans lequel, par conséquent, les désordres anatomiques sont plus anciens, la respiration rude fait place à un véritable *souffle*, entrecoupé de *craquements* d'abord secs, puis humides, sorte de râles qui s'entendent surtout à l'inspiration et sont l'indice du ramollissement des tuberbercules.

A une période plus avancée, de gros râles humides, désignés sous le nom de *gargouillements*, vont leur succéder et révéler la fonte des masses caséeuses, la formation des cavernes. Dans les fortes inspirations, dans les secousses de toux, on a sous l'oreille la sensation que donne l'agitation d'un liquide mêlé à des bulles d'air. Il faut donc, pour que ce bruit se produise, que la caverne ne soit pas exactement remplie et qu'elle communique avec les bronches.

On comprend que, dans les points où ce gargouillement existe, on ne doive pas percevoir le murmure vésiculaire qui se trouve alors remplacé, aux deux temps de la respiration, par un souffle *caverneux*, pareil à celui que l'on fait naître en soufflant dans les deux mains disposées en cavité.

Ce souffle peut aussi alterner avec le gargouillement. En effet, la respiration caverneuse provenant du retentissement de l'air dans une cavité anormale est dans l'impossibilité de se produire, quand la caverne est entièrement ou presque remplie de liquide; elle atteint, au contraire, son maximum d'intensité si l'excavation est à peu près vide, se trouve rapprochée de la surface et entourée d'un tissu induré, et si elle s'ouvre largement dans les bronches. Parfois ces cavernes ont une vaste étendue ; la respiration dans ce cas devient encore plus retentissante et prend une sonorité *amphorique*, caractère particulier que ce mot traduit suffisamment.

La voix se trouve elle aussi également modifiée. Lorsqu'on ausculte au niveau du point lésé, et que l'on fait parler le malade, elle résonne plus que dans la partie saine du poumon ; de confuse qu'elle était, elle devient articulée et l'on croirait entendre quelqu'un qui vous parle dans l'oreille : c'est la *bronchophonie*, la *pectoriloquie* de Laënnec.

Ce symptôme n'est pas toujours très manifeste et manque assez souvent, à cause des altérations mêmes de la voix ; celle-ci, sous l'influence de l'irritation du larynx qui fréquemment existe dès le commencement, augmente d'abord d'acuité ; mais bientôt elle perd cet éclat métallique, devient rauque, reste ensuite sourde et voilée, et n'offre plus, par conséquent, à l'auscultation, les caractères dont nous venons de parler.

Avec la *spirométrie*, on se rend compte des modifications de la force et de la capacité respiratoires.

Percussion. — *Palpation*. — Les lésions pulmonaires ne se décèlent pas seulement par les changements qu'elles font subir à la résonance de la respiration et de la voix; elles se manifestent aussi par la percussion, en modifiant la sonorité de la cage thoracique. Ces différences de timbre correspondent au siège des productions tuberculeuses dont elles indiquent le développement et l'extension.

Dans la région sous-claviculaire et, en arrière, dans la fosse sus-épineuse, on entend un son obscur, une submatité qui va en augmentant, à moins qu'il n'y ait de l'emphysème avec la tuberculose, ce qui donnerait un son tympanique. Le doigt qui percute a la sensation d'un manque d'élasticité de la paroi.

Plus tard, au niveau des cavernes, la matité est absolue, cependant, et, par exception, elle se trouve parfois remplacée par une sonorité exagérée. Pour que ce symptôme se réalise, il est de toute nécessité que les parois de l'excavation soient fort minces et que celles du thorax soient très amaigries. Alors on peut même entendre un autre bruit : si l'on exerce une percussion un peu forte, l'air contenu dans la caverne s'échappe brusquement et produit, en sortant, un frémissement analogue à celui que donnerait un vase fêlé, avec une résonance de vide ou de creux très manifeste. Laënnec a désigné ce phénomène sous le nom, encore en usage, de *bruit de pot fêlé*.

La main appuyée à plat sur la poitrine est aussi un bon moyen d'investigation. Elle nous rend compte de l'induration des tissus par l'augmentation qu'elle saisit, des vibrations vocales ; chez certains malades, elle sent parfaitement le gargouillement des cavernes.

III

SYMPTÔMES GÉNÉRAUX ET DIVERS

La fièvre. — Dès le commencement de la maladie, on peut voir survenir, sans cause appréciable, des accès fébriles qui débutent le soir et sont suivis de sueurs profuses ; pourtant, dans la majorité des cas, la fièvre ne se déclare qu'à une période plus avancée et lorsque les tubercules sont dans la phase de ramollissement.

On l'attribue soit à la multiplication rapide des bacilles ; soit à la résorption qui se fait, par les parois des cavernes, des produits sécrétés par les microbes associés ; soit enfin aux déchets des cellules qui ont subi des altérations notables et deviendraient de vrais poisons. Il est probable que ces diverses causes agissent concurremment, avec prédominance de l'une d'elles, suivant le mode de développement de la maladie.

La fièvre affecte les formes les plus variables et change quelquefois chez le même sujet. Tantôt elle est continue, avec deux redoublements par vingt-quatre heures, l'un dans la matinée, l'autre à la fin de la journée; tantôt elle est nulle dans le jour et ne paraît que pendant la nuit ; ou bien encore elle augmente rapidement, procède par poussées soudaines qui sont le résultat d'infections nouvelles et des brusques progrès de la maladie : la température est alors susceptible d'atteindre 40 degrés et plus, tandis qu'habituellement elle oscille autour de 39.

La continuité du mouvement fébrile et son intensité indiquent la gravité de l'affection et sont d'un mauvais pronostic.

Les sueurs se montrent au début de la phtisie. Limitées d'abord à la poitrine, à la tête, à la paume des mains, elles deviennent ensuite générales et très abondantes. Elles apparaissent la nuit, pendant le sommeil, pour s'arrêter d'ordinaire, le matin, aussitôt qu'on est éveillé.

C'est souvent une gêne considérable, pour les malades, qui sont dans leur lit comme dans un bain trop chaud et n'osent se découvrir de peur de prendre un refroidissement. Ces transpirations exagérées sont considérées, dans le public, comme un symptôme des plus dangereux, comme la cause la plus active de débilité; elles produisent un effet moral désastreux sur ceux qui en sont affligés.

Le sang éprouve des modifications remarquables au point de vue de sa composition. Les globules rouges diminuent dans une proportion notable; avant même que l'auscultation ait découvert les premiers signes pathologiques de la tuberculose, leur nombre est déjà inférieur à la moyenne normale. Cette diminution suit d'ailleurs les progrès de la maladie et augmente avec la désorganisation produite par les bacilles.

On trouve en même temps une augmentation d'eau, de phosphate de chaux, et une surcharge de substances fibrinogènes qui, avec le ralentissement ordinaire du cours sanguin, paraissent faciliter ces coagulations veineuses, ces œdèmes que l'on rencontre chez les phtisiques, particulièrement aux membres inférieurs.

L'urine présente les caractères ordinaires de l'urine fébrile, avec une proportion de phosphates terreux singulièrement augmentée et correspondant à la déminéralisation de l'organisme et en particulier du tissu pulmonaire.

La phosphaturie est un bon élément de diagnostic entre la phtisie et la chlorose : elle manque constamment dans cette dernière affection.

L'urine contient aussi fréquemment de l'albumine; ce caractère peut n'être que passager; quand il persiste, il est l'indice d'une néphrite et, habituellement, de l'extension jusqu'aux reins du processus tuberculeux : c'est un symptôme d'une évidente gravité.

Les troubles de l'appareil digestif font rarement défaut. L'appétit est irrégulier, souvent nul; quelquefois même il existe un insurmontable dégoût pour tous les aliments.

Les digestions sont lentes, difficiles, douloureuses, accompagnées par intervalles de vomissements plus ou moins abondants, vomissements qui peuvent provenir soit d'un effort de toux, soit de lésions organiques du péritoine et des méninges, soit simplement de l'hyperesthésie pharyngée qui est provoquée par le passage du crachat.

Cette cause d'amaigrissement est en outre fréquemment accompagnée d'une autre non moins redoutable, qui est la diarrhée : phénomène des plus tenaces, qui active et précipite la cachexie finale, quand, par suite de la propagation de l'infection bacillaire aux intestins, il s'aggrave encore d'hémorrhagies.

IV

COMPLICATIONS

Aux symptômes ordinaires que nous venons de décrire, il faut de plus ajouter ceux qui dépendent d'affections intercurrentes.

La plupart de ces complications morbides ne sont, en réalité, que l'extension de la maladie à d'autres organes : telles sont les ulcérations du larynx, de l'appareil gastro-intestinal ; la tuberculisation des ganglions bronchiques et mésentériques, chez les enfants spécialement, avec prédominance de la toux quinteuse et des troubles de la digestion ; la carie du rocher avec perforation du tympan et parfois des désordres plus considérables dans l'oreille moyenne et interne, se traduisant par un écoulement chronique, par de la surdité et même des phénomènes cérébraux ; les fistules thoraciques ; les fistules anales ; les péritonites tuberculeuses avec douleur, diarrhée, vomissements ; les pleurésies spécifiques caractérisées par les signes habituels, suivant que la pleurésie est sèche, séreuse, purulente ou hémorrhagique ; les dyspepsies, les entérites et tout leur cortège de symptômes variés dont nous avons indiqué les principaux.

Les affections cardiaques sont également très fréquentes. Jusqu'en ces derniers temps on admettait une espèce d'antagonisme entre elles et la tuberculose ; or, c'est le contraire qui a lieu. Des recherches récentes (Tripier, Potain) ont démontré que ces lésions étaient dues à la bacillose. L'infection se produit par le sang chargé de microbes pathogènes, et il en résulte des endocardites, des myocardites, des péricardites et des altérations de l'artère pulmonaire, s'accusant par des palpitations, de la dyspnée, de l'œdème et pouvant, dans certains cas, amener subitement la mort.

Le système nerveux lui aussi est souvent atteint; la méningite tuberculeuse n'est pas rare; néanmoins, chez le plus grand nombre des malades, tout se borne à des névrites qui se manifestent par des douleurs, par des troubles dans la motilité, par des altérations trophiques.

Le foie et la rate, devenus tuberculeux dans le cours d'une phtisie pulmonaire, n'accomplissent plus les fonctions importantes qui leur sont propres; il s'en suit de graves désordres dans les échanges nutritifs.

Toutes ces multiples complications se rattachent, par une origine morbide commune, à la tuberculose; mais il en est d'autres qui peuvent survenir dans cette maladie et qui ne sont pas les moins à redouter. La bronchite est la plus fréquente de toutes; un simple refroidissement peut la provoquer. Elle se montre avec ses symptômes habituels, trop connus pour que nous ayons à les décrire, et aggrave la maladie en donnant, à chaque retour, comme une poussée nouvelle qui active l'évolution tuberculeuse.

La congestion pulmonaire a pour cause l'oblitération des capillaires et la présence des tubercules qui produisent une irritation semblable à celle que déterminent les corps étrangers. Elle éclate brusquement, s'accompagne de dyspnée intense et parfois d'abondantes hémoptysies.

La pneumonie et la broncho-pneumonie, toujours graves, se révèlent par un point de côté, des frissons, de la fièvre, etc.

Le pneumothorax s'observe plus communément dans les premières phases de la maladie. Les deux feuillets de la plèvre n'étant pas encore réunis par de solides adhérences, la fonte de quelques tubercules provoque une rupture et l'air envahit la séreuse. Une douleur soudaine très violente, angoissante, se fait sentir, déterminée par le retrait brusque d'une grande partie du poumon. Les autres caractères sont facilement établis par la percussion et par l'auscultation.

V

SYMPTÔMES DES DIVERSES PÉRIODES

Nous avons étudié les divers symptômes de la tuberculose en suivant chacun d'eux dans les transformations qui lui sont particulières ; habituellement, on les décrit tous ensemble et on divise cette description en trois périodes, correspondant aux principales phases des lésions anatomiques : crudité des tubercules, ramollissement, cavernes. Cette classification, commode pour la mémoire, est loin d'être, dans la pratique, aussi précise qu'elle le paraît. En effet, certains signes, et non des moindres, s'observent avec des caractères identiques, dans les trois périodes, ou ne ne se montrent qu'à l'une d'elles, tantôt au commencement, tantôt à la fin de la maladie; d'autre part, des lésions d'âge très différent pouvant exister simultanément, il s'en suit que les symptômes auront des modalités très diverses. Mais l'objection la plus sérieuse que l'on fasse à la division classique, c'est qu'elle laisse de côté la longue période de début où s'installent les bacilles, celle précisément qu'il importe le plus de connaître, à cause du succès qu'on est, à ce moment-là, en droit d'espérer du traitement.

On commence toutefois, grâce aux travaux et à l'enseignement du professeur Grancher, à remédier à cette lacune regrettable, et l'on divise maintenant la description symptomatologique de la tuberculose en quatre périodes au lieu de trois : première période, pénétration et envahissement des tissus par les bacilles; deuxième, apparition des granulations; troisième, ramollissement des tubercules; quatrième, formation des cavernes.

Nous nous arrêterons plus spécialement sur la phase de début, en raison de son importance au point de vue de la guérison, et, afin d'éviter de nombreuses redites, nous nous bornerons, pour les autres, à une simple énumération.

1° *Période de germination.* — Bien avant qu'aucune lésion spécifique puisse être nettement constatée, la plupart des tuberculeux, du moins ceux qui sont encore jeunes, portent pour ainsi dire le physique de leur maladie : membres grêles, effilés ; poitrine étroite, resserrée par le haut, avec saillie des omoplates; épaules projetées en avant ; cou allongé, tendu ; dos un peu voûté; rougeur des pommettes ; yeux brillants et animés; cheveux abondants; peau fine et blanche; déformation en massue de l'extrémité des doigts; cœur petit relativement au développement des poumons; parfois des lésions chroniques locales, des engorgements ganglionnaires, des scrofulides ; taille ordinairement mince et élancée; accroissement trop rapide; complexion faible et délicate, d'où une espèce de nonchalance, d'attitude maladive, d'apathie, qui contraste avec la vivacité ordinaire de leur intelligence, avec leur sensibilité et leur caractère mobile facilement irritable.

Cette débilité générale est le terrain favorable dont nous avons parlé, le milieu propice et nécessaire pour le développement du bacille. Sans doute il est possible qu'un homme d'aspect robuste soit atteint de tuberculose ; mais cette apparence de santé n'est due généralement qu'à une production anormale de tissu graisseux, par conséquent à une déviation nutritive; et ce que l'on prend trop communément pour un signe de force n'est précisément, au fond, qu'un indice d'affaiblissement qui rentre dans la loi commune, au lieu d'en être une exception.

Bientôt les premiers symptômes font leur apparition. L'appétit diminue; on souffre de l'estomac; les digestions sont longues, pénibles; il survient des vomissements, de la diarrhée; l'anémie s'accroît et s'accuse par la décoloration des muqueuses. Le moindre effort provoque des palpitations et de l'essoufflement. En même temps l'on observe quelques accès de fièvre, suivis de sueurs profuses, une tendance marquée aux coryzas, aux saignements de nez, aux enrouements, aux bronchites. La toux est petite, sèche, peu intense : on l'attribue presque toujours à un ancien rhume qu'on a négligé.

Chez les jeunes filles, la menstruation s'établit difficilement et, lorsqu'elle s'est montrée, elle devient irrégulière et peut même disparaître, ce qui donne lieu à des poussées congestives du côté des voies respiratoires et détermine quelquefois de légères hémoptysies.

L'analyse des urines révèle une augmentation notable de phosphate; celle du sang indique une diminution des globules rouges.

A l'auscultation, l'on constate des modifications respiratoires; l'inspiration est rude et de tonalité plus grave que l'expiration, au sommet du poumon; il y a en outre de la submatité à la percussion.

Pendant longtemps ces divers symptômes peuvent exister sans même que celui qui en est atteint s'en inquiète et se croie malade.

Il faut, dans ce cas, que son entourage y songe pour lui et que, sous prétexte de ne pas l'effrayer par la visite d'un médecin, on ne le laisse pas dans cette sécurité trompeuse, dans cette déplorable insouciance, alors précisément qu'il a le plus de chances de guérir vite et complètement, en se soumettant à un traitement hygiénique approprié.

Mais si l'on hésite, si l'on reste dans l'inaction, le mal empirera peu à peu; les phénomènes du début s'aggraveront et constitueront les manifestations ordinaires de la phtisie confirmée.

2° *Période d'apparition des tubercules. — Période de crudité.* — La toux s'accentue, devient quinteuse, la voix change, la respiration est saccadée ; il y a de la dyspnée. A cette période, les hémoptysies sont fréquentes.

L'auscultation révèle les signes que nous avons étudiés précédemment : inspiration rude et basse, expiration prolongée et soufflante. Il existe de la bronchophonie, ainsi qu'une augmentation des vibrations vocales.

La percussion dénote de la submatité dans la région sous-claviculaire, avec tonalité plus élevée.

Douleurs thoraciques, dyspepsie, léger mouvement de fièvre vers le soir.

3° *Période de ramollissement.* — Les signes physiques perçus par l'auscultation et la percussion sont plus manifestes, plus étendus. La respiration augmente de rudesse et donne la sensation d'un véritable souffle; elle s'accompagne de craquements secs, puis humides, auxquels succèdent des gargouillements. La matité descend jusqu'à la partie moyenne du poumon.

Expectoration muco-purulente; crachats verdâtres, épais, renfermant le bacille spécifique.

La fièvre oscille autour de 39°, avec exacerbation le soir; sueurs nocturnes abondantes; pouls fréquent.

Névralgies diverses, troubles digestifs, diarrhée persistante, amaigrissement général.

4° *Période des cavernes.* La respiration est caverneuse, s'accompagnant, lorsque l'excavation renferme des mucosités, de gros râles muqueux, de gargouillements. La pectoriloquie remplace la bronchophonie. Matité plus marquée; accroissement des vibrations vocales; bruit de pot fêlé quand la caverne est très étendue et superficielle.

Crachats nummulaires, déchiquetés sur les bords, souvent striés de sang.

Toux quinteuse très pénible, sommeil difficile, vomissements, diarrhée, urines albumineuses, fièvre hectique avec des écarts brusques et une élévation thermique intense; affaiblissement considérable.

Dans les derniers jours, asphyxie lente, marasme, pouls de plus en plus faible; quelquefois délire violent, puis prostration et mort.

CHAPITRE V

Diagnostic précoce de la tuberculose.

Lorsque la maladie est en pleine évolution, le diagnostic n'offre aucune difficulté ; les divers symptômes sont nettement accusés et les crachats renferment le bacille pathognomonique. Il n'en est pas de même à la première période, où l'on est obligé de se contenter seulement des quelques signes probables que nous avons décrits. Aussi, étant donné l'intérêt exceptionnel qu'il y a à reconnaître la tuberculose le plus tôt possible, a-t-on cherché de nouveaux éléments pour diagnostiquer plus sûrement cette maladie, quand elle est encore à son début.

Nous savons que, dans cette période initiale, la respiration perd son caractère doux et moelleux ; l'inspiration devient profonde, rude et basse, et l'expiration se prolonge au delà de la durée de l'inspiration.

Le Dr Cardile et le professeur Gabbi ont noté, dans de nombreuses observations, un léger déplacement cardiaque.

Chez les individus bien constitués, le choc du cœur s'effectue un peu en dedans de la ligne mamelonnaire ; or, non seulement lorsqu'il s'agit de tuberculeux avérés, mais chez ceux même qui n'ont encore que l'aspect extérieur de la maladie, MM. Cardile et Gabbi ont trouvé constamment que le choc du cœur était beaucoup plus rapproché du sternum et sur une ligne verticale, située au milieu de l'espace qui sépare l'axe du sternum de la ligne mamelonnaire.

Ces auteurs estiment qu'un tel déplacement ne peut être dû qu'à la forme allongée et rétrécie affectée par le thorax des prédisposés à la tuberculose. Le cœur et les autres viscères sont alors forcément plus rapprochés de la ligne médiane.

D'après des recherches faites dans le service de M. Potain, le Dr Papillon a remarqué les signes suivants chez les chlorotiques, candidates à la tuberculose. Le rapport entre le poids du corps, exprimé en hectogrammes, et la taille, exprimée en centimètres, est inférieur à 3, chiffre normal ; la capacité respiratoire est au-dessous de 3 litres, pour un sujet de taille moyenne, et de 2 litres et 1/2, pour une personne de petite taille ; le périmètre thoracique est inférieur à la demi-taille.

De plus, il existe une faiblesse marquée de la pression artérielle qui, au lieu d'être de 15 à 18 centimètres de mercure comme chez les individus sains, se tient au-dessous de 13 centimètres et peut même descendre à 10. M. Papillon attribue ce phénomène aux toxines tuberculeuses qui produisent, ainsi que l'ont démontré les expériences faites avec la tuberculine, une atonie générale du système cardio-vasculaire.

En Allemagne, on utilise assez fréquemment la *tuberculine*, dont l'emploi est aujourd'hui universellement adopté en médecine vétérinaire. Appliqué à l'espèce humaine, ce réactif est difficile à manier; il n'a pas une action constante et chaque sujet semble doué, pour ainsi dire, d'une sensibilité propre à son égard. Il en résulte une variabilité d'effet et de dosage susceptible de provoquer de graves accidents.

La nouvelle tuberculine T. R. offrirait moins de dangers.

Le Dr Sirot a expérimenté le *sérum artificiel*, en injections sous-cutanées de 20 centimètres cubes par adulte. Les individus en puissance de tuberculose ont, dans les neuf heures qui suivent l'injection, une réaction fébrile que n'éprouvent pas ceux qui sont indemnes.

La température doit être prise avant l'injection et trois, six, neuf heures après. Si elle reste inférieure à 38° elle ne sera pas considérée comme réactive.

Ces injections auraient, sur celles de tuberline, l'avantage d'être absolument inoffensives. La température revient, vingt-quatre heures après, ce qu'elle était auparavant.

Les résultats obtenus par le Dr Sirot ont été contrôlés par le Dr Terre, sur plusieurs séries de cobayes, et reconnus constamment exacts.

Ces faits sont controuvés par les expériences de MM. Ardin et Carrieu, Fraikin et Buard.

M. le professeur Hutinel, qui a vu plusieurs fois des accidents se produire chez des enfants tuberculeux, à la suite d'injections d'eau salée, ne partage pas l'optimisme manifesté par M. Sirot, puis par M. Blache, sur l'inocuité de cette pratique ; pas plus qu'il ne croit à la spécificité des réactions qu'elle provoque.

On s'est servi également de l'*iodure de potassium* pris pendant quelques jours, à la dose de 40 à 50 centigrammes. Sous l'influence de ce médicament, il se produirait une légère poussée congestive vers le point malade, et les phénomènes d'auscultation seraient plus apparents.

L'utilisation des *rayons de Röntgen* en vue de découvrir les lésions pulmonaires, nous offre dès maintenant un des moyens les plus efficaces et les plus sûrs pour arriver au diagnostic précoce de la tuberculose.

Les premières modifications morbides consistant en une congestion, en une infiltration plus ou moins intense de certaine région du poumon, ces manifestations se traduiront sur l'écran fluorescent ou la plaque radiographique, par des opacités correspondant à l'étendue des parties atteintes et indiquant, par leur intensité plus ou moins grande, le degré d'imperméabilité des tissus.

La radioscopie nous montre encore la valeur fonctionnelle de cet organe, l'état des ganglions, des plèvres ; elle nous décèle des adénopathies bronchiques, des adhérences, des épanchements légers, d'anciens foyers qu'on ne soupçonnait pas, des lésions centrales que les signes physiques sont impuissants à révéler. Dans les cas douteux, on comprend les services qu'elle est appelée à rendre, alors, par exemple, que la phtisie se cache sous l'apparence d'une anémie, d'une chlorose ou de toute autre affection, et que les indications tirées du changement de sonorité de la cage thoracique et de la respiration, sont trop obscures pour déterminer le diagnostic ; de même, lorsque certains phénomènes, quoique peu accusés, feront songer à la tuberculose, elle confirmera ces prévisions ou les rectifiera en dévoilant la véritable cause des symptômes observés.

Cette méthode vient ainsi compléter les résultats fournis par l'auscultation et la percussion, et, de plus, nous transmet des renseignements nouveaux de la plus haute importance, que les autres moyens d'exploration sont impuissants à nous donner.

Signalons enfin l'application de la *séro-réac-*

tion agglutinante pour déceler, à leur début, les manifestations de la tuberculose. On connaît le principe de ce procédé employé par Widal pour le diagnostic de la fièvre typhoïde. Il consiste dans la réaction provoquée par le sérum du sang d'individus infectés, sur une culture liquide de microbes semblables à ceux qui ont déterminé cette infection : un précipité se produit qui est formé par l'agglutination des microbes. Cette réaction agglutinante paraît être une réaction de défense de l'organisme contre l'infection, et serait d'autant plus marquée que les cellules opposeraient au virus une plus vive résistance : d'où les conclusions qu'on est également en droit d'en tirer au sujet du pronostic.

M. Arloing, après avoir obtenu des cultures liquides homogènes, dans lesquelles les bacilles de Koch sont isolés les uns des autres, est parvenu à agglutiner ces bacilles par le sérum sanguin des tuberculeux. (Académie des Sciences, mai 1898.)

Dans une note communiquée au Congrès de Paris, en juillet 1898, au nom de M. Arloing et en son nom, M. P. Courmont a donné des renseignements nouveaux sur cette méthode et ses résultats. Le mélange du sérum à la culture en bouillon glycériné se fait dans la proportion de 1 pour 5 à 1 pour 20, dans des tubes où s'observe facilement, à l'œil nu, la production du dépôt des agglutinants.

Cette séro-réaction, nulle ou très faible chez

des individus sains, est constante chez les phtisiques et paraît réussir d'autant mieux que les lésions sont moins avancées.

Elle peut donc fournir un élément d'information très rapide et, pour ainsi dire, spécifique dans le diagnostic précoce de la tuberculose.

CHAPITRE VI

Marche. — Durée. — Terminaison.

On ne connaît pas de maladie dont la marche soit sujette à autant de variations que celle de la phtisie chronique. Il est très rare que le processus évolue d'une façon continue et sans aucun arrêt : ces cas exceptionnels ne se rencontrent guère que chez les enfants et les adolescents. Presque toujours l'évolution des tubercules subit de nombreuses intermittences et même des rémissions fort longues que l'on prend facilement pour des guérisons. En général, ce sont des alternatives de repos, d'amélioration, de poussées nouvelles et d'accidents plus ou moins graves, produits par l'extension de la maladie à d'autres organes ou par des affections de voisinage, qui viennent fâcheusement compliquer une situation déjà bien précaire, et parfois mettre subitement en grand danger l'existence des tuberculeux.

Laënnec pensait qu'aucun phtisique ne succombait à une première atteinte de cette affection. Cette opinion est certainement vraie pour la plus grande majorité des malades. En effet, tous les cliniciens savent que la phtisie peut rester latente de longues années, puis subir une nouvelle aggravation ou aboutir à une guérison définitive.

Au début, elle ne se révèle que par des signes peu appréciables et qui n'ont rien de spécifique; mais que des phénomènes congestifs ou inflammatoires surviennent, alors la maladie sort de cette espèce de torpeur, ses symptômes s'accusent nettement, son évolution s'accélère.

Pourtant de nouvelles périodes de calme sont souvent possibles, et cela, nous le répétons, même quand les tubercules sont en pleine voie de ramollissement, même lorsque des cavernes sont déjà formées : d'où la conclusion logique et maintes fois prouvée par des faits, que la phtisie pulmonaire peut s'arrêter et guérir à toutes les phases de son développement.

Il est donc très difficile d'assigner des limites précises à sa durée.

Nous nous bornerons à dire, ce que tout le monde sait, que la phtisie est plus rapide chez les enfants et les jeunes gens que parmi les adultes; que chez les vieillards, elle est habituellement fort lente et passe quelquefois inaperçue.

D'ailleurs, les conditions d'hygiène dans lesquelles vivent ceux qui sont atteints, leur profession, leur situation de fortune, ont sur la durée de la maladie une influence incontestable et souvent prépondérante. Il est manifeste que les tuberculeux de la classe riche qui n'ont qu'à se soigner, qui reçoivent une nourriture abondante et saine, qui logent dans des appartements vastes et aérés et passent, s'il leur plaît, leur vie à la campagne ou dans un climat spécialement choisi pour eux, ont évidemment beaucoup plus de chances de voir leur affection guérir ou se prolonger, que ceux qui sont obligés de travailler jusqu'à ce qu'ils soient vaincus par le mal, qui souffrent toutes sortes de privations et tombent à la fin dans la plus affreuse détresse. Pour ces malheureux, il n'existe d'ordinaire pas de répit, pas de rémission qui leur laisse une lueur d'espoir; la phtisie progresse impitoyablement et ne s'arrête qu'à la mort de sa victime.

Lorsque la maladie doit se terminer par la guérison, les lésions cessent d'évoluer, et les symptômes s'amendent. Les tubercules se rapetissent, augmentent de densité, sont durs, fibreux et restent indéfiniment dans cet état. S'ils ont franchi la phase du ramollissement, la matière caséeuse qu'ils renferment s'enkyste, se résorbe en partie et devient crétacée. Dans le cas où des excavations se sont déjà produites, une transformation fibreuse se fait autour des cavernes dont les parois s'infiltrent de sels calcaires : la cavité diminue et donne à l'auscultation la sensation d'une dilatation bronchique.

Néanmoins, des bacilles se rencontrent longtemps encore dans les cavernes, dans les tubercules cicatrisés, et sont susceptibles, à l'occasion, de reprendre leur activité première et de donner naissance à des rechutes.

Mais la guérison peut parfaitement se maintenir et être définitive.

La fièvre alors disparaît, l'expectoration se tarit, la toux cesse, l'appétit renaît ; au lieu de l'amaigrissement progressif et de la faiblesse qui existaient avant, le malade voit ses forces revenir et, après une convalescence qui sera très surveillée, il vivra de la vie commune, à condition qu'il ne néglige aucune des précautions hygiéniques ordinaires auxquelles, moins que personne, il ne devra se soustraire.

Si, au contraire, la terminaison doit être fatale, les symptômes généraux s'accentuent davantage et, vers la fin, s'aggravent rapidement. La toux est incessante, la dyspnée continuelle ; le sommeil devient impossible ; la situation est des plus pénibles, des plus douloureuses.

L'alimentation se réduit à rien ; la fièvre augmente et aide encore à la dénutrition de l'organisme ; fréquemment une diarrhée incoercible se déclare ; des plaques de muguet apparaissent sur la langue et dans la bouche ; les pommettes sont saillantes ; les yeux, enfoncés dans leur orbite ; l'amaigrissement est extrême. Le malade paraît anéanti, sans force, et tombe dans un état cachectique effrayant ; souvent ses dernières heures se passent au milieu du délire et il meurt enfin d'épuisement et d'asphyxie.

CHAPITRE VII

Fréquence et mortalité de la tuberculose.

La tuberculose est la plus commune de toutes les maladies et celle qui cause le plus de décès ; elle fait à elle seule plus de victimes que toutes les autres affections contagieuses réunies.

Elle atteint tous les âges, toutes les classes sociales ; frappe les riches et les pauvres, les jeunes gens et les vieillards, variant seulement d'intensité, suivant les milieux où elle sévit.

On la rencontre partout, dans les pays du nord comme dans les régions tropicales, au bord de la mer, dans les plaines comme sur les montagnes.

Des médecins distingués ont soutenu, avec un talent et une énergie remarquables, que les régions élevées conféraient aux habitants l'immunité contre la tuberculose. Les observations sur lesquelles ils avaient fondé leur théorie, ont été reconnues pour la plupart erronées; et si les populations des hauts plateaux de l'Asie et de l'Afrique paraissent être peu accessibles à la contagion, elles le doivent simplement à leur faible densité et à ce qu'elles vivent, au point de vue de la nourriture, de l'air, des habitudes, dans des conditions hygiéniques bien supérieures à celles des grandes agglomérations entassées dans les cités modernes.

La statistique vient d'ailleurs prouver la parfaite exactitude de cette opinion en nous montrant, ainsi que nous le verrons bientôt, que le chiffre de la mortalité varie d'une façon constante avec celui de la population : les seules exceptions à cette règle sont dues, pour certaines villes, à des causes tout particulièrement favorables et provenant de mesures spéciales de salubrité.

Le nombre des individus atteints de tuberculose est très considérable et certainement plus élevé qu'on ne le croit vulgairement ; car, sans tenir compte de tous ceux qui sont alités, il y en a beaucoup que la maladie n'est pas assez intense pour arrêter, ou chez qui elle passe inaperçue.

Cette énorme fréquence est prouvée surtout par les observations faites dans les hôpitaux et à la Morgue.

On procède à l'autopsie de personnes qui ont succombé à des affections diverses et fréquemment l'on découvre, au sommet d'un poumon, dans les ganglions bronchiques, d'anciennes cavernes dont les parois sont revêtues de sels calcaires, d'anciens foyers en voie de cicatrisation.

D'après Boudet, cité par Grisolles qui fut un des maîtres de la clinique française, on rencontrerait des traces de cette maladie chez les neuf onzièmes de ceux qui meurent de vingt à soixante-quinze ans ; Guillot déclare qu'à Bicêtre, les quatre cinquièmes au moins des vieillards dont ont examiné les organes après la mort, offrent des preuves évidentes d'une tuberculose arrêtée jadis dans son évolution.

Dans la même citation, nous voyons encore que, sur 160 femmes autopsiées à la Salpêtrière par Beau, 157 avaient des cicatrices caractéristiques au sommet de l'un et l'autre poumons.

Dans des autopsies pratiquées sur des soldats morts à l'hôpital, le Dr Kelsch dit que, chez ces jeunes gens, l'on voit, deux fois sur cinq, des lésions tuberculeuses latentes.

Suivant le professeur Brouardel, on trouve des tubercules guéris chez les deux tiers des individus qui meurent accidentellement et sont apportés à la Morgue ; jamais de signes extérieurs de la tuberculose n'avaient été constatés.

Cette maladie est donc d'une fréquence extrême. Dans le cours d'une génération et sous des formes diverses, elle atteint le tiers de la population et en tue plus d'un sixième. (Straus, Grancher.)

Les chiffres fournis par les administrations

sont inexacts, et de beaucoup inférieurs à la réalité. M. Beaulavon, dans une communication récente, le prouve par cet exemple. Sur 414 convalescents que renfermait l'asile de Vincennes, le 30 juin dernier, 14 seulement avaient le diagnostic de tuberculose; 92 portaient, sur leur pancarte, la mention de bronchite, de pleurésie; 61 d'entre eux ayant été examinés, on en reconnut 51 comme tuberculeux, soit 83 pour 100! Voilà qui est concluant et nous montre quelle confiance très médiocre nous devons avoir à l'égard des documents officiels.

Toutes réserves faites sur les données des statistiques, voyons à présent pour la phtisie pulmonaire, à l'exclusion par conséquent des autrés manifestations de la tuberculose, quelle est la moyenne de la mortalité par mille habitants.

Elle est représentée dans les principaux pays par les chiffres suivants : en Angleterre, 2,8 dans les campagnes et 3,7 dans les villes; en Prusse, 2,66 pour les provinces du Nord et 6,30 pour les provinces rhénanes ; en Suisse, 1,86 pour la population agricole et 3,57 dans certaines villes ; en Italie, 2,45 dans le sud et 3,34 dans la Lombardie où la population est la plus nombreuse.

Chez les Hollandais, peuple d'agriculteurs, la tuberculose est moins fréquente, tandis qu'en Belgique, pays industriel par excellence, cette maladie exerce de grands ravages. Elle est également très répandue en Russie, aux États-Unis, aux Antilles, sur les côtes du Brésil et du Mexique, au Maroc, au Sénégal, en Océanie et dans l'Australie où elle menace de faire disparaître des peuplades entières d'indigènes.

La mortalité par tuberculose pulmonaire donne, en France, une moyenne annuelle de près de 4 pour 1,000; M. Brouardel estime à 150,000 le nombre de Français qui succombent chaque année à cette maladie.

D'après la statistique du Dr Lagneau, s'étendant sur 662 villes, la proportion s'abaisse à 1,81 pour les chefs-lieux d'arrondissement qui ont moins de 5,000 habitants, et s'élève ensuite avec la population jusqu'au chiffre de 4,90 pour 1,000. Mais, ainsi que le dit avec juste raison M. L.-Henri Petit, dans la *Revue de la Turberculose*, cette statistique est forcément incomplète, puisque dans la plupart des villes ayant moins de 10,000 habitants et même dans quelques-unes de celles qui dépassent ce chiffre, il n'y a pas de médecin de l'état civil, et que la déclaration de décès n'est faite que par une personne qui souvent a intérêt à en cacher la cause. La proportion indiquée par la Dr Lagneau est certainement au-dessous de la vérité.

La moyenne de 4,90 donnée pour Paris est à peu près la même que celle qui a été trouvée par M. Bertillon, pendant une période de 10 ans, de 1883 à 1893. Cette dernière statistique nous fournit des renseignements fort intéressants au sujet de la mortalité par arrondissement. Le 8e arrondissement (Elysée) donne 1,73 décès pour 1,000 habitants; le 9e (Opéra), 2,63; le 11e (Popincourt), 5,42; le 20e (Ménilmontant), 5,98; le 14e (Observatoire), 6,29.

La différence considérable qui existe entre la mortalité des quartiers pauvres et celle des quartiers riches, indique bien avec quelle intensité la tuberculose sévit sur les classes ouvrières et nécessiteuses des grandes villes.

Le Dr Thoinot a établi, par des recherches rigoureuses et plus récentes, que la phtisie cause à Paris 20 pour 100 des décès, c'est-à-dire le cinquième de la mortalité, soit de 12 à 14.000.

Cette moyenne est dépassée au Havre et à Rouen; elle est supérieure à celle que l'on constate pour Nancy, Lyon, Reims, Nantes, Roubaix, Lille, Bordeaux, Marseille, où elle n'est plus que de 2,18 pour 1,000 habitants.

Si nous considérons ce qui a lieu à l'étranger, nous voyons que, comparativement à Paris, la phtisie pulmonaire fait plus de victimes à Budapest, à Würzbourg, à Vienne, à Saint-Pétersbourg, à Moscou. Dans les villes nouvellement construites des Etats-Unis, les décès sont moins nombreux que dans nos vieilles cités d'Europe.

Examinons cette mortalité suivant l'âge, le sexe et les professions.

Naguère, on croyait que l'âge le plus favorable pour la tuberculose était de 18 à 25 ans ; d'après des observations très précises relevées en France et à l'étranger, cette opinion, qui se trouve encore profondément enracinée dans l'esprit du public, est absolument erronée.

En France, la mortalité, fréquente de 0 à 5 ans, a son minimum de 5 à 10 ; puis augmente de 15 à 20, présente son maximum de 30 à 45 et ne commence à décroître qu'à partir de 60 ans. (Bertillon.)

Pour l'Allemagne, le minimum est aussi entre 5 et 10 ans, ensuite la moyenne progresse jusqu'à 70 ans. Après cet âge, les décès par tuberculose sont rares. (Zwick.)

En Angleterre, le maximum serait entre 25 et 35 ans.

La mortalité d'après le sexe varie beaucoup suivant les conditions d'existence de l'homme et de la femme dans les divers pays. Le nombre des décès, en France, est plus grand chez les hommes que chez les femmes ; c'est le contraire en Angleterre, en Allemagne et aux Etats-Unis, où les femmes sont plus fréquemment atteintes de tuberculose que les hommes. Les raisons de cette différence ne paraissent pas encore très bien élucidées.

Quant aux professions, il est assez difficile d'établir une statistique d'où l'on puisse tirer des conclusions absolues au point de vue des dangers que présente chacune d'elles.

Il y a des métiers peu fatigants, assez

bien rémunérés, et qui donnent pourtant une proportionnalité de décès relativement élevée : c'est ce qui arrive pour les tailleurs, les cordonniers etc. ; parce que beaucoup des individus qui exercent l'une de ces professions, sont d'une constitution délicate qui a précisément déterminé leur choix, et viennent, sans nul doute, augmenter d'une manière très sensible la mortalité. C'est l'opposé pour les scieurs, les tailleurs de pierre, etc., qui ont souvent une force de résistance au-dessus de la moyenne. Dans ce cas, la profession donne une proportion trop faible eu égard aux dangers qu'elle présente.

On pourrait encore signaler d'autres causes d'erreur ; ainsi, ces statistiques sont établies d'après les décès constatés dans les villes ; mais combien d'ouvriers atteints de tuberculose s'en retournent à la campagne, mourir dans leur famille, ayant espéré trouver au milieu des leurs une existence plus facile, des soins plus affectueux !

Malgré ces imperfections de détail, dont il est possible du reste jusqu'à un certain point d'évaluer la part approximative, les tables de mortalité par profession n'en sont pas moins d'une utilité et d'un intérêt incontestables, et il serait fort à souhaiter qu'elles fussent partout officiellement établies.

Mais si cette mesure est réalisée dans quelques pays étrangers, en France, à vrai dire, elle n'existe pas, et, à l'exception des renseignements fournis par l'administration militaire, nous n'avons que des données vagues, des observations particulières très limitées.

On sait, par exemple, que dans les couvents, dans les prisons, le plus grand nombre des décès appartient à la tuberculose, et qu'il en est de même pour toutes les agglomérations de personnes habitant en commun des locaux étroits et mal aérés. Parmi les employés de bureau ou ceux des grands magasins, beaucoup succombent à la phtisie.

D'après le Dr Marvaud, chez les soldats, la mortalité par cette maladie est supérieure de 1 pour 1,000 individus à celle que présentent les jeunes gens du même âge dans la population civile.

Les infirmiers des hôpitaux sont particulièrement éprouvés. Les décès par tuberculose, qui forment à Paris le cinquième de la mortalité générale, s'élèvent pour eux à 36 pour 100 (Landouzy), c'est-à-dire un tiers.

En Suisse, ce sont les tailleurs de pierre et les marbriers qui donnent la proportion la plus forte : 10,47 pour 1,000 vivants, tandis que les agriculteurs n'atteignent qu'une moyenne de 2,10 et les employés de chemin de fer 1,84. A Genève, Despine a constaté que sur 1,000 décès, les ouvriers en avaient 233 par phtisie pulmonaire, et la classe aisée 68 seulement.

La mortalité la plus élevée, en Italie, paraît appartenir aux écoliers, aux étudiants et aux séminaristes. Après eux viennent les typographes, avec 34,76 pour 100 décès; les soldats, 20, et les cultivateurs, 5.

En Angleterre, les imprimeurs ont presque la moitié de leurs morts, 47 pour 100, due à la tuberculose; pour les tailleurs, les maçons, les carriers, les cordonniers, cette proportion varie entre 26 et 27,5; chez les mineurs de la Cornouaille, elle s'élève à 37,5 pour 100 décès, plus du tiers par conséquent.

On peut juger, par ces indications, combien la phtisie pulmonaire est répandue, de combien de désastres elle est partout responsable.

En tenant compte des autres affections tuberculeuses, on arrive, pour la France seulement, au chiffre effrayant de près de 200,000 victimes chaque année.

Aucune épidémie, aucune calamité publique n'a causé autant de ravages. Contre un danger aussi redoutable, la lutte commence enfin à s'organiser. En Suisse, en Allemagne, en Angleterre, aux État-Unis, de nombreux sanatoria sont créés; des mesures rigoureuses de prophylaxie sont prises maintenant par la plupart des nations pour empêcher la contagion de s'étendre. Notre pays, si longtemps sourd aux avertissements réitérés de nos maîtres les plus éminents, suit l'exemple donné, et bientôt, sans doute, nous verrons cette statistique déplorable se modifier, aussi profondément peut-être que l'a été, de nos jours, celle de la fièvre typhoïde, dont on se rappelle encore avec effroi l'énorme mortalité dans toutes les agglomérations urbaines.

DEUXIÈME PARTIE

PROPHYLAXIE DE LA TUBERCULOSE

CHAPITRE VIII

Prophylaxie publique.

Les précautions à prendre pour se préserver de la tuberculose dérivent naturellement de ce que nous savons sur la contagion du bacille et sur le milieu spécial qui lui est nécessaire pour vivre et proliférer. Elles devront par conséquent avoir pour but d'empêcher, par des mesures sanitaires générales, la propagation du microbe : ce qui constitue *la prophylaxie publique*, et, d'autre part, de relever, par un traitement préventif, l'organisme prédisposé à contracter la maladie : c'est *la prophylaxie individuelle*, dont nous nous occuperons ensuite dans un autre chapitre.

Les dangers de contamination résident, avons-nous dit, principalement dans la chair et dans le lait provenant des animaux malades et livrés chaque jour à la consommation, et dans les crachats bacillifères expectorés par les tuberculeux : de là le double point de vue auquel nous devons examiner la question de préservation publique.

I

PROPHYLAXIE CONTRE LA CONTAGION PROVENANT DES ANIMAUX

La tuberculose est très commune chez les bovidés : on estime qu'en France la moyenne des animaux atteints est d'environ 20 pour 100, avec des variations pouvant aller de 3 à 50 pour 100, suivant les départements. A l'étranger, la maladie est pour le moins aussi répandue et principalement en Belgique, où elle frappe près de la moitié des bêtes à cornes.

Pour montrer cette fréquence, nous citerons plusieurs exemples observés par M. Nocard et publiés par la *Revue de la Tuberculose*.

A la vacherie de Saint-Hilaire, où se trouvaient 56 bovidés, 25 étaient manifestement tuberculeux, en juin 1891. On les isole immédiatement. A la fin de l'année, 15 autres sujets furent reconnus malades à leur tour. Un an après, sur les 16 qui restaient, la tuberculine montra que 10 étaient encore atteints.

Donc, sur 56 bovidés, 50 étaient tuberculeux.

Dans une ferme où les conditions d'hygiène les plus parfaites étaient réalisées, on vit 9 vaches sur 10 devenir tuberculeuses.

Dans une fabrique de fromages installée en Champagne, étaient réunies 61 vaches magnifiques. L'une d'elles, vendue à un boucher de Reims, est saisie à l'abattoir pour tuberculose généralisée. On soumet les autres à l'expérience de la tuberculine : sur 61, 41 donnèrent les réactions symptomatiques.

Remarquons qu'il s'agit ici d'établissements propres et bien aérés, où les animaux reçoivent une bonne nourriture et se trouvent mieux armés contre la contagion, que ceux, et c'est la grande majorité, qui vivent dans des écuries infectes et sont trop souvent mal soignés et mal nourris : on peut juger quels ravages doit exercer parmi eux la tuberculose.

La propagation du contage a lieu ordinairement par la bave, par le jetage des animaux malades. Ces mucosités se mélangent aux aliments dans les râteliers, dans les auges communes, ou se dessèchent dans les étables et pénètrent à travers les voies respiratoires. La contagion se produit parfois directement par les particules humides chassées par la toux sur les bovidés voisins. Les poumons sont souvent les premiers atteints, de même que les ganglions lymphathiques et la glande mammaire. Néanmoins l'animal conserve en général les apparences d'une bonne santé; son lait parait de qualité excellente ; aussi est-on à ce sujet très facilement induit en erreur.

Nous ne rappellerons pas les expériences de H. Martin, ni les observations citées dans un chapitre précédent qui démontrent la fréquence de la contagion par le lait; nous ne répéterons pas davantage ce que nous avons dit déjà sur les viandes contaminées. Il est du reste permis de prévoir que cette situation sera profondément modifiée avant qu'il soit longtemps; car dans tous les pays on commence à prendre des mesures qui ne peuvent manquer de restreindre, d'une façon notable, l'extension de la maladie.

En France, un règlement du 28 juillet 1888 ajoute la tuberculose de l'espèce bovine à la nomenclature des affections contagieuses des animaux, auxquelles sont applicables les dispositions de la loi du 25 juillet 1881 et du décret du 22 juin 1882, et formule les prescriptions suivantes :

« Lorsque la tuberculose est constatée sur des animaux de l'espèce bovine, le préfet prend un arrêté pour mettre ces animaux sous la surveillance du vétérinaire sanitaire.

» Tout animal reconnu tuberculeux est isolé et séquestré. L'animal ne peut être déplacé, si ce n'est pour être abattu.

» Les viandes provenant d'animaux tuberculeux sont exclues de la consommation : 1° si les lésions sont généralisées, c'est-à-dire non confinées exclusivement dans les organes viscéraux et leurs ganglions lympathiques ; 2° si les lésions, bien que localisées, ont envahi la plus grande partie d'un viscère ou se traduisent par une éruption sur les parois de la poitrine ou de la cavité abdominale (1).

» Ces viandes, exclues de la consommation ainsi que les viscères tuberculeux, ne peuvent servir à l'alimentation des animaux et doivent être détruites.

» La vente et l'usage du lait provenant de vaches tuberculeuses sont interdits. Toutefois le lait pourra être utilisé sur place pour l'alimentation des animaux après avoir été bouilli ».

(1) La loi de finances du 13 avril 1898 a fixé les indemnités de la façon suivante :

Dans le cas de saisie de viande pour cause de tuberculose, des indemnités seront accordées aux propriétaires qui se seront conformés aux prescriptions des lois et règlements sur la police sanitaire.

Le montant de cette indemnité sera égal à la moitié de la valeur de la viande saisie en cas de tuberbulose généralisée, aux trois quarts de cette valeur dans le cas de tuberculose localisée.

L'indemnité sera égale à la totalité de la valeur de l'animal abattu par mesure administrative, s'il résulte de cet abatage que l'animal n'était pas tuberculeux.

M. Nocard et plusieurs de ses collègues pensent que ces mesures de préservation sont suffisantes. M. Leclainche, de l'Ecole de Toulouse, est d'avis que « cette loi donne satisfaction aux plus timorés. Il conviendrait même, selon lui, d'en adoucir les conséquences, en autorisant la consommation de toutes les viandes, après une stérilisation complète par la chaleur. »

Malheureusement, si la loi est bonne, son application laisse beaucoup à désirer. Jamais, ailleurs que dans quelques grands centres, il n'y a d'inspecteur pour empêcher la vente des viandes suspectes, et même, dans les villes où ce service est installé, les prescriptions édictées par le règlement sont facilement éludées.

« Lorsque, dit M. Galtier, les inspecteurs rencontrent à l'abattoir un animal atteint de tuberculose avancée, ils s'empressent d'éliminer la chair de la consommation, tandis que tous les jours ils sont exposés à recevoir parmi les viandes mortes qu'on introduit, des quartiers provenant d'animaux tuberculeux, parfois même en moins bon état que ceux qu'on interdit pour la consommation à l'abattoir. Il est très difficile, sinon impossible, de reconnaître une viande tuberculeuse, quand on ne voit que les quartiers et quand les ganglions ne sont pas malades. » Et pour donner une idée de l'importance de ces viandes « foraines » dans l'approvisionnement de certaines agglomérations, Straus rappelle qu'à Paris, aux halles centrales, on vend annuellement 40 millions de kilogrammes de ces viandes.

Dans la banlieue, dans les petites villes et partout dans la campagne, les bouchers fournissent la viande qu'ils veulent. Si un animal est tuberculeux, ils s'entendent avec le propriétaire, mais on se garde bien de prévenir l'administration.

Une nouvelle loi vient récemment d'être promulguée (21 juin 1898) sur la police sanitaire des animaux, qui étend comme suit l'obligation de déclarer l'existence des maladies contagieuses :

« Tout propriétaire, toute personne ayant, à quelque titre que ce soit, la charge des soins ou la garde d'un animal atteint ou soupçonné d'être atteint de l'une des maladies contagieuses susdésignées (dont la tuberculose), est tenu d'en faire immédiatement la déclaration au maire de la commune où se trouve l'animal.

» Sont également tenus de faire la déclaration tous vétérinaires appelés à visiter l'animal, vivant ou mort. »

Nous doutons fort que ces prescriptions nouvelles apportent un changement bien notable à ce qui existe. Dans les campagnes et ailleurs, des considérations nombreuses s'opposeront à leur exécution et la loi continuera à être violée comme par le passé. La législation restera forcément incomplète tant qu'elle n'aura pas prévu, pour toute la France, l'inspection obligatoire et rigoureuse des abattoirs publics et privés, des clos d'équarrissage et de tous les endroits où l'abattage a lieu.

Mais cette mesure, en admettant qu'elle soit suffisante pour les viandes suspectes, ne le serait pas encore pour empêcher la vente du lait contaminé. Il faut donc également qu'une surveillance sur les étables et les vacheries, afin que les animaux atteints soient isolés, que les locaux soient assainis et que le lait des vaches malades ne serve pas à l'alimentation.

Déjà, en 1893, le troisième Congrès pour l'étude de la tuberculose, signalait les lacunes de la loi et émettait les vœux suivants :

« Les viandes de boucherie ne doivent être livrées à la consommation qu'après avoir été reconnues saines par un inspecteur compétent.

» L'inspection des viandes doit être généralisée et se faire dans les villages comme dans les villes.

» Il y a lieu de reviser les dispositions de l'arrêté du 28 juillet 1888, pour les mettre en harmonie avec les progrès récemment accomplis.

» Le congrès insiste sur la nécessité de soumettre à une surveillance spéciale les vacheries consacrées à la production industrielle du lait destiné à être consommé en nature, pour s'assurer que les vaches ne sont pas atteintes de maladies contagieuses, la tuberculose entre autre, susceptibles de se communiquer à l'homme. »

A la suite de ce congrès, M. Bouchard, président, fit part à M. le Préfet de police des décisions qui avaient été adoptées, et spécialement des vœux concernant la surveillance des vacheries.

M. Lépine répondit par cette lettre, que nous donnons à titre de renseignement sur les moyens prophylactiques employés à Paris :

« Dès avant les congrès de 1888 et 1891, les vacheries du département de la Seine étaient déjà l'objet de la surveillance du service vétérinaire sanitaire :

» Il résulte du rapport de M. le chef de ce service que, dans le département de la Seine, les vaches tuberculeuses sont dans une proportion de 2 à 3 pour 100. En tenant compte des cas qui peuvent échapper à la surveillance, la proportion ne dépasse pas 5 pour 100, ce qui est relativement peu si l'on compare ces chiffres avec les statistiques de certaines régions, telles que la Champagne, la Brie, la Lorraine, où le nombre de ces vaches tuberculeuses est de 20 pour 100 ; la Beauce, où il s'élève à 25 pour 100 ; les Pyrénées, où il atteint jusqu'à 50 pour 100...

» J'ajoute que jusqu'à présent, la législation n'a donné qu'un pouvoir très limité aux vétérinaires, en matière de tuberculose ; ils ne peuvent intervenir également à l'égard des animaux atteints...

» Quoi qu'il en soit, le nombre des vétérinaires chargés de visiter les vacheries a été considérablement augmenté et la nouvelle organisation de ce service permet d'assurer maintenant les meilleures conditions hygiénique des étables et de veiller à l'état sanitaire des animaux. » (24 déc. 1895.)

M, Nocard ne semble pas avoir la même opinion sur le rôle efficace des inspecteurs sanitaires, et attribue à d'autres causes cette rareté des cas de tuberculose dans le département de la Seine.

» Aujourd'hui, dit-il, rien n'est plus difficile que de trouver une vache tuberculeuse dans les étables des nourrisseurs de Paris. La police sanitaire n'y est pour rien ; si le mal a disparu ou à peu près, cela tient uniquement à ce que les conditions économiques de la production du lait, dans les grandes villes, sont absolument différentes de ce qu'elles étaient autrefois. Aujourd'hui les nourrisseurs de Paris ne font plus saillir leurs vaches, ils les achètent aussitôt après la mise bas, en pleine lactation ; ils les entretiennent toujours en bon état de graisse ; aussi les livrent-ils au boucher dès qu'elles ne donnent plus assez de lait.

» Il en résulte que les vaches ne séjournent guère plus d'un an dans leurs étables. Pendant ce court délai, les bêtes qui avaient le germe de la tuberculose au moment de l'achat, n'ont guère le temps de contaminer les autres, ou, si elles réussissent à infecter leurs voisines immédiates, les lésions ainsi créées restent très limitées et n'ont pas le temps de subir le ramollissement qui les rendrait dangereuses à leur tour.

» Il y a peu d'années, au contraire, le nourrisseur gardait ses vaches aussi longtemps qu'il en pouvait espérer, avec une gestation nouvelle, une prolongation de sécrétion lactée; aussi chaque vache restait dans l'étable pendant quatre, cinq ou six ans; si l'une d'elles était tuberculeuse, elle avait tout le temps nécessaire pour contaminer ses voisines, pour infecter l'étable entière. Ces conditions, si favorables à la propagation de la maladie, sont encore celles de la plupart des étables dans les campagnes. »

En résumé, que la situation à Paris ait été modifiée par le service sanitaire ou simplement par l'intérêt bien compris des nourrisseurs, toujours est-il que le lait provenant des vacheries, offre beaucoup plus de garanties que celui qui est importé de la banlieue ou des régions plus éloignées. Dans le public on croit généralement le contraire; c'est pour combattre une erreur encore trop répandue, que nous avons cru devoir insister sur ces détails.

Mais, nous le répétons, si les prescriptions hygiéniques sont exécutées dans certaines villes, elles ne le sont pas dans beaucoup d'autres, et encore moins à la campagne, dans les villages. La loi donne bien aux administrations municipales le droit de faire surveiller par des inspecteurs sanitaires, les étables et les vacheries ; malheureusement, elle ne leur en impose pas le devoir; d'où il suit que la plupart restent indifférentes et ne prennent aucun souci d'empêcher la contagion ; les animaux malades continuent à vivre avec ceux qui sont bien portants, et à propager le bacille autour d'eux.

Et cependant, avec la tuberculine comme moyen de diagnostic précoce, on obtiendrait des résultats pour ainsi dire immédiats, au point de vue de la prophylaxie, en soumettant tous les bovidés aux injections d'épreuve.

Ce procédé est aujourd'hui d'un usage courant dans la pratique vétérinaire. On dilue 1 gramme de tuberculine dans 20 grammes d'eau phéniquée à 0,50 pour 100, et on en injecte de 7 à 10 grammes dans le cou de l'animal, après s'être assuré que, pendant les trois jours précédents, il n'avait pas de fièvre. L'injection se fait le soir du troisième jour et, le lendemain matin, on prend la température toutes les heures. Les animaux chez qui le thermomètre marque au moins un degré de plus, doivent être considérés comme suspects et traités en conséquence.

Dans le projet qu'il présenta au Parlement (juillet 1895), M. Gadaud, alors ministre de l'agriculture, proposait en ces termes l'emploi de la tuberculine :

» Les animaux de l'espèce bovine présentant des signes cliniques pouvant faire soupçonner l'existence de la tuberculose, sont soumis à l'épreuve de la tuberculine : ceux qui réagissent sont abattus.

» Tous les animaux de l'espèce bovine qui ont cohabité avec un animal tuberculeux, seront soumis à l'épreuve de la tuberculine ; ceux qui, ayant réagi, présenteront des signes cliniques au cours de la surveillance qui sera exercée sur eux pendant un an, seront abattus. »

Suit l'indication des indemnités dues aux propriétaires et des peines infligées aux contrevenants.

Les mesures proposées l'année dernière au congrès de Moscou par M. Nocard, diffèrent quelque peu de celles qui étaient mentionnées dans ce projet. Ainsi, après l'épreuve de la tuberculine, les animaux reconnus sains doivent être aussitôt séparés des malades et mis dans une étable soigneusement désinfectée, où aucun animal nouveau ne sera introduit sans avoir été éprouvé par la tuberculine.

D'autre part, il est nécessaire, parmi les bovidés que la tuberculine a fait reconnaître comme tuberculeux, de distinguer ceux qui n'ont aucun signe extérieur de la maladie, de ceux qui présentent un ou plusieurs de ces symptômes : toux fréquente, jetage, engorgement des mamelles, etc. Les premiers peuvent être engraissés pour la boucherie ou utilisés pour le travail des champs ; tenus en plein air, au pâturage, souvent ils guérissent. Les autres sont livrés au boucher dans le plus bref délai et leur viande soigneusement inspectée par un vétérinaire sanitaire, avant d'être offerte à la consommation. C'est, en somme, un moyen de restreindre les prescriptions édictées par le règlement de 1888.

Dans une récente discussion (mai-juin 1898), l'Académie de Médecine s'est également montrée favorable à une atténuation de cet arrêté, au sujet de la saisie des viandes provenant d'animaux tuberculeux.

Quant à l'emploi forcé de la tuberculine, le gouvernement a déclaré, l'année dernière, y être formellement opposé.

Le 4 août 1897, une circulaire ministérielle était adressée dans ce sens aux préfets : « Vous voudrez bien, disait M. Méline, ministre de l'agriculture, rappeler aux agents du service vétérinaire que l'épreuve de la tuberculine ne peut être appliquée, même dans une étable où la tuberculose a été constatée, qu'avec le consentement du propriétaire. »

Cependant, à ce même congrès de Moscou dont nous parlions, d'autres praticiens français et étrangers, estimant que l'épreuve par la tuberculine, réservée seulement aux animaux parmi lesquels on aurait constaté un cas de tuberculose, n'était pas suffisante, préconisèrent une mesure plus générale, la seule vraiment efficace pour réduire à son minimum la diffusion du contage. Ils émirent le vœu que cette épreuve fût imposée périodiquement à toutes les bêtes bovines de chaque commune. Les sujets qui n'auraient pas réagi recevraient une marque spéciale et un numéro d'ordre; pour les autres, on suivrait le règlement de 1888.

En terminant ses travaux, le Congrès de la Tuberculose tenu à Paris a, le 2 août 1898, insisté sur l'urgence de diverses mesures législatives dont les suivantes :

« Surveillance des vacheries consacrées à la production du lait destiné à l'alimentation publique et abatage immédiat de toute vache atteinte de mammite tuberculeuse.

» Stérilisation, ou, tout au moins, pasteurisation du lait destiné à la production en grand du beurre et du fromage.

« Généralisation du service d'inspection des viandes de boucherie. »

Espérons que ces différents moyens de préservation, réclamés dans les Congrès par les médecins et les vétérinaires de tous les pays, trouveront bientôt place dans notre législation. En attendant, n'oublions toujours pas de faire soigneusement bouillir notre lait et cuire notre viande : c'est encore, jusqu'ici, le procédé le plus sûr pour se débarrasser des bacilles qu'ils pourraient contenir.

II

PROPHYLAXIE RELATIVE A LA CONTAGION PROVENANT DES TUBERCULEUX.

La contagion d'origine animale, quelque importante qu'elle soit, n'est pas à comparer avec celle qui a pour cause l'expectoration des tuberculeux. Nous savons, en effet, qu'un phtisique rejette, par vingt-quatre heures, une multitude de bacilles ; ces crachats se dessèchent, se pulvérisent et constituent, par leur dissémination, un danger permanent, non seulement pour les voisins, pour les parents des malades ; mais aussi pour les autres habitants qui sont exposés, dans les rues, sur les places, aux concerts, dans les théâtres, les églises, etc., à respirer des poussières contaminées.

Le crachat bacillifère est donc le principal ennemi ; il faut par conséquent le détruire et empêcher qu'il ne se dessèche : tout est là. Chaque phtisique devrait expectorer dans un crachoir de poche contenant un liquide antiseptique. Cette seule précaution suffirait pour rendre inutiles toutes les autres mesures prophylactiques employées, toutes les lois ou règlements qu'on sera obligé de faire pour se défendre contre les tuberculeux ; et l'on verrait alors la maladie décroître rapidement. Mais ce procédé, trop simple sans doute, ne sera pas adopté de sitôt ; et la contagion continuera de sévir et de causer de nombreuses victimes. Elle est à présent tellement répandue qu'il n'est pas exagéré de dire qu'elle se rencontre partout.

Et qu'a-t-on fait jusqu'ici dans le public pour enrayer le mal ? Rien, ou à peu près ! A peine une timide innovation a-t-elle été essayée dans les omnibus et tramvays de Paris, tentative sans grand résultat, abandonnée du reste presque au début, puis récemment reprise. Et si dans les grandes compagnies de transport, si dans les grandes administrations, dans les bureaux, dans les pensionnats, les couvents, les casernes, dans ces foyers de contagion où il serait facile d'appliquer un règlement sanitaire, on demeure inerte, indifférent ; c'est encore bien pis dans les ateliers, dans les logements d'ouvriers, dans les garnis où s'entasse la population pauvre des villes !

Jadis, on ignorait le microbe, on connaissait moins les dangers de la maladie, seulement on s'en défendait mieux.

Sans remonter loin dans l'histoire, à Aristote, à Gallien, à Frascator, et en nous arrêtant simplement au siècle dernier, nous voyons que, dans tout le midi de l'Europe, principalement en Espagne et en Italie, des mesures très rigoureuses étaient prises pour empêcher la contagion tuberculeuse : séquestration des phtisiques dès que la maladie était reconnue ;

lavage avec du vinaigre, de l'eau-de-vie, ou du jus de citron, des objets de table et de toilette dont ils se servaient, même des livres. Les murs de leur chambre étaient nettoyés à l'eau de mer. Après leur décès, on détruisait toute la literie et on brûlait du soufre dans les appartements. Des peines variant de trois ans de château-fort à trois ans de galères assuraient l'exécution de ces ordonnances. Les médecins qui ne faisaient pas la déclaration de la maladie étaient condamnés à une amende de trois cents ducats et, en cas de récidive, à dix ans de bannissement ; même condamnation pour les ecclésiastiques qui n'aidaient pas à l'observation stricte de la loi.

C'était sans doute aller trop loin, surtout à l'égard des pauvres malades qui étaient presque regardés comme des pestiférés ; mais devant les ravages effroyables causés actuellement par la tuberculose, entre ces coutumes draconiennes et l'incurie coupable qui règne de nos jours, peut-être n'hésiterions-nous pas à préférer et à regretter le temps où l'on agissait.

Pourtant certaines municipalités, Paris et deux ou trois grandes villes, tentent très sérieusement de réaliser des réformes: on commence à modifier l'hospitalisation des tuberculeux, à empêcher la contagion des autres malades. Plus que jamais le monde médical se préoccupe des moyens pratiques d'arrêter l'extension de cette maladie. Récemment encore, à l'Académie de Médecine, une longue discussion avait lieu sur un savant rapport présenté à ce sujet par le professeur Grancher, et l'on peut prévoir que les efforts incessants des hommes dévoués qui, depuis si longtemps, luttent contre ce fléau, triompheront bientôt enfin des préventions du public et de l'inertie de nos administrations.

Examinons maintenant quels sont les principaux foyers de contagion, les différents milieux par conséquent où s'imposent des mesures de prophylaxie.

Prophylaxie à la maison, dans la famille. — Le médecin qui, cèdant aux objurgations des parents ou à des considérations diverses, ne préviendrait pas le malade de l'affection dont il est atteint, ne pourrait évidemment pas lui parler de prophylaxie. Le tuberculeux qui est dans l'ignorance que son mal est contagieux, ne s'astreindra pas, sans qu'on lui en ait expliqué la raison, à porter constamment sur lui un crachoir. On risque fort, ainsi, tout en aggravant son état, de voir la contamination gagner son entourage : le silence dans ce cas est une faute, j'allais presque dire un délit, dont le médecin ne doit pas se rendre coupable.

Le malade sera donc averti, avec, bien entendu, toutes les précautions nécessaires; il connaîtra sa situation et sera informé des dangers qu'il court et de ceux qu'il fait courir aux personnes qui le soignent, s'il ne se soumet pas aux mesures exigées pour la destruction des bacilles qu'il expectore. Etant lui-même directement intéressé, il se conformera docilement aux indications qui lui seront prescrites et qui, au fond, sont très simples et d'une exécution aisée.

A la maison, dans la pièce ou la chambre qu'il habite, on placera un crachoir non pas sur le parquet, pour avoir, selon l'expression vulgaire, un instrument autour duquel on crache, mais sur un support élevé à un mètre du sol. De plus, quand il sortira, il emportera toujours avec lui son crachoir de poche, du modèle le moins compliqué possible et facile à tenir propre.

Ces crachoirs contiendront une petite quantité de l'un des antiseptiques suivants : eau phéniquée à 5 pour 100 ou solution de sublimé à 2 pour 1000. Ils seront chaque jour nettoyés en les plongeant, avec leur contenu, pendant dix minutes dans l'eau bouillante.

Le malade ne crachera donc jamais à terre, ni dans son mouchoir ou dans un linge. S'il est trop faible pour se servir d'un crachoir, il crachera sur de l'ouate, du papier, que l'on aura soin de brûler au fur et à mesure ; et l'on ne verra plus les couvertures, les draps, souillés, comme ils le sont trop souvent, quand le phtisique est alité, de particules desséchées qui s'échappent des mouchoirs et se propagent partout.

Cependant, malgré ces précautions, des bacilles peuvent tromper la surveillance et se répandre dans l'appartement ; aussi, pour plus de sécurité, chaque jour, le plancher sera lavé ou du moins nettoyé avec un torchon mouillé; et l'on passera un linge humide sur les meubles : le balayage à sec, l'époussetage seront formellement interdits.

De temps en temps et, à plus forte raison, après le décès d'un tuberculeux, on désinfectera la chambre avec un pulvérisateur, ou, à défaut d'appareil spécial, en lavant les planchers, les murs et les meubles avec une solution de sublimé, avec de l'eau de Javelle du commerce dont on mettra un litre dans dix litres d'eau. Les vapeurs d'aldéhyde formique sont aussi employées efficacement, de même que l'acide sulfureux obtenu par la combustion du soufre, dans la proportion de 40 grammes par mètre cube : la pièce restera hermétiquement close pendant douze heures, puis ouverte pendant un jour ou deux.

La literie, les vêtements seront également désinfectés.

Les objets de table et de toilette : cuiller, fourchette, couteau, assiettes, verre, etc., seront réservés toujours les mêmes, pour le malade ; lui seul s'en servira ; toutefois on s'arrangera pour qu'il l'ignore, ce qui n'est pas très difficile.

N'oublions pas non plus la personne spécialement chargée de soigner le malade. Elle observera la plus absolue propreté, et, quand elle aura touché les crachoirs ou des linges souillés, des vêtements suspects, elle devra se laver les mains dans une solution antiseptique, la solution de sublimé, par exemple. Si elle a des excoriations aux doigts, elle les recouvrira de collodion ou s'enduira les mains de vaseline boriquée.

Ces mesures prophylactiques conviennent à tous les milieux, riches ou pauvres, et peuvent être pratiquées aussi bien à la campagne que dans les villes; elles sont, en outre, parfaitement suffisantes et, si partout l'on s'y conformait, le nombre des tuberculeux aurait bientôt diminué d'une manière considérable; mais leur exécution ne relève pas d'une action administrative quelconque, elle dépend, pour ainsi dire, tout entière de l'autorité et de l'énergie du médecin.

En conséquence, il ne nous paraît pas d'une utilité bien pressante de rendre obligatoire, comme on l'a demandé, la déclaration de la tuberculose. Sans rappeler combien cette déclaration des maladies contagieuses est restée lettre morte dans la plupart des communes, nous croyons que, pour la phtisie particulièrement, la situation actuelle serait fort peu modifiée! Et admettons même qu'elle soit suivie d'effet, qu'arrivera-t-il? On fera par intervalles quelques désinfections; on forcera peut-être le malade à avoir son crachoir; et après? Comment l'obligera-t-on à s'en servir, s'il ne veut pas? Et l'on aura beau multiplier les arrêtés et afficher des règlements, on n'empêchera pas qu'il ne répande la contagion autour de lui et au dehors, si longtemps que durera sa maladie. A moins pourtant qu'on ne veuille employer les procédés de coercition recommandés dans le projet de loi présenté en Norvège, contre la tuberculose : « Lorsque le malade, pauvre ou non, aura négligé de prendre les mesures prophylactiques prescrites par l'autorité médicale, celle-ci est autorisée à ordonner son transport immédiat dans un hôpital. » Cet enlèvement forcé nous paraît quelque peu brutal et a de telles allures d'exécution sommaire, qu'il ne serait jamais accepté parmi nous.

En réalité, la seule intervention vraiment efficace est celle du médecin. C'est à lui qu'incombe l'obligation d'instruire le malade et sa famille ; de les éclairer sur leur véritable intérêt ; de leur faire comprendre ce qu'on attend d'eux, pourquoi et dans quel but on leur impose ces moyens préventifs : ici en un mot, le médecin est tout ; sans lui, la loi ne peut rien pour la prophylaxie.

Après avoir indiqué les moyens à prendre afin d'empêcher la contagion dans les hôpitaux de Paris, la commission de la tuberculose, nommée à cet effet en 1896, sur la proposition du conseil municipal, s'est également occupée des six mille phtisiques indigents qui, ne pouvant pas être hospitalisés, reçoivent à domicile des secours de l'Assistance. L'instruction suivante a été particulièrement rédigée pour eux. Nous la reproduisons à cause des principes généraux qui s'y trouvent formulés, et des indications pratiques spéciales qu'elle renferme et dont on devrait tenir compte, dans toutes les maisons où sont soignés des malades atteints de cette affection.

« 1° La tuberculose est la maladie la plus répandue.

2° La tuberculose est évitable. La tuberculose est guérissable.

3° Si la tuberculose est si commune, c'est qu'elle est propagée par les crachats du malade.

On évite la tuberculose en faisant la guerre aux crachats.

Le malade doit, à domicile, ne cracher que dans un crachoir toujours pourvu d'une certaine quantité de liquide : il doit, au dehors, à défaut de crachoir, ne cracher que dans un mouchoir.

Tout crachat tombé sur le sol (parquet, tapis, paillasson, trottoir, voitures, wagons, etc.) répand la tuberculose.

Autant de crachats détruits, autant de tuberculoses évitées.

4° Le crachoir devra être nettoyé chaque jour en le mettant dans de l'eau froide que l'on fera bouillir pendant cinq minutes.

Tout linge sur lequel on aura craché (mouchoir, serviette, etc.) devra, comme le crachoir, être plongé et maintenu cinq minutes dans l'eau bouillante, ou soigneusement mis à part pour être livré aux services publics de désinfection. »

Cette instruction a été répandue à profusion et portée chez tous les malades de l'Assistance publique. Malheureusement elle risquerait de rester trop souvent inefficace, si l'on ne donnait aux indigents tuberculeux les moyens de mettre en pratique les excellents conseils qu'elle contient. Des crachoirs ? ils ne peuvent pas en acheter; du linge? ils n'en ont pas ; quant à faire bouillir de l'eau pour ces nettoyages, il n'y faut pas songer, alors qu'ils n'ont même pas de charbon pour cuire leur nourriture.

Il était urgent d'intervenir. Quelque temps après la publicité donnée à cette instruction, l'arrêté ci-joint était pris le 12 février 1897 :

« Au domicile de chaque tuberculeux de l'Assistance, ainsi que dans tous les autres qui seront indiqués au service municipal de désinfection par les médecins des bureaux de bienfaisance, il sera porté deux crachoirs.

Les cabinets d'aisances, ou tous autres endroits dans lesquels le contenu de ces crachoirs sera déversé, seront désinfectés au sulfate de cuivre et au crésyl une fois par semaine, à jour fixe.

Les linges et objets salis seront désinfectés à toute demande, ainsi que les domiciles. »

Mais pour s'assurer du bon fonctionnement

de ce service et l'étendre partout où il serait besoin, les visites des médecins du Bureau de Bienfaisance étant trop espacées, il serait nécessaire de créer, comme l'avait demandé M. Séailles, des infirmiers surveillants qui « seraient attachés au dispensaire le plus voisin, passeraient tous les deux jours, leur donneraient les soins nécessités par leur état et constateraient si les prescriptions hygiéniques et prophylactiques sont observées. »

Ces mesures, bien exécutées et généralisées dans toutes les villes, constitueraient une amélioration notable et certainement efficace. En Angleterre elles sont appliquées depuis 1875, et l'on est arrivé ainsi à diminuer les décès par tuberculose, de 32,000 par année. Devant un pareil résultat, l'hésitation n'est plus possible. Notre devoir est de sauver ces milliers de tuberculeux que nous perdons, en France, par notre faute, par un misérable esprit d'économie, alors qu'on dépense l'argent sans compter pour des entreprises beaucoup moins utiles et qui nous paraissent infiniment moins justifiées.

Passons maintenant à quelques indications qui concernent plus spécialement la prophylaxie dans la famille.

Lorsque le tuberculeux est marié et qu'il a des enfants, les dangers de propagation du virus augmentent nécessairement à cause de l'intimité plus grande, des relations plus étroites qui existent entre mari et femme, entre les parents et les enfants. Si ces derniers sont en bas âge, il faudra les éloigner et les tenir à la campagne aussi longtemps que possible : c'est dans la première enfance que la contagion est le plus à craindre.

La femme tuberculeuse qui vient d'accoucher ne doit jamais allaiter elle-même. Son enfant sera confié à une bonne nourrice choisie avec soin, une robuste campagnarde qui l'élèvera loin de la ville.

Dans un ménage, il est urgent que le malade ait sa chambre à part ou tout au moins un lit pour lui seul. Les rapports sexuels, quand la tuberculose est en pleine évolution, seront très rares et même supprimés, de peur des hémoptysies qui souvent surviennent à cette occasion, et plus encore, par crainte d'enfants procréés dans un état de dechéance physique dont ils porteront forcément l'empreinte.

Reste à examiner une question qui, au point de vue qui nous occupe, ne laisse pas d'avoir une grande importance : nous voulons parler du mariage.

Le tuberculeux doit-il se marier ? Non, si sa maladie est en voie de développement.

Nous n'avons pas besoin d'énumérer les raisons qui s'opposent à la formation d'une nouvelle famille dans des conditions aussi déplorables, ni de retracer les peines et les ennuis de toutes sortes qui résulteraient d'une pareille union : chacun peut se rendre compte, sans que nous ayons à insister d'avantage, des malheurs imminents qui en seraient la conséquence inévitable.

On sera beaucoup moins sévère lorsque les symptômes se sont amendés, qu'il y a une amélioration bien nette, qu'il n'est pas déraisonnable de croire à une guérison. Alors deux cas se présentent : ou le tuberculeux a de la fortune, est dans l'aisance, ou il est pauvre. S'il n'a pas besoin de travailler pour vivre, on l'autorisera à se marier. Cependant, pour un jeune fille tuberculeuse, on se décidera plus difficilement que pour un jeune homme; car, si la phtisie n'est pas absolument guérie, il y a de grands risques malheureusement que les grossesses la fassent reparaître.

Il est bien entendu, d'autre part, que le mariage ne modifiera en rien les habitudes hygiéniques, l'existence calme et régulière que l'on avait auparavant. Celui qui se laisserait entraîner à une vie de plaisir ; qui passerait la plupart de ses soirées au bal, au théâtre, dans les dîners, ne résisterait pas longtemps et serait certain d'avoir une prompte et dangereuse rechute.

Mais si le tuberculeux est pauvre, quelle détermination prendre? Hélas! il n'a pas l'embarras du choix : il restera célibataire. A celui-là toute joie, toute consolation est pour ainsi dire refusée. Le mariage, pour lui, représente un accroissement immédiat de travail, de soucis, de fatigues, auxquels sûrement il succombera. Au bout de quelque temps, son travail sera insuffisant pour nourrir les siens, il voudra redoubler d'efforts et de privations, et fatalement le mal reparaîtra; sa situation deviendra épouvantable, et, au lieu d'un malheureux, ce sera toute une famille plongée dans une sombre misère, guettée à son tour, atteinte peut-être déjà par le redoutable virus.

Prophylaxie dans les écoles, les bureaux, les ateliers, les prisons. — Dans les écoles et les pensionnats, la contagion, peu à craindre parmi les tout jeunes enfants, parce qu'ils ne crachent pas, augmente d'importance avec l'âge et se rencontre fréquemment dans nos grandes écoles : Normale, Polytechnique, etc., et toutes celles qui renferment des jeunes gens de quinze à vingt ans, comme les nombreuses institutions destinées à la préparation des baccalauréats et autres examens.

Il serait bon que dans ces établissements, on ne reçût jamais d'élève sans un certificat donnant toute garantie au sujet de l'état des poumons, comme on le fait, par exemple, pour la vaccine.

Plusieurs crachoirs seraient installés dans les salles d'étude, les classes, les dortoirs; ces diverses salles seraient nettoyées au moyen de lavages ou de torchons mouillés, et soumises à une désinfection complète au moins deux fois par an.

Une inspection médicale devrait en outre exister pour toutes les écoles sans distinction et avoir lieu chaque mois. Les enfants qui toussent seraient signalés par leur maître, soigneusement auscultés et laissés, ou non, avec leurs camarades, suivant l'appréciation du médecin; les manifestations scrofuleuses seraient aussi examinées avec grande attention : tout abcès froid, toute suppuration bacillifère serait une cause de renvoi temporaire.

Pour le personnel des bureaux et des magasins, on comprend qu'il ne soit pas commode d'établir une pareille surveillance; pourtant on pourrait fort bien demander à chaque employé un certificat de validité et d'aptitude, ainsi qu'on l'exige de ceux qui entrent dans les administrations de l'Etat.

Il serait du moins toujours facile d'observer, au sujet des crachoirs, du balayage et de la désinfection, les pratiques dont nous venons de parler.

Rappelons à ce propos l'observation du docteur Marfan, que nous avons déjà reproduite en partie dans un précédent chapitre.

Une administration parisienne occupe 22 employés, parmi lesquels 2 se trouvent tuberculeux. Les bureaux sont étroits et mal ventilés, et, chaque matin, les employés commencent leur travail au milieu de la poussière soulevée par un balayage à sec. En l'espace de quatre ans, 13 d'entre eux succombent à la phtisie. Une pareille mortalité finit par émouvoir les chefs de cette administration. Les bureaux furent évacués et réparés complètement. On interdit de cracher à terre et de balayer avant d'avoir arrosé le parquet. Ces prescriptions eurent un résultat immédiat : trois ans après, aucun cas nouveau de tuberculose ne s'était encore manifesté.

Des mesures sévères devraient être prises également dans les usines et dans les ateliers. Leur exécution en serait assurée par les inspecteurs qui déjà sont chargés de veiller à la salubrité de ces établissements.

Les prisons sont des foyers intenses de contagion tuberculeuse. La mortalité des phtisiques y est considérable ; suivant quelques statistiques, elle atteindrait près de la moitié des décès et se trouverait cinq fois plus élevée que la moyenne habituelle observée dans la population civile. Aussi, serait-il absolument nécessaire de se conformer rigoureusement aux prescriptions indiquées contre les crachats virulents, et dans les ateliers et dans les cellules : ces dernières seraient désinfectées à chaque changement de pensionnaire.

Une aération meilleure, une nourriture plus substantielle seront fournies aux détenus. Quant à ceux qui sont atteints de phtisie et sont, par conséquent, susceptibles de contaminer les autres, on les isolera dans un quartier spécial, dépendant de l'infirmerie de la prison, où ils recevront les soins nécessités par leur état.

Prophylaxie dans les églises, les salles de spectacle, les hôtels, les voitures publiques. — Les seules mesures qu'on puisse prendre dans les églises, les théâtres, les salles de concert, sont, en dehors des prescriptions concernant la ventilation, le chauffage, etc., le balayage humide et de périodiques désinfections, étant donné qu'on n'observe généralement pas la défense de cracher à terre.

Les théâtres, de par leur aménagement intérieur, seraient plus dangereux que les églises ; mais celles-ci sont peut-être fréquentées davantage par les tuberculeux.

Au sujet des hôtels et des maisons meublées, il y aurait à intervenir d'une façon plus active et plus rigoureuse, surtout dans les pays où se rendent de préférence les malades.

Un phtisique habite une chambre pendant quelques jours, ne prend aucune précaution relativement à ses crachats, puis s'en va et se trouve souvent aussitôt remplacé par un nouvel arrivant qui, s'il est prédisposé, s'il est affaibli par une maladie antérieure, risque fort d'être contagionné par les bacilles provenant de son prédécesseur. Il faudrait par conséquent qu'à chaque changement de locataire malade, une désinfection minutieuse fût exécutée.

C'est dans ce cas que la déclaration obligatoire serait réellement utile, à condition, toutefois, qu'elle fût suivie des mesures préventives qu'elle comporte. Du reste, un simple arrêté municipal suffit pour obliger à la désinfection des locaux habités par les tuberculeux et des objets dont ils se sont servis. Certaines administrations de stations balnéaires, bien rares, il est vrai, comprenant que de pareilles précautions ne pouvaient que faciliter l'affluence des étrangers, s'y sont conformées récemment.

Ailleurs, dans quelques grands hôtels, il y a des pulvérisateurs spéciaux dont on se sert après le départ de chaque malade. En même temps on supprime les tapis et les tentures inutiles : les rideaux de lit, les portières, les grands rideaux de fenêtres.

Et ce n'est pas seulement aux hôtels et aux maisons meublées qu'il conviendrait d'imposer des prescriptions prophylactiques, mais aussi à toutes les maisons de rapport.

D'après le Dr Artaud, les quatre cinquièmes des cas de tuberculose acquise accidentellement proviendraient de la contagion par les habitations : on voit par là combien il serait urgent que chaque chambre ou appartement qui aurait été occupé par un tuberculeux, fût, avant de recevoir de nouveaux locataires, rigoureusement désinfecté.

Les voitures publiques : omnibus, tramways, sont relativement faciles à tenir à l'abri de la contamination ; il n'y aurait qu'à défendre une fois pour toutes aux voyageurs de cracher sur le parquet des voitures, à ne pas laisser tomber ce règlement en désuétude et à charger les conducteurs de le faire observer. En outre, de temps en temps, auraient lieu des lavages et des pulvérisations au sublimé.

Dans les wagons, la surveillance est pour ainsi dire impraticable. Il devrait y avoir, sur les grandes lignes, à chaque train, une voiture pour les malades, ou des compartiments spéciaux que l'on désinfecterait après chaque parcours.

Quand on pense au nombre de tuberculeux qui voyagent, surtout à de certaines époques, on se demande pourquoi on ne force pas les compagnies à prendre, au moins pour les wagons de voyageurs, les précautions que l'on exige d'elles à l'égard des wagons de bestiaux. Mais c'est, paraît-il, une prétention exorbitante que de réclamer pour nous ce que l'on fait pour le bétail, et l'on continuera, longtemps encore vraisemblablement, à rester sourd aux plaintes formulées à ce sujet par tous les hygiénistes.

Prophylaxie dans les hôpitaux. — Le nombre des tuberculeux que renferment les hôpitaux est considérable : le tiers des places est occupé par eux. C'est là un péril permanent pour les autres malades et pour les infirmiers ; aussi cette situation a-t-elle fini par émouvoir certaines municipalités des grandes villes, et l'on s'occupe activement aujourd'hui d'y remédier.

En 1896, sur la proposition de MM. Bompard et Clairin, le conseil municipal de Paris émettait à cet effet un vote unanime et, quelque temps après, une commission était instituée dans le but « de rechercher les moyens propres à empêcher la contagion de la tuberculose dans les hôpitaux ». Elle comprenait des professeurs de la Faculté de Médecine, des médecins des hôpitaux, des représentants du conseil municipal et des membres du conseil de surveillance de l'Assistance publique.

MM. Grancher et Thoinot ont résumé ses travaux dans un rapport dont nous publierons quelques extraits, afin de donner une idée de ce qui se passe dans les hôpitaux et des réformes qu'il est urgent de réaliser.

« Le tuberculeux qui a eu, dit le rapport, la bonne fortune d'être admis à l'hôpital, est placé, quels que soient la forme et le degré de sa maladie, dans la salle commune. Il y trouve, avec le traitement médical, un asile contre le froid et la faim, mais rarement la guérison, et il y apporte en retour le germe de son mal. En conséquence, telle qu'elle est aujourd'hui, l'hospitalisation de nos salles communes ne convient plus aux tuberculeux depuis que nous savons, de science certaine, que la tuberculose est contagieuse et qu'elle est curable...

» Le bacille redoutable existe par milliards

dans les crachats des tuberculeux. C'est assez dire le péril d'un séjour prolongé dans une salle d'hôpital où la désinfection rigoureuse des crachats n'est pas assurée et où les malades souillent les murs et le parquet. C'est le cas de nos salles d'hôpitaux. Le tuberculeux est donc un danger pour ses camarades de salle, et, en conséquence, il doit être éloigné des services ordinaires et soigné à part...

» C'est également l'intérêt bien compris du malade lui-même. En effet, pour guérir les tuberculeux, il faut leur donner des forces nouvelles et relever leur organisme. Et comment ? Par une aération continue et réglée de jour et de nuit, par une alimentation vigoureuse, par le repos prolongé et le sommeil. Or, rien de cela n'est possible dans la salle commune...

» Donc, dans l'intérêt général et dans l'intérêt du tuberculeux lui-même, celui-ci doit être soigné à part et isolé : indications qui sont fidèlement résumées dans la formule suivante proposée par M. Roux : « La meilleure manière de combattre et de traiter la tuberculose, c'est d'isoler le tuberculeux, parce qu'ainsi on évitera la contagion et parce que, dans les hôpitaux spéciaux, les tuberculeux seront dans de meilleures conditions hygiéniques. »

» Le principe de l'isolement admis, comment le réaliser ?

» Il est urgent d'abord d'activer la construction du sanatorium d'Angicourt et de l'étendre de façon qu'au lieu des cinquante lits prévus, il puisse en contenir deux cents.

» De plus il faut créer, à côté des hôpitaux existants, des pavillons spéciaux qui devront ensemble renfermer deux mille lits au moins... »

Puis viennent les prescriptions pour l'antisepsie des salles :

» Substitution du lavage des parquets au balayage à sec et au cirage qui souillent l'atmosphère de germes pathogènes et font ainsi la contagion. Il va de soi que le lavage à la serviette humide remplacera partout l'époussetage, et que toutes les précautions seront prises pour éviter la poussière dans l'atmosphère des salles.

» Aucun crachat ne doit tomber sur le sol. Les malades ne doivent expectorer que dans leur crachoir. Tout crachoir avec son contenu sera désinfecté. On le soumettra pendant cinq minutes à l'ébullition dans un bain chargé de dix grammes de carbonate de soude par litre d'eau.

» Les malades qui ne se serviraient pas des crachoirs seraient réprimandés et au besoin expulsés.

» Les objets de table et de toilette seront lavés à l'eau bouillante, et le linge de corps, les draps, les couvertures passés à l'étuve de désinfection.

» Le lit devra être léger, en fer creux, démontable et mobile, avec sommier à lames parallèles afin que toutes ses parties soient faciles à laver et à étuver. Les rideaux, les grands meubles massifs seront supprimés. La table de toilette ordinaire sera remplacée par une table en fer, à jour, avec deux tablettes.

« Au lieu du matelas de laine, on fera usage d'un matelas à fibres de bois. »

La commission s'est en outre occupée du sort des infirmiers. Parmi eux, la mortalité par tuberculose est de 36 pour 100 décès, plus du double de la moyenne ordinaire. Il n'est pas douteux qu'ils ne soient contaminés par les malades. Afin d'atténuer les dangers de cette profession, on a proposé de créer pour chaque hôpital une escouade d'infirmiers sanitaires. On n'y admettrait que des hommes très valides, dont l'instruction professionnelle serait complétée par la connaissance des modes de propagation des virus et des procédés à employer pour s'en garantir.

D'autre part, on augmenterait leur salaire et leur nouriture, et, au lieu des dortoirs actuels, d'une malpropreté révoltante, ils auraient des chambres particulières, rigoureusement surveillées au point de vue de l'hygiène.

Cette organisation nouvelle de services particuliers pour les tuberculeux, à Paris, a été commencée aussitôt après le dépôt du rapport de MM. Grancher et Thoinot. Douze millions ont été votés à cet effet par le Conseil municipal et par l'Assistance publique.

Le sanatorium d'Angicourt se construit, des pavillons spéciaux sont aménagés dans certains hôpitaux, d'autres vont être terminés.

Des mesures semblables ont été prises dans plusieurs villes ; cet exemple sera probablement suivi, et bientôt la contagion tuberculeuse, si redoutable pour les autres malades, aura espérons-le, en grande partie disparu des hôpitaux.

Prophylaxie dans l'armée. — Depuis une dizaine d'années, plusieurs ordonnances ont été élaborées, afin de diminuer la fréquence de la tuberculose dans l'armée, et, loin de s'atténuer, cette maladie paraît plutôt s'étendre davantage. Les décès, qui étaient de 162 pour 1,000 en 1893, s'élevaient à 165 en 1895.

D'après M. Decaux, médecin major, les pertes dues à la tuberculose étaient en 1888 de 5,48 pour 1,000; on les voit chaque année augmenter progressivement et atteindre 9,48 en 1895. On peut donc fixer à 10 pour 1,000 la perte annuelle totale de l'armée française par tuberculose, soit en décès, soit en retraites ou en réformes.

La raison de cette progression croissante est bien simple : c'est qu'on n'exécute pas les ordres donnés.

Dans toutes les casernes est affichée la circulaire ministérielle du 30 mars 1895, qui énumère les prescriptions hygiéniques à suivre ; mais en général on n'en tient aucun compte. On crache, on nettoie, on balaye comme auparavant, c'est-à-dire sans la moindre précaution. (Voir *Bulletin méd.* du 19 juin 1896. Observations recueillies par M. Grancher.)

Il y a au plus un crachoir par salle, dissimulé ordinairement derrière la porte, et qui ne sert pas. Le sable dont il est rempli est renouvelé tous les samedis avant la revue ou lorsqu'il y a inspection.

Les tuberculeux vivent côte à côte avec leurs camarades bien portants; comme ceux-ci, ils crachent où ils se trouvent et, la nuit, autour de leur lit.

Le matin, le balayage se fait à sec ou après un arrosage toujours insuffisant, et au moment où les soldats s'habillent, arrangent leur lit et mettent leurs effets en ordre. Il se forme alors à travers la salle un vrai nuage de poussière, au milieu duquel on prend le café. Cette poussière s'étend partout et va se déposer sur les lits, sur la planche à pain, sur les cruches remplies d'eau et jamais fermées. Vers le soir on procède au même balayage.

La police sanitaire de la chambrée, au lieu d'être une fonction du service médical, ne relève que du commandement. Par conséquent, si le capitaine n'est pas pénétré de l'importance de l'hygiène, s'il ne surveille pas l'exécution des circulaires qui lui sont adressées à cet égard, aucune des mesures prescrites n'est observée, et c'est en effet ce qui arrive habituellement.

En outre, l'instruction ministérielle du 17 mars 1890 concernant l'exemption des tuberculeux par les conseils de revision est trop souvent oubliée.

Elle dit textuellement que « non seulement la tuberculose confirmée est une cause d'exemption et de réforme, mais l'exemption doit être encore prononcée toutes les fois qu'il y a imminence de tuberculisation pulmonaire, et la réforme est urgente même lorsque la maladie est à son début ».

Dans la pratique, cette circulaire est fort peu observée; et comment pourrait-elle l'être dans les conditions défectueuses où se fait l'examen des recrues? Le Dr Noël dit, à ce sujet, avec beaucoup de justesse: « Tandis qu'en Allemagne les conscrits sont choisis par une commission composée d'officiers et de médecins militaires, le conseil de revision, en France, comprend quatre civils et un officier, que rien n'a préparés à estimer la valeur physiologique de l'organisme humain! En revanche, ces membres civils sont tous des hommes politiques, et la tournée du conseil de revision est le plus souvent surtout une campagne électorale, de telle sorte que le principal devient l'accessoire. Nous n'en voulons comme preuve matérielle que l'importance spéciale des « banquets » en vue desquels sont les horaires, ne laissant à l'examen des conscrits qu'un temps souvent désisoire. » (*Bulletin médical.*)

« On est ainsi entraîné, dit le Dr Duponchel, à se préoccuper avant tout de l'heure des trains et malheureusement aussi de considérations très accessoires qu'il serait peut-être utile de faire connaître, pour que la responsabilité des imperfections signalées dans les opérations de recrutement remontât à qui de droit. » (*Traité de médecine légale militaire.*)

Ces critiques, avouons-le, ne sont nullement exagérées. Ayant assisté plusieurs fois aux opérations du conseil de revision, j'ai vu souvent les décisions de réforme ou d'ajournement, prononcées par le médecin militaire, être discutées et même infirmées par le colonel et les autres personnages officiels qui font partie du conseil.

Néanmoins, malgré le mauvais vouloir non dissimulé de ces messieurs et grâce à l'appui qui m'était donné par mes confrères de l'armée, il m'est arrivé d'obtenir, plusieurs années de suite, à chaque conseil de revision, l'exemption de deux ou trois phtisiques pour la ville de R... Rien de pareil n'avait lieu pour les autres communes du canton, et cependant les tuberculeux ne devaient pas s'y rencontrer en proportion moindre.

Sans doute, il y a bien la visite de départ et celle d'incorporation; mais quand une fois on a été déclaré bon pour le service, il est très difficile ensuite de voir ses réclamations accueillies, de réagir contre la rigueur de cet arrêt, et à plus forte raison si l'on sollicite son renvoi de l'armée. La commission de réforme qui est chargée de statuer définitivement, est composée d'un certain nombre d'officiers présidés par un général : les médecins n'y sont appelés qu'à titre d'experts et n'ont pas voix délibérative. Il ne faut donc pas s'étonner que des tuberculeux avérés soient maintenus au corps par ce tribunal souverain, qui malheureusement juge sans compétence comme sans appel. Aussi, lorsque, à force de démarches et après maint refus, ces pauvres malades sont enfin renvoyés, leur situation a tellement empiré qu'ils n'arrivent ordinairement dans leur famille que pour y mourir.

Afin de mettre un terme à de pareils abus, il est de toute nécessité que l'examen sanitaire des recrues se fasse dans des conditions de garantie qui n'existent pas actuellement.

Et puisque les appréciations formulées par les conseils de revision sont d'une importance capitale, du moins serait-il convenable que la visite médicale n'eût pas lieu en même temps que les opérations de recrutement; que le médecin major pût examiner chaque homme à loisir, non en quelques secondes, comme il est toujours obligé de le faire, et que son avis prévalût dans la décision à prendre. Il lui sera possible alors d'utiliser, pour son diagnostic, les éléments fournis par les mensurations du périmètre thoracique et de la taille, et leur rapport avec le poids de l'individu (Granjux, Mackiewicz), ainsi que par la radioscopie dont M. Kelsch recommande l'emploi.

Ce qui se passe dans l'armée de mer n'est pas plus satisfaisant.

La morbidité par tuberculose est d'environ 10 pour 1,000 marins : c'est plus du double de celle qui frappe la population civile. D'après des relevés faits par le Dr Vincent dans des hôpitaux de la marine, près de la moitié des décès (46,8 pour 100) sont causés par cette maladie.

Les mêmes mesures que nous réclamons pour l'armée de terre sont donc applicables à la flotte.

Pour terminer cette question de la prophylaxie publique, nous croyons utile de donner les conclusions du savant rapport qui vient d'être présenté par M. le professeur Grancher et adopté par l'Académie de médecine :

I

DESTRUCTION DES BACILLES TUBERCULEUX

1° L'Académie confirme le sens de ses conseils et de son vote de 1890, qui visent trois mesures de prophylaxie :

a) Recueillir les crachats dans un crachoir de poche ou d'appartement contenant un peu de solution phéniquée à 5 pour 100 et colorée, ou au moins un peu d'eau.

b) Eviter les poussières en remplaçant le balayage par le lavage au linge humide.

c) Faire bouillir le lait, quelle que soit la provenance, avant de le boire.

Elle recommande, en outre, la désinfection du domicile, après la mort et même après un court séjour d'un tuberculeux, et aussi la désinfection des linges, literies, etc.

2° En ce qui concerne la *famille*, l'Académie recommande aux médecins l'application soutenue de ces mesures de défense dès que la tuberculose est *ouverte*, c'est-à-dire lorsqu'il y a des crachats ou des suppurations bacillifères ; elle leur recommande aussi de maintenir, si possible, par un diagnostic précoce et un traitement approprié, la tuberculose pulmonaire à l'état *fermé*, les bacilles, restant emprisonnés dans les tissus, sont par conséquent inoffensifs.

3° Pour *l'armée*, l'Académie demande que la réforme *temporaire* soit appliquée aux tuberculeux du premier degré avant l'expectoration bacillaire, et la *réforme définitive* dès que les crachats contiennent les bacilles de Koch.

4° L'école, l'atelier, le magasin, etc., relevant de l'instituteur, du patron, du chef d'industrie, etc., l'Académie ne peut que leur rappeler l'importance de cette question d'hygiène et la simplicité des moyens qui suffisent à combattre efficacement l'extension de la tuberculose.

5° L'Académie approuve les conclusions du travail de la commission hospitalière en ce qui concerne les malades et l'hygiène de nos hôpitaux, à savoir :

a) Isolement des tuberculeux dans des pavillons ou salles séparées, en attendant la création de nouveaux sanatoria ;

b) Antisepsie des salles des tuberculeux et des salles communes, notamment par la réfection des planches et la suppression du balayage;

c) Amélioration du corps des infirmiers par une paye plus haute, un meilleur recrutement et une retraite.

d) Création d'un corps d'infirmiers sanitaires.

6° L'Académie approuve enfin les restrictions de la loi en projet et des arrêtés nouveaux concernant la chair musculaire des animaux tuberculeux. La saisie totale et la destruction de cette chair doivent être réservées à des cas assez rares de tuberculose généralisée et d'hecticité. Elle recommande aux cultivateurs l'emploi diagnostique de la tuberculine et l'élimination, par la boucherie, de leurs animaux légèrement tuberculeux et partant inoffensifs.

II

MAINTIEN ET ACCROISSEMENT DES FORCES DE L'ORGANISME

1° Assurer par des crédits suffisants l'exécution des prescriptions relatives à la salubrité des casernes : augmentation du volume d'air dévolu à chaque homme ; aération continue des chambrées ; isolement des infirmeries et des réfectoires, etc.

2° Fortifier la résistance des hommes par une réparation suffisante, en augmentant le taux de la ration alimentaire.

3° Profiter, autant que possible, des saisons et des moments les plus favorables de l'année pour l'appel des classes, les changements de garnison, les manœuvres, marches de nuit, etc. (1).

(1) Rapport sur la prophylaxie de la tuberculose, présenté à l'Académie de Médecine, le 3 mai 1898, par M le professeur Grancher.

CHAPITRE IX

Prophylaxie individuelle.

Si l'on pouvait empêcher la dissémination du microbe, il est évident que la tuberculose finirait par disparaître ; mais, d'autre part, il est non moins certain qu'on ne rencontrerait plus de tuberculeux s'il n'y avait pas au préalable des débilités.

Il devient donc également nécessaire de modifier par des moyens préventifs le terrain préparé d'avance à la contagion ; de s'efforcer, avant que la maladie ne se déclare, de changer la constitution de ceux qu'un affaiblissement organique, une déchéance héréditaire prédisposent tout particulièrement aux atteintes du bacille.

C'est d'ailleurs ce que nous enseigne le savant professeur que nous venons de citer lorsqu'il dit, en terminant une de ses magistrales leçons sur les maladies des voies respiratoires : « Nous arrivons à cette conclusion que la *misère physiologique*, héréditaire ou acquise, domine toute la pathogénie de la phtisie pulmonaire et que le parasite ne germe qu'après une appropriation de l'organisme.

» Cette notion, qui se dégage de connaissances plus précises et plus nombreuses, que l'anatomie pathologique et la pathologie expérimentale nous ont apportées depuis vingt ans, incline peu à peu les esprits vers une conception et une méthode thérapeutiques qu'on peut formuler d'un mot : restauration des forces. »

Pour les enfants issus de phtisiques, le traitement prophylactique doit commencer dès la naissance.

Ils ne seront jamais allaités par la mère si elle est phtisique, et, pour les soustraire au danger provenant des parents, ils en seront séparés et auront pour nourrice une jeune femme saine et vigoureuse, ou, à son défaut, un lait parfaitement stérilisé : précaution qui est d'une importance capitale. Il ne serait pas suffisant, en effet, de faire plus ou moins chauffer le lait ; à une température de 70°, les bacilles meurent, mais leurs cadavres renferment encore des matières virulentes qui ne sont détruites que par une ébullition prolongée.

On les emmènera dans une campagne bien ensoleillée et ils seront installés de préférence dans une habitation un peu isolée, car, dans la plupart des villages, on est très indifférent aux plus élémentaires pratiques de l'hygiène ; on s'y montre même souvent opposé.

A propos de la contagion bacillaire qui peut s'y exercer, le Dr Beer cite les deux cas suivants qu'il a lui-même récemment constatés.

Dans un hameau de 46 habitants, une jeune fille revient tuberculeuse ; en un an, quatre de ses compagnes succombent à cette maladie.

Un village renferme 202 habitants ; douze personnes y meurent de phtisie en trois ans, à la suite de l'arrivée d'un tuberculeux.

L'incurie des paysans, leur entassement dans des logis étroits et parfois très malpropres, favorisent singulièrement la propagation du contage. Aussi la chambre destinée à ces petits prédisposés sera-t-elle assez grande, largement aérée et exposée au sud. On les laissera vivre le plus possible au grand air, au soleil, la tête seule abritée.

Chaque matin, ils seront lotionnés rapidement avec de l'eau plutôt froide, puis frictionnés par tout le corps avec de l'eau alcoolisée, afin d'activer et de stimuler les fonctions de la peau, de régulariser la circulation, de modérer l'excitabilité du système nerveux en agissant sur les nerfs cutanés. Leur sevrage sera fait avec beaucoup de précaution et, à ce moment-là surtout, on surveillera très attentivement le moindre dérangement, la plus légère indisposition.

On leur donnera progressivement une nourriture plus substantielle, mais toujours de digestion facile. Pas de vêtements trop lourds, trop chauds ou superflus ; emploi constant de la flanelle.

De bonne heure, ces enfants seront soumis aux exercices d'une gymnastique raisonnée et dirigée principalement dans le but de développer leur thorax. Pour s'endurcir contre les variations, contre les intempéries de l'atmosphère, ils s'habitueront aux pratiques de l'hydrothérapie et prendront tous les jours des douches froides.

Les études seront autant que possible retardées, et on ne s'en occupera sérieusement qu'après des essais plus ou moins prolongés, lorsqu'on sera certain que la santé ne doit pas en souffrir.

Au lieu d'envoyer l'enfant à l'école, où forcément, à cause du nombre d'élèves qui s'y trouvent et des locaux souvent insuffisants, l'hygiène laisse beaucoup à désirer, où la contagion de diverses maladies : rougeole, coqueluche, tuberculose même, est à craindre ; il vaudrait beaucoup mieux donner à l'enfant des leçons particulières à la maison ; tout en étant plus agréable et plus facile, ce travail lui serait certainement plus profitable.

Dans tous les cas, si l'on est obligé de le mettre à l'école, du moins ne sera-t-il jamais interné dans une pension dont le régime, quel qu'il soit, ne peut que lui être funeste.

Il est bon d'avoir toujours à l'esprit que le meilleur moyen pour relever cette constitution affaiblie est de vivre comme à la campagne, de se livrer à des exercices en plein air, de faire de longues promenades.

L'équitation était particulièrement recommandée par Peter aux jeunes débilités, parce qu'elle met en mouvement les divers groupes musculaires et qu'elle agit sur le développement du thorax, en forçant l'air à pénétrer jusque dans les dernières cavités alvéolaires du poumon.

La bicyclette, le foot-ball, l'escrime, la boxe française, sont d'excellents exercices, à la condition expresse qu'on en use modérément. Or, étant donné que nous avons affaire à des enfants, à des jeunes gens, qui n'ont rien de plus pressé que d'exagérer tous ces genres de sport, on ne leur permettra que ceux que l'on pourra régler et diriger soi-même, ou facilement surveiller.

Depuis quelque temps, les exemples de tuberculose survenue à la suite de fatigues physiques, de courses à bicyclette, sont de plus en plus fréquents ; il faudra sur ce point se montrer très sévère, afin de prévenir les moindres lésions inflammatoires du côté des organes de la respiration. Un simple rhume, une laryngite banale qui n'ont aucune conséquence bien fâcheuse pour un individu vigoureux, deviennent parfois très dangereux pour les prédisposés dont nous parlons, et sont susceptibles d'être la cause déterminante de la phtisie. Il en est de même des accidents : une chute sur les genoux, sur la hanche, au lieu de disparaître rapidement et sans complication, provoquera aisément à cet âge et sur des enfants chétifs, une affection tuberculeuse, une tumeur blanche.

Ce sont ces diverses manifestations morbides dont on court les risques, qui rendent hésitants certains praticiens et les empêchent de préconiser les procédés d'aguerrissement préventif que nous venons d'exposer.

« Sur ce terrain, écrit le professeur Jaccoud, les médecins sont encore aujourd'hui partagés en deux camps : les uns veulent arriver au but en soustrayant les individus prédisposés à toutes les influences extérieures qui peuvent favoriser le développement du mal ; craignant à bon droit les bronchites et leurs suites, ils se préoccupent avant tout d'en éloigner l'occasion au moyen d'un confinement sévère et de précautions minutieuses contre tout refroidissement ; les autres, à l'exemple de Graves, portant plus loin leurs vues, veulent qu'on procède par endurcissement, et qu'on mette la constitution en état de résister aux impressions morbigènes, et de triompher facilement des indispositions et des maladies provoquées par le froid. »

Entre ces deux méthodes, le choix ne saurait être douteux : la méthode de protection conduit fatalement, par l'accumulation des précautions qu'elle exige contre le froid et les intempéries, par la suppression des exercices corporels, à une débilité, à une susceptibilité de l'organisme qui le rend bientôt incapable de résister précisément au danger que l'on veut éviter; tandis que la méthode d'endurcissement le fortifie, l'aguerrit, le rend en un mot plus apte à supporter les variations climatériques et à triompher des accidents morbides qui pourraient l'atteindre.

Puis, à mesure que les jeunes gens deviennent des hommes, il est nécessaire et indispensable de les éclairer sur leur état de santé, de leur faire connaître les précautions qu'ils ont à prendre, de les mettre en garde contre les excès de toutes sortes qui, pour eux, sont plus spécialement à craindre.

Quant à la profession qu'ils devront prendre, ils se conformeront pour ce choix aux indications générales d'hygiène qu'ils connaissent déjà : pas de travail trop assidu dans les bureaux; ni dans des locaux étroits, sombres; dans des milieux où vivent de nombreuses personnes; pas de travail de nuit. Ils auront leurs occupations au grand air et passeront leur existence à la campagne, ou, s'il est impossible de quitter la ville, s'installeront dans un faubourg à voies larges, habiteront une maison saine et bien exposée au soleil.

Lorsque la faiblesse prédisposante est consécutive à une maladie au lieu d'être héréditaire, les indications restent les mêmes. Il faut, par tous les moyens, et principalement par l'hygiène et par les agents physiques, rétablir la nutrition des tissus et redonner à l'organisme sa force et sa vitalité primitives.

Pour arriver à transformer l'individu épuisé par une affection morbide, ou ayant hérité, de parents phtisiques, d'une constitution délabrée, bien que les moyens préventifs dont il vient d'être question, aient une influence très marquée, ils n'ont, à vrai dire, qu'une action médiate, secondaire, et non le rôle important qui est incontestablement réservé à l'alimentation.

Les soins hygiéniques, l'air, la lumiere, l'entraînement physique, d'une utilité si manifeste sans doute, ne seront jamais que des adjuvants. Une nourriture abondante, bien préparée, facilement assimilable : voilà le point capital, la condition essentielle, absolue, du relèvement organique.

Mais toutes ces prescriptions concernant la prophylaxie individuelle et la prophylaxie publique, ne donnent en définitive que des résultats fort incomplets. Elles restent nulles et parfaitement inutiles à l'égard des indigents, des ouvriers ; en un mot, de la grande majorité de ceux à qui elles s'adressent, par la raison bien simple qu'ils sont dans l'impossibilité de les mettre en pratique.

Et véritablement, tant que, par des combinaisons d'assurances établies dans d'autres pays ou par tout autre système, les tuberculeux pauvres ne recevront pas les soins nécessaires, ne seront pas mis à l'abri de la misère et des besoins et isolés dans des établissements spéciaux; tant qu'on n'aidera pas leur famille et qu'on ne se chargera pas de leurs enfants, afin de les soustraire au mal qui les menace; nos efforts contre la prophylaxie de la tuberculose seront vains et continueront fatalement à être frappés d'impuissance.

TROISIÈME PARTIE

TRAITEMENT DE LA TUBERCULOSE

CHAPITRE X

Généralités. — Le Malade et le Médecin. Les Panacées. — La Thérapeutique.

Il n'existe aucune affection qui ait donné lieu, comme la tuberculose, à une aussi grande variété de traitements empiriques et qui ait fait inventer, à toutes les époques, une aussi énorme quantité de remèdes prétendus infaillibles. De cette multiple et incohérente pharmacopée, à peine reste-t-il quelques médicaments dont on n'use d'ailleurs qu'avec beaucoup de réserve, et que l'on puisse sérieusement recommander. La plupart des autres disparaissent tour à tour dans

11

un rapide oubli, à moins pourtant que, grâce à une coûteuse réclame, ils ne continuent, pendant un certain temps, à en imposer à la crédulité publique.

La fréquence de la maladie, sa longue durée ne favorisent que trop cette triste spéculation.

Le phtisique se fatigue vite d'une médication dont il ne voit pas assez promptement les résultats. Dans son entourage, on lui parle d'individus atteints des mêmes symptômes et merveilleusement guéris par une drogue qu'on lui désigne. Lui-même, chaque jour, lit dans les journaux que telle ou telle spécialité fait, comme par enchantement, disparaître la toux, la fièvre, les bronchites, les affections de poitrine, et, succombant à cette suggestion de tous les instants, il finit par en acheter, par se soigner à sa guise ou par suivre les conseils, aussi ridicules que dangereux, de gens qui, au point de vue médical, n'ont aucune qualité pour lui en donner. Et bientôt le médecin devient un gêneur, un importun dont on espace de plus en plus les visites : heureux encore si, plus tard, on ne l'accuse pas des mécomptes habituels, de l'insuccès inévitable des médicaments qu'on a pris à son insu.

C'est parfois aussi un peu sa faute : il est trop souvent porté à croire à l'inutilité de son intervention, et il laisse faire, alors qu'au contraire il devrait réagir de toute son autorité, vis-à-vis du tuberculeux et surtout auprès de la famille, en montrant franchement la gravité de la situation et les dangers que l'on court quand on change sans cesse de médicaments.

Il faut que l'on sente en lui une pleine confiance dans ce qu'il ordonne ; il faut qu'il communique à son malade cette conviction, cette assurance que l'on guérit de la tuberculose, mais que la première condition, pour obtenir ce résultat, est une soumission complète à un traitement rationnel et scientifiquement dirigé.

Lorsque la nature intime de la maladie et sa cause première étaient encore ignorées, la thérapeutique errait forcément dans des essais incertains et ne pouvait être que fatalement empirique. Cependant, avec des cliniciens comme Laënnec, Andral, Louis, Grisolle, elle fit d'importants progrès et aboutit à des données que la science a pleinement confirmées de nos jours.

Ces éminents observateurs avaient reconnu que les cautères, les sétons, les vésicatoires étaient d'une utilité au moins douteuse, que les nombreux médicaments célébrés partout comme des panacés ne méritaient pas plus de confiance ; et ils en étaient arrivés à cette conclusion à laquelle on revient aujourd'hui, que le changement de climat, la vie à la campagne, la cure d'air, en un mot, que le traitement par l'hygiène était le seul qui donnât de véritables succès.

Mais une fois la virulence de la phtisie démontrée et le bacille découvert, on oublia ces sages enseignements et tous les efforts se portèrent à la recherche du spécifique, au moyen duquel on obtiendrait la guérison sûre et prompte de la plus répandue et de la plus opiniâtre des maladies.

Nous ne voulons parler bien entendu que des expériences thérapeutiques entreprises par des hommes sérieux, et non de cette quantité colossale de drogues et de spécialités quelconques, inventées dans l'unique but d'une exploitation commerciale peu recommandable, et qui n'ont aucun rapport avec la science et la probité des chercheurs dont il est ici question.

Malheureusement de grandes déceptions succédèrent aux espoirs, à l'enthousiasme de la première heure ; les antiseptiques essayés, qui semblaient faire merveille dans les laboratoires, se montraient la plupart du temps sans effet à l'hôpital, et l'on voyait malgré tout la maladie poursuivre impitoyablement son évolution. Quelques-uns d'entre eux sont cependant toujours employés ; en général on ne s'en sert seulement qu'à titre d'adjuvants et non plus comme base d'un traitement spécifique.

Du reste, si l'on se souvient de ce que nous avons vu sur l'importance capitale du terrain, eu égard à la prolifération microbienne, on comprendra fort bien qu'un médicament dont l'action exclusive ne viserait que le bacille, serait impuissant à arrêter la tuberculose : l'organisme, restant quand même débilité, succomberait, comme avant, aux attaques incessantes de l'agent pathogène venu du dehors et ne tarderait pas à être de nouveau envahi.

D'autres faits encore démontrent, de façon péremptoire, cette insuffisance : ainsi, nous le savons, une fois les bacilles morts, la maladie n'en continuerait pas moins à évoluer par leurs cadavres et par les toxines déversées dans les humeurs organiques. Ensuite, on ne voit pas comment un remède pénétrerait jusqu'aux microbes, puisque ceux-ci se trouvent enfermés dans les tubercules, et que l'une des premières conséquences anatomiques de ces productions est l'obturation des capillaires. Plus tard, à une période avancée de la maladie, les désordres constatés chez les tuberculeux ne proviennent pas simplement d'un bacille, mais bien de toute une nombreuse association microbienne contre laquelle certainement un spécifique unique ne peut avoir une action destructive suffisante.

Ce qu'il importe donc avant tout d'améliorer, de modifier, de transformer, c'est l'organisme; la destruction des bacilles passe dès lors au second plan et cède le pas au traitement par l'hygiène, par les agents physiques ; et nous retournons à la pratique des anciens maîtres, que les professeurs Peter et Jaccoud n'avaient cessé de défendre contre l'engouement qui entraînait la thérapeutique dans une autre voie.

Est-ce à dire qu'on ne pourra jamais obtenir le spécifique certain qui guérira la tuberculose? Pas du tout : nous croyons au contraire qu'on le trouvera, non parmi les médicaments où on l'a cherché, mais dans une substance qui devra en même temps agir et sur les bacilles ou leurs sécrétions, et sur la constitution du malade.

Or, c'est précisément par cette double action que les sérums semblent conférer l'immunisation contre les maladies infectieuses (Bouchard, Arloing, Charrin, Roger); aussi, n'est-il pas téméraire de penser que la sérothérapie donnera la solution si vivement attendue.

Déjà des résultats très encourageants ont été acquis par MM. Grancher et H. Martin, Richet et Héricourt, Daremberg; plus récemment de nombreux succès ont été constatés également, dans son hôpital de Gênes, par le professeur Maragliano : il suffira donc peut-être d'une simple modification dans les procédés actuels de préparation, pour que le spécifique de la tuberculose soit enfin découvert.

De ce rapide exposé, il résulte que la thérapeutique actuelle de la phtisie se réduit aux principales médications suivantes :

La médication reconstituante, qui a pour objet exclusif de relever les forces du malade. C'est le traitement par l'hygiène, qui comprend les exercices physiques, la gymnastique, l'hydrothérapie, et tout ce qui constitue l'hygiène corporelle proprement dite ; les règles de l'alimentation ; l'aération continue et les cures climatériques spéciales.

La médication par la sérothéraphie, qui agit à la fois sur l'organisme et sur le bacille et ses sécrétions. Les liquides organiques paraissent à un certain degré posséder cette influence.

Enfin la médication qui n'a en vue que le microbe lui-même, et qui est constituée par les médicaments antibacillaires.

Nous allons étudier ces divers traitements, en nous arrêtant plus ou moins sur chacun d'eux, suivant son importance ; nous terminerons par quelques indications thérapeutiques au sujet des symptômes et des complications de la tuberculose.

CHAPITRE XI

Hygiène corporelle.

Les agents essentiels de la cure par l'hygiène sont l'alimentation et l'aération continue. Les pratiques hygiéniques dont il est question ci-après doivent être considérées comme des auxiliaires efficaces qui secondent puissamment leur action et rendent les services les plus manifestes dans ce mode de traitement.

C'est ce que James H. Bennett a résumé par cette phrase : « L'hygiène des tuberculeux comprend surtout une nourriture saine et abondante, un air pur, une peau bien lavée, nettoyée, détergée et un exercice rationnel, » classant ainsi, par ordre d'importance décroissante, les divers éléments de cette cure.

Exercices physiques. — Gymnastique respiratoire, etc. — Dans le chapitre concernant la prophylaxie individuelle, nous avons dit, au sujet de l'hygiène à suivre quand on se trouve atteint de prédispositions héréditaires à la tuberculose, qu'il était nécessaire de s'endurcir au froid et aux variations de l'atmosphère ; qu'il fallait activer la nutrition par la marche, la gymnastique, l'escrime, l'équitation, le canotage, en un mot, par les différents sports si en honneur aujourd'hui.

Mais il en est autrement lorsque la maladie est déclarée ; quand même elle ne serait qu'à sa période de début, les exercices musculaires doivent être alors très modérés. Le tuberculeux évitera tout surmenage ; parfois la moindre fatigue peut être pour lui la cause d'accidents graves : hémoptysies, accès de fièvre ou congestion pulmonaire.

Il se bornera donc à des mouvements restreints : marche avant les repas en terrain plat et à l'abri du vent, deux ou trois heures au plus par jour, en plusieurs fois ; gymnastique dite de chambre, avec des appareils à ressorts ou en caoutchouc, plus spécialement destinés au développement du thorax.

Pour la *gymnastique pulmonaire*, sans appareils, on se place contre un mur, dans une chambre ouverte ; les bras sont portés directement devant soi, puis écartés horizontalement de chaque côté, en avançant la poitrine ; on revient à la première position et on répète des mouvements pareils pendant quelques minutes : ils sont identiques à ceux que l'on exécute lorsqu'on s'étire le matin en se levant.

On pratique également cette gymnastique respiratoire en faisant lentement, par le nez, des inspirations profondes et des expirations, que l'on renouvelle plusieurs fois de suite et souvent dans la journée, tous les quarts d'heure ou toutes les demi-heures. Les malades se déshabituent ainsi des respirations trop courtes qui leur sont particulièrement nuisibles ; car on sait, depuis les remarquables expériences de Gréhant, que, dans les mouvements respiratoires qui présentent peu d'amplitude, les échanges gazeux se font mal, et qu'on ne peut pas y suppléer par le nombre. Par exemple, l'air se trouve moins bien renouvelé par deux respirations de 300 centimètres cubes que par une respiration normale de 500 centimètres, quoique, en fait, il pénètre 100 centimètres de plus dans le poumon.

Cependant ces exercices eux-mêmes doivent être déconseillés lorsqu'il y a de la fièvre ou une lésion pulmonaire étendue. La mobilité continuelle du foyer morbide aggrave la maladie : de là l'utilité de limiter à leur minimum les mouvements d'amplitude du thorax. Quelques praticiens ne sont pas de cet avis et craignent qu'il ne se produise alors un ralentissement de l'hématose, beaucoup plus fâcheux pour l'état général du malade que l'immobilité relative des poumons ne serait profitable à la lésion. (Plicque.)

Nous pensons qu'il vaut mieux employer

les autres moyens qui sont à notre portée : les frictions, le massage, la douche, l'électricité. Ces excitants physiques produisent, par l'intermédiaire du système nerveux, des réflexes qui modifient la circulation du sang, les sécrétions physiologiques et, par suite, la nutrition des tissus.

Hydrothérapie. — Lorsque le phtisique n'est ni goutteux, ni rhumatisant, on peut lui faire des lotions générales rapides sur tout le corps avec de l'eau légèrement tiède que l'on abaissera ensuite à 15 degrés, ou avec de l'eau salée, et immédiatement après, on le séchera en le frictionnant vivement avec une serviette un peu rude.

Si l'on préfère les *douches*, il faut y habituer graduellement le malade : se servir d'abord d'eau à 25 degrés, puis descendre, au bout de quelques jours, jusqu'à 15 degrés. La température périphérique du corps étant en moyenne, sous les vêtements, de 32 à 33 degrés (Winternitz), une douche à 15 degrés constitue une douche froide. C'est un des excitants les plus énergiques des fonctions cutanées, et des plus fréquemment employés dans les sanatoria d'Allemagne. Nous résumerons en quelques lignes ses avantages et ses dangers.

L'application d'eau froide de courte durée produit une impression nerveuse qui, par action réflexe, fait contracter les capillaires de la périphérie et détermine la pâleur de la peau. Cette excitation, en diminuant l'apport du sang à la surface du corps, amoindrit la déperdition de chaleur qui devrait naturellement résulter du contact de l'eau froide.

A cette constriction du réseau externe correspond une dilatation équivalente des vaisseaux internes, et le sang se trouve affluer dans les organes en raison de l'énergie avec laquelle il se trouve chassé de l'enveloppe cutanée.

La circulation augmente alors de vitesse, les contractions du cœur sont rapides et saccadées. La respiration, elle aussi, est vivement influencée : elle devient précipitée, irrégulière et parfois angoissante.

Aussitôt après, ce sont des phénomènes inverses qui se produisent, dont l'ensemble constitue ce qu'on appelle la *réaction de la douche.*

La contraction des vaisseaux cutanés est immédiatement suivie de leur dilatation ; le sang revient en plus grande abondance et la peau rougit ; les pulsations diminuent et prennent plus d'ampleur ; leur nombre tombe ordinairement au-dessous de ce qu'il était auparavant ; enfin les mouvements respiratoires sont moins fréquents, se développent davantage et recouvrent leur régularité. A l'intérieur, les vaisseaux subissent une certaine constriction et la température s'abaisse à mesure que revient et s'élève celle de la surface externe.

Comme conséquence de ces troubles circulatoires, de ces excitations nerveuses, la nutrition générale est activée, les combustions organiques augmentent, la sécrétion urinaire est plus considérable; au choc produit sur le système nerveux par l'eau froide succède une sorte de repos et de calme ; en même temps que les forces s'accroissent, le sommeil est plus régulier.

Pourtant, et il est facile de le comprendre, vu l'action énergique des douches, on ne doit en user qu'avec beaucoup de prudence, et les interdire non seulement aux phtisiques goutteux ou rhumatisants; mais encore à ceux qui ont une fièvre constante, des lésions pulmonaires étendues, ou quelque affection cardiaque. On ne les donnera jamais du reste à une température inférieure à 15 degrés ; plus froides, elles accroîtraient encore l'intensité des phénomènes dont nous venons de parler et pourraient être cause de graves accidents.

Une déperdition brusque et trop considérable de chaleur à la surface du corps amènerait un reflux violent de la masse sanguine vers les organes internes ; on courrait alors le risque d'accidents, qui ont été plusieurs fois constatés, quoi qu'en disent les doucheurs : hyperémies congestives, ruptures vasculaires, pleurésies, congestions pulmonaires, hémoptysies, et plus fréquemment, syncopes et collapsus dus à une sorte d'action tétanique du cœur.

Electricité. — D'autres agents physiques ont aussi une utilité incontestable et tout spécialement l'*électricité*, qui est un excitant de haute valeur.

Elle agit sur les nerfs, les vaisseaux sanguins et les muscles ; active les échanges moléculaires et modifie la nutrition générale.

Mais quelle espèce d'électrisation choisir ? Il serait difficile de préciser puisque, malgré les excellents travaux des Drs Onimus, Bergonié, Prat, etc., on n'est pas encore sorti de la période d'observation empirique, et que l'on voit fréquemment des modes différents d'électricité donner des résultats identiques.

Suivant le professeur Hayem, « l'action trophique de la galvanisation est très supérieure à celle que peuvent exercer les autres modes d'électrisation et en conséquence, l'emploi des courants de pile facilite très probablement la réparation d'organes dégénérés. Pour ces raisons, on doit placer la galvanisation en tête des moyens d'excitation des nerfs et des muscles. »

Vêtements. — Le phtisique portera des vêtements de laine. Ils ne devront être ni trop légers l'été, ni pas assez épais l'hiver, sans être trop lourds néanmoins. Pendant l'été, les vêtements empêcheront dans une certaine mesure la grande chaleur atmosphérique de pénétrer jusqu'au corps et, pendant l'hiver, ils s'opposeront à la déperdition, dans l'atmosphère ambiante, de la chaleur cutanée.

Lorsque l'on sortira, il faudra toujours avoir en réserve un pardessus ou une couverture dont on se servira si la température vient à baisser.

Ne jamais faire usage de vêtements caoutchoutés, afin de ne pas entraver la respiration qui a lieu à travers l'épiderme, ni de peaux de chat, de plastrons dits hygiéniques, qui provoquent sur la poitrine et dans le dos une sudation excessive et n'ont que des inconvénients.

Il faudra, l'été aussi bien que l'hiver et la nuit comme le jour, porter de la flanelle : cette précaution est indispensable ; on est moins exposé à se refroidir et, par suite, à être pris de congestion pulmonaire, de bronchite ou de toute autre complication fâcheuse.

Habitation.— La maison ou plutôt la chambre du tuberculeux ne sera pas trop spacieuse pour que l'air s'y renouvelle facilement, et sera exposée au midi afin d'avoir le plus de soleil possible.

On y entretiendra une chaleur de 15 degrés au moyen d'un feu de cheminée ou d'un calorifère à eau chaude ; et encore le premier est-il préférable, à cause du courant d'air continu qui s'établit entres les fenêtres et la cheminée. Donc, pas de poêle, ni de calorifère à air, ni de chauffage au gaz, à cause des produits de combustion qu'ils sont susceptibles de dégager dans la chambre, et, de plus, parce qu'ils dessèchent par trop l'air que l'on doit respirer. L'expectoration se fait alors avec difficulté, et les substances virulentes, au lieu d'être chassées au dehors, s'accumulent dans les poumons et augmentent l'auto-infection du tuberculeux.

Comme ameublement, un lit de fer assez bas, avec un sommier à lames métalliques, flexibles, un matelas et un oreiller de crin, des couvertures de laine, mais pas d'édredon ; une table et deux chaises ; un crachoir élevé, rempli à moitié d'une solution antiseptique ou simplement d'un peu d'eau ; pas de rideaux, ni de tapis.

Nous parlerons de l'aération de la chambre, quand nous étudierons la cure d'air.

CHAPITRE XII

Hygiène alimentaire.

I

ALIMENTATION

L'alimentation est la partie la plus importante du traitement de la tuberculose par l'hygiène, aucune médication ne peut la suppléer ; quand elle cesse d'être suffisante, la situation devient rapidement critique et le malade court les plus grands dangers.

« On peut tout espérer, dit M. Grancher, d'un tuberculeux qui mange et digère, et rien de celui qui ne s'alimente pas. » Il n'est à présent aucun médecin qui ne soit pleinement convaincu de cette vérité, et ne sache que la question de nourriture prime toutes les autres.

L'idée de la *suralimentation* vient de là. Bientôt même l'on ne s'est pas borné à essayer, par une augmentation modérée de la ration normale, de réparer les pertes subies par l'organisme et à rétablir peu à peu cette constitution délabrée ; on a voulu aller plus vite et espéré peut-être juguler le mal par une alimentation forcée. On a fait ingurgiter, par la sonde ou autrement, des quantités considérables de poudres de viande et de féculents, d'œufs, de lait. En quelques jours de ce gavage, les malades augmentent sensiblement de poids et reprennent de leurs forces ; malheureusement cette amélioration est très fragile et disparaît parfois aussi promptement qu'elle est venue, à la suite d'une mauvaise digestion ou d'une diarrhée, accidents qui sont loin d'être rares, à cause précisément de cette surcharge alimentaire et du travail exagéré qu'elle impose à un organe déjà naturellement prédisposé à la dyspepsie.

L'assimilation est donc imparfaite et défectueuse, et en définitive le terrain qu'on croyait gagné se trouve perdu : c'est pour ces raisons que la méthode est aujourd'hui presque abandonnée.

Il ressort de ces expériences qu'il faut avant tout consulter la susceptibilité de l'estomac, variable, pour ainsi dire, avec chaque malade, et se rendre compte au préalable de son pouvoir digestif, si fréquemment altéré chez les tuberculeux. En outre, l'on devra savoir quels sont les aliments à employer, et bien connaître leur valeur nutritive et la facilité plus ou moins grande de leur assimilation. Il nous parait même indispensable de procéder dès à présent à cette étude.

D'après les données de la chimie biologique, la ration moyenne d'entretien pour un adulte est de :

Albumine,	100
Graisse,	50
Hydrate de carbone,	400 à 500

Quelques physiologistes donnent les chiffres suivants :

Albumine,	100
Graisse,	100
Hydrate de carbone,	300

La quantité de substances carbonées est ici diminuée de moitié ; mais celle de la graisse est deux fois plus grande : ces proportions, au fond, correspondent au même taux d'entretien, puisque, comme résultat, la graisse a environ une valeur double de celle des sucres et des féculents.

Cependant, si cette ration est strictement suffisante pour un individu en repos ou qui se livre à un travail très modéré, il n'en est plus de même pour l'adolescent qui grandit, pour l'ouvrier qui peine toute la journée, ni pour le tuberculeux dont les tissus sont soumis à une désagrégation anormale.

En effet, nous savons que les malades atteints de phtisie subissent une déperdition spéciale de leurs composés organiques qui produit cet aimaigrissement rapide, cette débilité profonde que l'on observe chez eux si souvent. Il est donc de toute nécessité qu'une alimentation vienne arrêter cette dénutrition, remédier aux altérations déjà produites et donner aux cellules l'énergie, la force de résistance qui leur est indispensable pour triompher de l'action destructive des bacilles et en empêcher le développement.

L'usure organique dont nous parlons se traduit par une élimination plus considérable, chez les tuberculeux, d'urée, de carbone, de chlorures et de phosphates. Ces déchets proviennent de composés dont les uns, appelés albuminates, renferment de l'azote, du carbone, de l'hydrogène et de l'oxygène (myosine des muscles, albumine et fibrine du sang, etc.); les autres, privés d'azote, comprennent les graisses et des hydrates de carbone (fécules, sucres); d'autres enfin sont des sels contenus dans le corps : chlorure de soude, de potasse, phosphate de chaux, etc.

Or, la reconstitution qu'il s'agit d'obtenir ne pouvant avoir lieu qu'en réparant, au moyen d'éléments similaires, les pertes causées par une désagrégation continue, on devra choisir une nourriture qui possède ces mêmes principes, et, par conséquent, faire usage de viande, d'œufs, de graisses, de lait, de féculents, et non s'astreindre à ces régimes exclusifs qui parfois ont été très imprudemment conseillés.

Par exemple, sous prétexte de donner l'alimentation la plus fortifiante contenue dans le moindre volume possible, quelques médecins, particulièrement en Allemagne, ont prescrit à leurs malades de se nourrir uniquement de viande : c'est évidemment là une erreur manifeste.

Sans doute, les albuminates provenant de la chair musculaire peuvent au besoin, comme on l'a démontré, se dédoubler en graisse et en fécule et former une nourriture mixte ; mais il faudrait en absorber plusieurs kilos pour avoir la quantité de carbone que nous éliminons en 24 heures par la respiration et dans les urines. De plus, cette alimentation, au lieu de servir à la reconstitution des tissus, n'aboutit finalement qu'à une décomposition, à une combustion exagérée d'albuminates qui se traduit aussitôt par un excès d'urée. La preuve de l'insuffisance de cette nourriture a été faite expérimentalement. Les animaux qu'on a soumis à ce régime maigrissent et meurent au bout de quelques semaines, quand on ne leur donne pas autre chose que de la viande.

Il en serait de même si on n'ingérait que des féculents et du lait. Pour atteindre en principes azotés le taux nutritif nécessaire, on serait obligé de consommer 2 kilog. 500 de riz, et plus de 8 kilog. de pommes de terre. Le régime lacté, suffisant pour le premier âge, offre plus tard des inconvénients semblables. Le lait cependant est un aliment complet puisqu'il renferme des albuminates, des graisses, des hydrocarbures et des sels; mais la proportion dans laquelle se trouvent ces substances est toute différente de celle qui doit entrer dans l'alimentation d'un adulte. Tandis que, avec 3 litres, on trouverait les 100 à 120 grammes de graisse de la ration normale, il faudrait 4 litres pour trouver les 120 grammes d'albuminates et plus de 5 litres pour les 250 grammes d'hydrocarbures que nous dépensons par 24 heures.

Il est donc impossible d'arrêter le dépérissement organique avec une nourriture exclusivement lactée ou végétale; on ne ferait, au contraire, que l'augmenter. D'ailleurs, la variété des aliments plaît aux malades et nous est souvent d'un grand secours pour triompher de leur dégoût, pour stimuler leur appétit. Car il est essentiel que le tuberculeux mange, et mange même davantage que lorsqu'il jouissait encore d'une bonne santé, puisque les déperditions sont, chez lui, en plus grande quantité qu'à l'état normal : c'est la condition primordiale, indispensable, sans laquelle on ne peut guérir, et que le médecin, par tous les moyens dont il dispose, s'efforcera d'atteindre.

Nous allons maintenant jeter un coup d'œil sur les aliments les plus usuels et donner pour chacun d'eux, au double point de vue de la digestion et de la nutrition, les indications spéciales qui les concernent.

II

LES VIANDES

La viande de *bœuf* est celle qui présente les meilleures proportions de principes azotés, de gélatine et de graisse : en moyenne 200 de substance azotée, d'albumine ; 230 de graisse, 20 de gélatine et 550 d'eau pour 1,000 de chair musculaire. Elle constitue l'aliment le plus digestif et le plus assimilable.

La viande de *mouton* et celle de *porc* surtout contiennent davantage de graisse ; c'est le contraire pour le *veau* : il y a chez celle-ci prédominance de tissu cellulaire qui, par la cuisson, se transforme en gélatine.

La *volaille* renferme plus de corps gras et de gélatine ; le gibier a très peu de graisse, et, par contre, une forte proportion d'albuminate.

Les *poissons*, merlan, turbot, sole, sont riches en éléments nutritifs et digèrent facilement ; il n'en est pas de même du saumon, du maquereau, de l'anguille et d'autres où la graisse se rencontre en forte proportion.

Viande crue et viande cuite. — La viande cuite est plus longue à digérer et paraît moins assimilable que la viande crue finement hachée ou râpée, comme on la prend habituellement. Les albuminates se coagulent par la chaleur, et le suc gastrique a plus difficilement prise sur eux. Néanmoins, il vaut mieux conseiller les viandes cuites, parce qu'elles sont plus appétissantes, et que, pour cette raison, les malades en mangent davantage. D'autre part, on est certain que les bacilles ou le tœnia qu'elles auraient pu contenir, ce qui d'ailleurs est relativement rare, sont détruits par la cuisson.

Dans le cas où le tuberculeux est dyspeptique et s'il est atteint de diarrhée, s'il s'alimente mal, il devra prendre de la viande crue, réduite en pulpe, qui est d'une digestion très facile et plus prompte que la viande simplement hachée. Pour la préparer, on prend un morceau de bœuf bien maigre : filet, tranche ou faux-filet ; on en racle la surface avec un couteau, puis on pile dans un mortier la viande ainsi transformée, et, afin de la débarrasser de ses filaments, on la fait passer à travers un tamis, au moyen d'une spatule ou d'une cuillère. Cette préparation sera exécutée deux fois par jour, pendant l'été, et seulement le matin dans les autres saisons : on la tiendra toujours soigneusement au frais et dans un vase clos.

Ainsi pulpée, la viande peut alors être donnée sous différentes formes ; tantôt on la roule en petites boulettes de quatre à cinq grammes, que l'on saupoudre de sucre et que l'on arrose d'un peu de cognac, de rhum ou de kirsch ; tantôt on l'incorpore dans des confitures de groseilles, dans des fruits cuits ; d'autres fois on la mélange à des jaunes d'œufs, à des œufs brouillés, ou mieux à du tapioca au gras, pas trop chaud ; la préparation a l'aspect d'une purée de tomates et n'offre pour ainsi dire que le goût de bouillon : c'est elle que l'on prend en général avec le moins de répugnance.

Du reste, on laissera les malades indiquer leurs préférences ; l'important est qu'ils en absorbent de 100 à 200 grammes par jour, et par doses aussi fractionnées qu'ils voudront.

La *viande saignante* ne diffère de la viande crue que par une légère cuisson à l'extérieur ; elle est d'une digestion beaucoup moins facile que celle dont nous venons de parler.

A propos de viande saignante, on attribue dans le public une très grande valeur nutritive au liquide rougeâtre qui provient du bifteck, du rosbeef, du gigot, etc., ou de morceaux hachés et soumis à la presse. En réalité, ce jus de viande est loin de mériter la réputation qu'on lui a faite. Il renferme de l'eau, des substances solubles, des sels, mais fort peu de substances azotées.

Bouillon et bœuf bouilli. — Tel qu'on le prépare habituellement, le *bouillon* contient une quantité d'albuminates d'autant plus faible qu'on l'enlève presque toute en écumant ; de la gélatine provenant des os, des tendons, de la peau, etc., qui se transformera en albuminoïdes, pour conserver plutôt que pour réparer elle-même les tissus; de la graisse, des hydrates de carbone, des sels en proportion assez forte : phosphate et chlorure.

Le bouillon ne renferme en somme que très peu de matières organiques et ne possède qu'un pouvoir nutritif très restreint. Il parait utile pour exciter la sécrétion du suc gastrique et aider à la digestion des aliments azotés.

Il en est de même du *thé de bœuf*, préparé avec de la viande coupée en petits morceaux, mise dans de l'eau chauffée doucement jusqu'à ébullition, et que l'on passe ensuite dans un linge.

Le jus de viande fait au bain-marie, dans une *marmite américaine*, n'a pas beaucoup plus de valeur.

Les *consommés*, les *extraits de viande*, les préparations pharmaceutiques où la chair musculaire est dissoute dans des liqueurs, des vins ou des sirops, rentrent tous dans la même catégorie.

Le bœuf bouilli ou plus simplement *le bouilli* a eu de nombreux détracteurs. L'opinion qui considère le bouillon comme un aliment nutritif doit nécessairement refuser cette qualité à la viande dont on s'est servi pour le préparer. D'après ce que nous avons vu plus haut, c'est évidemment le contraire qui est vrai. La cuisson dans l'eau n'épuise pas le pouvoir alimentaire du bouilli. Il perd de sa saveur et une certaine quantité de ses principes solubles : il n'en reste pas moins une bonne nourriture, inférieure toutefois à la viande crue ou rôtie.

Poudre de viande. — On l'obtient en desséchant de la viande dégraissée à 65°, pour éviter de coaguler l'albumine, et on la stérilise ensuite à 110. Elle représente quatre fois son poids de viande crue. La dose à ingérer peut varier entre 50, 100 et 150 grammes par jour. Elle est très assimilable, mais il faut avoir soin de la prendre fraîche, car elle s'altère assez facilement et les principes toxiques peuvent s'y développer et provoquer des accidents du côté des voies digestives.

On la donne dans du bouillon, du lait, du chocolat, des purées, des potages au tapioca, aux lentilles.

Le professeur Debove qui, le premier, en a fait usage, a obtenu par ce moyen des améliorations nombreuses. C'est évidemment un aliment de grande valeur, dont les malades se fatiguent quelquefois assez vite à cause de sa saveur qui n'est pas très agréable.

Les *peptones* résultent de l'action, sur la viande, de la pepsine et de l'acide chlorhydrique dissous dans une certaine quantité d'eau. Le travail digestif se trouve ainsi réduit au minimum. Les peptones séjournent très peu dans l'estomac et sont promptement assimilées.

Leur consistance est solide ou liquide, suivant les préparations qu'on leur fait subir. On les donne à la dose de 50 à 60 grammes par jour.

Le *sang* a été, à certains moments, fort en honneur pour reconstituer l'organisme affaibli des tuberculeux. Il est incontestable que ses éléments nutritifs représentent un chiffre assez élevé. Mais pour que la fibrine ne se coagule pas, il faut le prendre à l'abattoir, alors qu'il sort tout fumant de l'animal qu'on tue. C'est là une pratique répugnante et qui n'offre aucun avantage particulier, attendu que le sang n'est pas supérieur, en tant que nourriture, à la chair musculaire des animaux dont on le retire.

III

LE LAIT, LES ŒUFS

Le lait est un aliment complet; il renferme une substance azotée, la caséine; des matières grasses, le beurre; un hydrate de carbone, le sucre de lait; de l'eau et des sels, phosphates et chlorures.

Ces éléments nutritifs sont relativement en assez faible quantité, et il faudrait absorber 4 ou 5 litres de lait par jour pour avoir une somme suffisante de principes azotés et d'hydrocarbures.

On comprend combien il est difficile d'imposer un pareil régime aux tuberculeux. Nous nous contentons de leur en donner un litre, par vingt-quatre heures, et nous abaissons même cette dose si leur appétit pour d'autre nourriture vient à être diminué.

Cependant certains médecins, Brehmer entre autres, dans son célèbre établissement de Goërbersdorf, en font absorber trois ou quatre litres à ceux qui ont de la fièvre.

Le lait cru serait un peu plus nourrissant que le lait bouilli et paraîtrait plus digestif : ce dernier, néanmoins, est préférable, parce que la cuisson le débarrasse des bacilles qui pourraient s'y trouver.

Aussitôt qu'il est dans l'estomac, le lait se coagule par l'action du suc gastrique ; la caséine insoluble qui est alors formée, est attaquée par la pepsine et se transforme en une peptone soluble; puis, le suc gastrique agissant sur le sucre de lait, celui-ci se modifie par la fermentation et devient de l'acide lactique.

On fait surtout usage du lait de vache, de chèvre ou d'ânesse.

La composition de ces différents laits présente d'assez grandes différences.

Comparé à celui *de la femme*, le lait *de vache* contient beaucoup plus de caséine, d'albumine et davantage de sels ; par contre, il renferme moins de graisse et d'hydrocarbure.

Le lait *de chèvre* est plus gras que celui de

vache; sa richesse en sucre n'est pas aussi grande; la proportion de caséine est sensiblement la même.

Le lait *d'ânesse* renferme peu de caséine, 20 seulement, et de corps gras, 12,50. La quantité de sucre et de sels y est plus élevée. Il digère mieux que les autres laits, mais il nourrit moins : inutile donc de lui donner la préférence, d'autant qu'il coûte relativement assez cher.

Les malades prendront le lait par grandes tasses : une le matin, une dans l'après-midi et une troisième le soir. Certaines personnes ont pour cet aliment un dégoût profond ; il faut essayer alors d'y ajouter un peu de kirsch, de cognac, ou d'eau de laurier-cerise, de manière à en changer la saveur.

Lorsqu'il provoque de la diarrhée, donner de l'eau de chaux ou du bismuth ; s'il digère mal, s'il y a des renvois acides, un verre d'eau de Vichy par litre, ou simplement deux grammes de bicarbonate de soude remédieront à ces inconvénients.

La cure de petit-lait. — Exposé pendant un certain temps à l'air, le lait se coagule et cette masse de caséine nage au milieu d'un liquide blanc verdâtre qui est le *petit-lait.*

Dans la campagne, on le prépare habituellement avec de la présure.

Le petit-lait ne contient ni caséine, ni beurre,

mais seulement du sucre, des sels et des traces d'albumine : il ne doit pas être considéré comme un aliment.

La cure de petit-lait jouit encore d'une certaine réputation et continue à être pratiquée en Allemagne, en Suisse, dans la Hongrie : les stations spéciales y sont même assez nombreuses.

Généralement, les premiers jours, on boit deux verres de petit-lait, le matin, à un quart d'heure d'intervalle. S'il est bien supporté, sans fatigue d'estomac, sans vomissement, sans diarrhée, on augmente progressivement la dose jusqu'à quatre et cinq verres : deux le matin et deux ou trois dans l'après-midi.

Ce traitement, que l'on complète par un régime de viandes grasses et de légumes verts, est laxatif et diurétique. Les seuls bénéfices que les tuberculeux puissent en retirer proviennent uniquement de leur séjour dans l'air pur des montagnes.

Le koumyss est une boisson très en usage dans l'Asie centrale. Les Russes atteints d'affection pulmonaire vont en faire des cures dans la Tartarie.

C'est du lait de jument, d'ânesse ou de vache, traité par un ferment, par du vieux koumyss desséché ou simplement par de la levûre de bière. On remue fréquemment avec un bâtonet ; au bout de trois jours, le koumyss est achevé.

Le liquide ainsi obtenu est blanchâtre,

gazeux, acidulé et légèrement alcoolique. Il contient de la caséine, du sucre de lait, de l'acide lactique, de l'alcool et de l'acide carbonique.

Il excite l'appétit et sert aussi comme aliment.

La dose journalière est d'un à quatre verres. On commence par du koumyss qui n'a fermenté qu'un jour, puis on continue par celui de deux et de trois jours.

Les indigènes et ceux qui, dans leur pays, font des cures spéciales, en absorbent de deux à quatre bouteilles.

Le képhir a des qualités à peu près identiques à celles du koumyss. Il se prépare dans les montagnes du Caucase, en soumettant du lait de vache à l'action d'un ferment particulier, le dispora caucasia. Le sucre de lait se dédouble en alcool et en acide carbonique.

Il relève les forces, augmente le poids du corps et provoque même de l'embonpoint chez ceux qui en prennent fréquemment.

Dujardin-Beaumetz a donné la formule d'une boisson analogue qu'il a appelée *galazyme*.

Faire une solution composée de : levûre de bière, 4 ; sucre pulvérisé, 10 ; eau distillée, 10 ; verser dans une bouteille d'un litre, à fortes parois ; remplir ensuite avec du lait ; boucher, ficeler et coucher la bouteille dans un local à 15°. Quarante-huit heures après, le liquide est préparé.

Les œufs sont, comme le lait, un aliment complet. On y trouve en effet des substances azotées, albumine, vitelline; des corps gras dans le jaune; des chlorures; des phosphates et du soufre.

L'azote y est en quantité notable et la graisse, finement divisée, est très digestible, même pour des estomacs délicats.

A poids égal, on considère l'œuf comme trois à quatre fois plus nutritif que le lait et presque autant que la viande.

C'est donc une nourriture très précieuse pour les tuberculeux.

Ils en prendront cinq à six par jour et aussi peu cuits que possible, car leur digestibilité est en raison inverse de leur degré de cuisson. On peut les associer à du lait, à des purées, à du bouillon, ou mieux les battre dans un verre et les avaler presque crus.

IV

LES GRAISSES

Les substances grasses servent aux combustions organiques. Plus que tout autre aliment, elles produisent de la chaleur, et, par suite, du mouvement et de la force. Cependant elles ne sont pas brûlées en totalité à mesure que nous les absorbons : une partie est assimilée et se fixe dans nos tissus et dans nos organes.

Leur destruction est activée par le travail musculaire et, dans un exercice violent, elle peut dépasser trois ou quatre fois celle qui a lieu au repos. La graisse est donc un combustible dont la consommation est proportionnée à la dépense de force faite par les muscles.

Lorsqu'elle vient à manquer dans le corps, il s'en forme aux dépens des tissus, aux dépens de l'organisme qui s'use alors rapidement.

Ainsi la graisse ne sert pas seulement à produire de la chaleur, elle aide encore à protéger l'ensemble de nos éléments albuminoïdes. Pour se brûler et se transformer en acide carbonique et en eau, elle a besoin, beaucoup plus que les fécules, d'une quantité considérable d'oxygène : si l'organisme est riche en matières grasses, l'oxygène respiré y rencontre des substances faciles à comburer et épargne d'autant les albuminates qui constituent nos organes. Et pendant que l'usure de ces albuminates se ralentit, il devient moins urgent de s'annexer les aliments azotés qui les fournissent : c'est la raison pour laquelle l'inanition se produit bien plus lentement chez les individus obèses que chez les maigres. Par conséquent la graisse doit être considérée comme un véritable modérateur de la dénutrition.

Cette fonction est également dévolue aux sucres et aux fécules qui, au besoin, pourraient remplacer les substances grasses, mais il faudrait en employer le double pour obtenir l'équivalent de calorique.

Il est donc indispensable que les graisses fassent partie de l'alimentation des phtisiques. Ils doivent en ingérer de 100 à 120 grammes par jour. Ils choisiront de préférence des graisses liquides qui sont généralement plus assimilables, en raison de la quantité prédominante d'oléine qu'elles contiennent, relativement à la stéarine et à la margarine dont l'absorption se fait difficilement. La meilleure est sans contredit l'huile de foie de morue, qu'une longue tradition a justement consacrée.

L'huile de foie de morue se compose d'acide oléique 74 0/0, d'acide margarique et d'acides biliaires qui la rendent promptement absorbable. On y trouve aussi quelques milligrammes par litre d'iode et de phosphore, des traces de brome, de chlore, de soufre, etc., trop minimes pour avoir quelque influence ; aussi agit-elle principalement comme substance alimentaire et non comme médicament.

Au point de vue de sa coloration, elle offre différents aspects, suivant le degré de fermentation que les foies ont subi : elle peut être blanche (incolore), blonde ou brune. L'huile blanche serait, paraît-il, falsifiée ;

il vaut mieux employer l'une des deux autres.

On commence ordinairement par une grande cuillerée, pour arriver à quatre et bientôt à dix par jour.

Sa saveur désagréable est souvent un obstacle qui empêche les malades d'en prendre. Divers moyens sont conseillés pour obvier à cet inconvénient ; par exemple, se rincer la bouche avec de l'eau de menthe très froide, avaler l'huile et prendre par-dessus un peu de vin de quinquina : il y a aussi des cuillers fabriquées spécialement pour cet usage.

Ce dégoût peut provenir du trop long séjour de l'huile dans l'estomac ; or, comme les corps gras ne s'assimilent pas dans cet organe, il faut le plus rapidement possible les obliger à passer dans l'intestin où leur digestion a lieu. C'est pour cela qu'il convient de donner l'huile de foie de morue aux repas, et, par-dessus, une ou deux tasses de thé qui activent sa sortie de l'estomac.

On ne se laissera pas du reste rebuter par les premiers essais : on aura le courage de persister, et, ainsi qu'il arrive fréquemment, on finira par s'y habituer et par prendre facilement les doses prescrites. Bien entendu il y aurait contre-indication formelle dans le cas de vomissements, de nausées trop persistantes, ou de diarrhée.

Ls autres substances grasses dont nous nous servons proviennent des animaux qui déjà nous fournissent leur chair musculaire, et des céréales.

Les œufs nous offrent également la plus grande partie de leur jaune, et, dans le lait, nous avons le beurre qui est, à juste titre, très employé et l'un des corps gras les plus digestibles, ou plutôt les mieux supportés par les tuberculeux.

V

CÉRÉALES, LÉGUMES ET FRUITS

Les céréales : blé, seigle, avoine, orge, maïs, ont, en principes azotés, une moyenne de 12 à 15 pour 100, et 60 à 65 pour 100 d'hydrates de carbone : fécules et sucres ; le riz, 82 pour 100.

Nous ne parlerons pas des légumes verts ; ce ne sont pas à proprement parler des substances alimentaires. Ils sont indigestes à cause de la cellulose qu'ils renferment, et encombrent inutilement les voies digestives.

Les légumes secs : haricots blancs, pois verts desséchés, lentilles, contiennent de 22 à 25 pour 100 de substances azotées : taux supérieur à celui des céréales et même à celui de la viande qui n'est que de 18 à 20. Les hydrates de carbone y entrent dans la proportion de 54 à 58 pour 100.

On trouve en outre, dans les céréales et les légumes secs, des corps gras, des matières minérales, de la cellulose.

Ces aliments tirés du règne végétal sont donc, comme le lait et les œufs, des aliments complets dont la composition indique le double rôle physiologique qu'ils sont destinés à remplir.

Par leurs fécules, ils ont une grande analogie avec les corps gras. Ils se décomposent rapidement, forment de l'acide carbonique et de l'eau, produisent de la chaleur et aident aussi au travail des muscles. Mais, pour obtenir la même quantité d'acide carbonique, il faut plus du double de fécule que de corps gras : 100 grammes de graisse donnent autant de chaleur que 232 grammes de fécule (Rubner).

Ils protègent, à un degré moindre que les graisses, les albuminoïdes contre la désassimilation, et contribuent ainsi à maintenir l'intégrité de l'organisme. D'autre part, la proportion de matières azotées qu'ils renferment, leur donne un pouvoir nutritif qui ressemble à celui de la viande.

Par conséquent, au point de vue des éléments primordiaux, le régime carné et le régime végétarien sont, à vrai dire, identiques ; et l'on comprend fort bien que ce dernier suffise aux habitants de certaines contrées, et à ceux qui, par esprit religieux ou philosophique, suivent les prescriptions des sociétés végétariennes.

La seule différence qui existe, et ici, dans l'affection dont nous nous occupons, c'est un point très important, réside dans la digestibilité plus ou moins prompte de ces substances.

L'albumine et la graisse provenant des substances animales : œufs, lait, viandes surtout, sont rapidement absorbées et il n'en reste que fort peu dans les évacuations.

Il en est tout autrement pour les matières alimentaires végétales. Leur albumine, mélangée à une grande masse de fécule, est emprisonnée dans une trame celluleuse que les liquides digestifs attaquent difficilement, et une notable partie de fécule et d'albumine traverse l'intestin sans être digérée : d'où l'obligation, pour faire face aux déchets organiques, d'ingérer une quantité de ces substances, beaucoup plus considérables que celles qui nous sont fournies par les animaux. Il y aura de la sorte une suractivité fonctionnelle fort préjudiciable aux tuberculeux dont précisément les organes digestifs sont ordinairement en mauvais état.

On doit donc considérer les céréales et les légumes secs comme des aliments très utiles et très précieux, mais on ne les laissera pas prédominer dans la nourriture des phtisiques.

Parmi les préparations alimentaires auxquelles donnent lieu les céréales, la plus usitée en France est *le pain*. Il ne mérite pas sans réserve la réputation qu'on lui a faite. Que ce soit du pain blanc ou du pain noir, ou encore de ce pain complet dont on a parlé un moment, sa valeur nutritive ne diffère pas de celle du blé ou du seigle dont il provient. Assez souvent, à cause des ferments qui s'y rencontrent et se développent dans l'estomac, il est mal supporté par certains malades. Il faut n'en user que modérément, et manger de préférence la croûte qui renferme plus de principes assimilables que la mie.

Les pois, les haricots et surtout *les lentilles* lui sont supérieurs. Comme tous les aliments qui renferment beaucoup de fécule, ils seront broyés avec soin et finement divisés par la mastication, pour qu'ils s'imprègnent de la salive nécessaire à leur digestion ; le mieux serait d'employer leur farine et d'en faire des purées ou des bouillies au lait.

Le chocolat constitue lui aussi un véritable aliment ; il renferme des corps gras (beurre de cacao) d'une digestion assez difficile, de la fécule, un peu d'albuminates et surtout du sucre. Il y a de plus, en petite quantité, un principe excitant, identique à celui du café.

Les pâtes alimentaires n'ayant subi aucune fermentation : vermicelle, nouilles, macaroni, etc., peuvent être fréquemment employées.

Le riz, qui est la principale nourriture d'une grande partie des populations de l'Inde, *la pomme de terre* dont l'usage est si répandu dans notre pays et dans les régions du nord, sont pourtant de fort pauvres aliments, en raison du peu de substances azotées qu'ils contiennent : 6 à 7 pour 100 pour le riz et 1,5 à 1,7 pour les pommes de terre. Ainsi que nous l'avons vu précédemment, il faudrait plus de huit kilogrammes de pommes de terre si l'on voulait avoir la moyenne d'albuminates indispensable à la nutrition journalière, ce que l'on obtient avec 500 grammes de viande. Cet exemple suffit pour juger de leur valeur.

Toutefois, lorsque le pain est mal digéré, on le remplace avec certain avantage par du riz ou des pommes de terre cuites dans très peu d'eau.

Pour le riz, on fera en sorte que la légère pellicule cellulaire qui enveloppe chaque grain n'éclate pas et que la préparation ne ressemble pas à une purée ou à une pâte. On le met cuire dans une égale quantité d'eau que l'on porte rapidement à ébullition. Une fois l'eau évaporée, on retire du feu et l'on ajoute un peu de beurre ou de graisse et de sel. C'est alors une nourriture d'une digestibilité très facile et que l'on mélangera avec profit à tous les autres aliments, en guise de pain.

Les fruits ne peuvent pas servir d'aliment. Certains d'entre eux, les poires, les cerises, les fraises, les raisins, etc., renferment une notable quantité de sucre; pour d'autres, amandes, noix, olives, ce sont les matières grasses qui prédominent. Les châtaignes ne contiennent guère que de la fécule.

Nous dirons cependant quelques mots d'une médication qui est encore en usage en Suisse, en Allemagne, en Autriche : *la cure de raisin.*

Elle a été aussi vantée que celle de petit-lait, et n'est d'ailleurs pas plus efficace.

C'est le sucre qui domine dans le raisin, en des proportions très variables suivant sa qualité, sa maturité et la nature du sol où il se développe.

A Vevey, à Montreux, à Méran, où vont chaque année un certain nombre de malades, on commence par en prendre un kilo par jour, puis on augmente jusqu'à deux et quelquefois trois ou quatre kilos. Il est de toute nécessité que l'alimentation soit très fortifiante, sinon il se produit un rapide affaiblissement de l'organisme.

Les phtisiques retirent rarement quelque avantage de cette cure, et la diarrhée dont elle s'accompagne peut au contraire leur être des plus funestes.

VI

BOISSONS DIVERSES

Les différents liquides alcooliques : vin, bière, cidre, liqueurs, n'agissent que par l'alcool qu'ils contiennent.

D'après Lallemand, Perrin, Duroy, l'alcool n'est pas, comme on le croyait, brûlé dans l'organisme et ne produit nullement de la chaleur et de la force. Tandis qu'une faible quantité s'élimine par les urines et par le poumon, la plus grande partie reste dans l'organisme et se fixe particulièrement dans le foie, les muscles et surtout le cerveau.

Mais s'il ne participe pas lui-même aux oxydations, il agit du moins sur elles en les modérant, en les rendant plus utiles. Par là, il enraye la dénutrition, l'usure de nos tissus, et, à titre de moyens d'épargne, il contribue au maintien des forces et de l'équilibre nutritif de l'organisme.

De plus, il stimule la circulation générale et sert d'excitant aux muscles et aux nerfs : action qui n'est que momentanée.

Rien n'autorise donc à considérer les boissons alcooliques comme des aliments reconstituants; ce sont des aliments d'épargne et comme tels, ils peuvent être d'une réelle utilité pour les tuberculeux.

Il est bien évident que nous ne parlons ici que de l'alcool pris modérément et non en quantité abusive, car alors tous les avantages disparaissent et les dangers habituels de l'alcoolisme éclatent : dégénérescence graisseuse des muscles, des artères et du cœur, destruction de la texture normale du foie et des reins, inflammation chronique du cerveau, etc. Nous avons vu que dans les villes, c'est une des causes prédisposantes les plus habituelles de la tuberculose.

Le vin est de toutes les boissons alcooliques celle que l'on doit préférer, à condition qu'il soit de très bonne qualité. On en prendra un ou deux verres à bordeaux par repas.

La *bière* n'a pas les qualités nutritives qu'on lui attribue communément. Elle produit un alourdissement beaucoup plus marqué que les autres boissons fermentées. Si on a un dégoût du vin, on peut en faire usage et en particulier du stout ou bien du malt.

Le *cidre* et le *poiré* sont des boissons gazeuses faiblement alcoolisées, et dont l'alcool est très inférieur à celui du vin.

Quant aux *liqueurs*, il n'y a trop que l'*eau-de-vie* provenant de la distillation des raisins fermentés, le véritable *cognac*, qu'on puisse conseiller aux malades. Ils n'en prendront jamais à jeun et seulement un petit verre après chaque repas, dans le cas où ils s'abstiendraient de vin ou de bière en mangeant.

Tous les autres alcools tirés des fruits, des céréales, des pommes de terre, etc., ont des propriétés toxiques et seront sévèrement proscrits.

Le *thé* et le *café* ne sont à aucun titre des substances alimentaires. On avait pensé qu'ils exerçaient sur l'économie une action à peu près semblable à celle de l'alcool et ralentissaient la décomposition des tissus ; des expériences nombreuses sont venues prouver qu'ils sont sans effet sur les mutations moléculaires.

Ils n'agissent sur l'organisme qu'en augmentant l'excitabilité des muscles et des nerfs, en relevant l'activité et l'énergie cardiaque. Or, c'est précisément à cause de ces influences excitantes et des conséquences fâcheuses qu'elles peuvent avoir sur le sommeil et sur la circulation générale, que les tuberculeux devront précisément éviter d'en faire usage, ou du moins n'en prendront qu'à de très petites doses et jamais le soir.

A ce propos, il n'est pas inutile de répéter, puisque cette erreur persiste encore, que le *café au lait* n'a jamais eu les graves inconvénients que continue à lui attribuer le public féminin : c'est, au contraire, un moyen de faire absorber du lait que beaucoup, sans cette addition légère de café, n'accepteraient pas.

VII

RÉGIME ALIMENTAIRE

Le choix d'un régime n'est pas aussi facile qu'on le croit communément, par cette double

13.

raison que l'estomac des tuberculeux est un estomac très sensible et le plus souvent malade et que, néanmoins, afin de réparer les pertes organiques causées par les bacilles, on lui demande davantage qu'à celui d'un homme bien portant. On devra donc surveiller de fort près la quantité et la qualité de la nourriture qu'on lui donnera, pour éviter de le fatiguer, de le surmener, pour qu'il n'y ait aucun travail inutile et que cet organe, en un mot, arrive à digérer, avec un minimum d'effort, le plus d'aliments assimilables possibles.

Par conséquent, le malade ne mangera pas n'importe quoi, selon son désir ou son caprice, comme parfois on le lui conseille : en agissant ainsi, la dyspepsie qui le guette et frappe plus des deux tiers des phtisiques, ne tarderait pas à paraître et à compliquer singulièrement une situation déjà certes suffisamment grave par elle-même. Il faut, au contraire, ne risquer aucune imprudence et savoir conserver très précieusement son estomac, si l'on a cette chance de l'avoir assez bon; de même que l'on fera tout pour le guérir, quand l'intégrité de ses fonctions se trouvera compromise ; car, suivant l'expression de M. Daremberg, « l'estomac est la place forte des phtisiques et l'alimentation leur grand moyen de défense ».

Les indications varient, on le comprend, avec chaque cas particulier, suivant l'âge, le degré de la tuberculose, l'état de l'appareil gastro-intestinal, la fièvre, les complications, et il n'est pas trop de toute l'attention du médecin pour régler cette question si délicate de la nutrition. C'est lui qui choisira, connaissant d'un côté la digestibilité et la valeur reconstituante des aliments, et, de l'autre, la susceptibilité de son malade, le régime qu'il devra lui conseiller et diriger, suivant les circonstances et les phénomènes susceptibles de se produire au cours de l'affection.

Il n'y a donc pas de type alimentaire absolu ; aussi nous bornerons-nous à quelques prescriptions générales suivant que le tuberculeux a ou n'a pas de la fièvre, suivant qu'il est ou non atteint de dyspepsie.

Nous avons dit que dans cette maladie essentiellement désorganisatrice, il est nécessaire de prendre non seulement la nourriture ordinaire qui sert à l'homme en bonne santé, mais encore une ration supplémentaire, destinée à réparer les pertes continuelles subies du fait même de la tuberculose. Et comme cette désagrégation a lieu surtout aux dépens des composés azotés, il en résulte que les albuminoïdes, sans constituer un régime exclusif, devront toujours prédominer dans l'alimentation.

Lorsque le phtisique n'est ni dyspeptique, ni fiévreux, il trouvera, croyons-nous, un grand avantage à se conformer aux indications qui suivent :

Prendre par vingt-quatre heures : viande

500 grammes, (poisson, bœuf, mouton, veau, charcuterie), pain 300, beurre et graisse 60, légumes secs variés 300, trois ou quatre œufs et un demi-litre ou un litre de lait. Les 500 grammes de viande donneront 100 grammes de substances azotées et le pain, 20 grammes ; ce qui fait les 120 grammes d'albuminates que doit contenir une ration normale ; il y aura en plus ceux qui proviennent des œufs, du lait, des légumes secs. Quant aux dépenses journalières de carbone, elles seront largement couvertes par celui qui est renfermé dans les corps gras et dans les féculents.

Quelquefois, il est impossible au malade d'absorber une livre de viande par jour ; dans ce cas, on augmentera la quantité d'œufs et de légumes riches en azote. Souvent aussi la graisse, le beurre ne digèrent pas ; on les remplacera par le double de leur poids de riz ou de maïs, ou encore par des œufs dont le jaune est habituellement d'une assimilation facile.

Du reste, on se trouvera bien de laisser de temps en temps reposer l'estomac et d'interrompre pendant quelques jours la suralimentation, pour la reprendre ensuite avec plus d'appétit et une énergie digestive nouvelle.

Les divers repas de la journée auront lieu à heures fixes et seront composés de la manière suivante :

Le matin, une tasse de lait, de chocolat ou

de café au lait ; un œuf et du beurre. Il est prudent de ne pas surcharger l'estomac dès le premier déjeuner, autrement on éprouvera des pesanteurs, des malaises, et les autres repas se ressentiront de ce trouble.

A dix heures, un peu de viande crue dans du bouillon.

A midi, deux plats de viande, bouillie, rôtie, braisée ou en ragoût ; beurre, légumes secs en sauce, en purée au lait ; fromage frais, fromage de gruyère ; fruits cuits pas trop sucrés.

Boire très peu, un verre tout au plus de vin et d'eau, de cidre, de bière, ou simplement de l'eau pure et, pour finir, un verre à bordeaux de vin vieux, ou un petit verre de cognac. Dans le cours de ce repas on intercalera une cuillerée de viande crue, supplément qui constitue, avec celle que l'on aura ingérée à dix heures, la suralimentation.

A quatre heures, une tasse de thé au lait et un œuf ou deux.

S'abstenir de manger à quatre heures et à dix heures, si l'on sent que les aliments précédemment absorbés sont encore dans l'estomac.

A sept heures, léger potage au lait, un plat de viande, un plat de légumes féculents ; gâteaux secs (Albert, petits-beurres). Ce repas sera moins copieux que le déjeuner de midi, afin que la nuit soit bonne, qu'une digestion difficile ne vienne pas troubler le sommeil du malade.

Tel est le régime qui paraît le mieux répondre aux besoins des tuberculeux chroniques, qui n'ont ni fièvre ni lésions des organes digestifs.

Pour *les fiévreux*, l'alimentation doit nécessairement différer ; ils devront se soumettre à une diète lactée et féculente : lait en nature avec un peu de cognac ou de rhum ; potages et purées au lait. Souvent ce régime, en même temps qu'il soutient le malade, est plus efficace contre la fièvre que tous les médicaments antifébriles qu'on peut leur prescrire.

On se réglera sur les indications thermométriques pour savoir à quels moments il est utile de prendre ses repas. Puis, lorsque la fièvre aura disparu, on arrivera, en augmentant progressivement la nourriture, à faire de la suralimentation.

Quand, au contraire, malgré toutes les précautions, l'état fébrile persiste, il n'y a pas à hésiter : il faut nourrir le malade et ne plus se préoccuper que de son dépérissement et de la cachexie dans laquelle il tombera, si la diète lactée, même mitigée, est continuée trop longtemps.

Les *dyspeptiques* s'alimenteront à peu près de la même manière, à l'exclusion néanmoins de toute boisson alcoolique. Ils feront en outre usage d'œufs et de viande crue, réduite en pulpe de la façon que nous l'avons dit plus haut.

Contre les douleurs, les flatuosités, la diarrhée ou les vomissements, nous indiquerons certains médicaments utiles, en parlant de la médecine des symptômes; pourtant il ne faut pas oublier que le traitement vraiment efficace de ces incidents pathologiques se trouve avant tout dans un régime alimentaire bien choisi.

Et si le malade, qu'il soit, ou non, fiévreux ou dyspeptique, vient à manquer absolument d'appétit, que devra-t-on faire? Il n'est pas douteux que la situation ne soit alors parfois fort embarrassante.

C'est le cas ou jamais de se servir de lavements nutritifs ; voici deux des formules les plus usitées :

1° Un jaune d'œuf, deux grandes cuillerées de peptones liquides, un verre de lait ; bien mélanger le tout et ajouter cinq gouttes de laudanum pour empêcher la contraction de l'intestin.

2° Deux jaunes d'œufs dans un verre de lait, légèrement salé.

Prendre trois fois par jour un de ces lavements.

On s'efforcera aussi de varier autant que possible le peu de nourriture que mangera le phtisique, et l'on finira bien par trouver quelque aliment qui soit plus facilement accepté par lui que les autres et dont on le sustentera jusqu'à ce que, « l'appétit venant en mangeant », et ici le dicton populaire souvent se vérifie, on parvienne peu à peu à faire disparaître un dégoût qui d'abord semblait invincible.

Cependant, il arrive, rarement il est vrai, que cette aversion soit tellement insurmontable que les malades résistent à tous les raisonnements, à toutes les instances : ils se laisseraient mourir plutôt que de manger. Il n'y a pas à tergiverser : on recourra à la méthode de *l'alimentation forcée*. A l'aide d'une sonde œsophagienne rigide ou d'un tube Faucher, on fera pénétrer dans l'estomac un demi-litre à un litre de lait, auquel on aura incorporé deux ou trois œufs et 100 à 150 grammes de poudre de viande. Trois ou quatre fois par jour on renouvellera l'opération.

Le pouvoir digestif n'étant pas en rapport avec le plus ou moins d'appétit, ces substances alimentaires sont souvent très bien assimilées. On a dû à cette méthode des succès inespérés : des tuberculeux véritablement épuisés ont non seulement repris des forces et augmenté de poids, mais leur dégoût de la nourriture a cessé, l'appétit leur est revenu et ils ont pu continuer la suralimentation sans être obligés de se servir de sonde œsophagienne.

En conséquence, et pour résumer ce que nous venons de dire dans ce chapitre, il faut se préoccuper, par tous les moyens possibles et quel que soit leur état, de nourrir les tuberculeux, et considérer leur alimentation comme la partie principale, comme la base essentielle de leur traitement.

CHAPITRE XIII

Cure d'air.

Le rôle capital de la respiration dans la nutrition générale de l'organisme nous explique toute l'importance que l'air peut avoir pour les tuberculeux.

Nous savons que ce phénomène, loin d'être restreint au simple échange gazeux qui a lieu à travers les parois des alvéoles pulmonaires, absorption d'oxygène et dégagement d'acide carbonique, se poursuit dans l'intimité de nos tissus, où s'opèrent les véritables modifications qui caractérisent cet acte physiologique.

L'oxygène de l'air inspiré, ayant une tension relativement beaucoup plus forte que celui des capillaires du poumon, pénètre dans le liquide sanguin et se trouve transporté par les globules rouges autour des éléments organiques. Là, toujours en vertu de sa pression plus grande, il traverse les artérioles et se met en communication directe avec les cellules dans lesquelles s'accomplissent finalement les oxydations, qui constituent la phase ultime et essentielle de la respiration.

L'acide carbonique, produit par ces combustions, refait le même chemin en sens inverse et s'échappe à chaque expiration, sa tension étant supérieure à celle de l'acide carbonique contenu dans l'atmosphère.

Aussi, n'est-ce point à cause d'une influence curative qu'il aurait directement sur le poumon, que l'air pur, à quelque altitude qu'on le respire, est recommandé tout particulièrement aux phtisiques, mais bien uniquement pour l'énergie de sa fonction nutritive. Or, rappelons-nous qu'en moyenne, nous en respirons 10,000 litres par vingt-quatre heures, et, par conséquent, 2,000 litres d'oxygène dont 500 sont absorbés ; si donc, pour une cause quelconque, l'atmosphère ne renferme plus la quantité normale d'oxygène nécessaire aux oxydations ; si elle se trouve souillée d'éléments étrangers ou délétères qui gênent son fonctionnement, on aura beau essayer d'alimenter et de suralimenter le malade, on n'y parviendra pas ; car les combustions étant entravées, une grande partie de la nourriture restera inutilisée, et il sera impossible d'empêcher la déchéance de cet organisme qu'on voulait reconstituer : c'est ce qui se produit quand les tuberculeux habitent des locaux mal aérés ou trop exigus pour le nombre de personnes qui vivent en même temps avec eux.

Les dangers de cet *air confiné* proviennent du changement de proportion dans les éléments qui composent l'air normal et des matières organiques chassées par l'expiration.

Les modifications chimiques : diminution d'oxygène, augmentation d'acide carbonique, bien qu'elles aient, à n'en pas douter, une influence nuisible sur l'activité des oxydations, n'entrent en général que pour une assez faible part dans les troubles que l'on observe. D'après les évaluations données plus haut, un homme qui, pendant vingt-quatre heures, respirerait le même air dans une chambre soigneusement calfeutrée et de la contenance de dix mètres cubes, ferait perdre à ce milieu 530 litres d'oxygène, c'est-à-dire 5,30 pour 100, sans en éprouver de sérieux inconvénients, puisqu'il a été démontré par Paul Bert et d'autres physiologistes, que l'on peut vivre dans une atmosphère contenant une proportion d'oxygène beaucoup plus faible. Même observation au sujet de l'acide carbonique. Dans cette chambre de dix mètres cubes, il y aura, au bout de la journée, 400 litres d'acide carbonique, ou la vingt-cinquième partie de cet air confiné ; mais MM. Brown-Séquard et d'Arsonval ont pu respirer dans un mélange gazeux qui en contenait six fois plus et n'ont pas ressenti de malaise appréciable.

En admettant qu'aucune ventilation n'ait été faite en vingt-quatre heures, l'atmosphère d'une pièce ayant dix mètres cubes par personne, ne serait donc pas uniquement et particulièrement dangereuse de par la quantité perdue d'oxygène, ni par celle d'acide carbonique accumulée à chaque expiration.

De son côté, Gavarret démontra, par un procédé très ingénieux, que les proportions d'acide carbonique et d'oxygène restant constamment ce qu'elles sont à l'état normal, la mort n'en survenait pas moins pour les animaux obligés de respirer le même air. Enfin, les savants du collège de France que nous venons de citer, firent la preuve directe que la nocuité de l'air confiné était due surtout aux substances organiques excrétées continuellement par l'air expiré et qui se trouvent absorbées dans une chambre close par les personnes qui l'habitent. C'est, en somme, un phénomène d'empoisonnement semblable à celui que l'on observe quand les matières toxiques renfermées dans la sueur, l'urine et autres sécrétions organiques, sont inoculées ou réintroduites par une cause quelconque dans la circulation.

Il en résulte que les médecins sont maintenant à peu près unanimes à condamner l'ancienne habitude qu'on avait de tenir les tuberculeux calfeutrés dans ces chambres dont Peter disait avec tant de raison : « Je ne sais rien de plus hideusement fétide que la chambre à coucher d'un phtisique riche. C'est un endroit soigneusement fermé où il est interdit à l'air d'entrer, comme à l'espérance ; bourrelets aux portes, bourrelets aux fenêtres, épais rideaux enveloppant le lit où le malheureux phtisique mijote à l'étuvée dans sa moiteur et dans son air vingt fois respiré, vingt fois souillé déjà par le contact de ses poumons altérés. »

Les malades doivent au contraire vivre dans un air aussi pur que possible, dont ils ont d'autant plus besoin que, par suite de l'extension de leurs lésions pulmonaires, le champ de l'hématose diminue davantage. Ceux qui seront forcés d'habiter les villes choisiront, dans les faubourgs, un quartier bien aéré ; prendront un logement exposé au midi, et, de préférence, dans les étages supérieurs, avec un balcon où ils s'étendront sur une chaise longue, lorsque le temps le leur permettra.

Néanmoins, et même dans ces conditions, l'atmosphère urbaine ne vaut pas celle des champs. Elle est toujours plus ou moins remplie de germes, de particules de charbon, de poussières organiques desséchées provenant de détritus avariés, de déjections, d'ordures de toutes sortes, qui souillent le sol et s'élèvent ensuite dans le milieu aérien.

Les observations de MM. Miquel et Freundenreich sont très concluantes à cet égard : tandis que dans les montagnes, à une élévation de 2,000 mètres, il n'existe aucune bactérie, dans l'air du parc Montsouris, on en trouve 760 par mètre cube et 5,500 dans celui de la rue de Rivoli. On n'hésitera donc pas, si on en a la facilité, à s'éloigner des villes et à passer plusieurs saisons ou plutôt quelques années à la campagne. C'est le conseil que donnent tous ceux qui se sont occupés d'une manière spéciale de cette maladie, Verneuil entre autres, qui disait : « Grâce au contingent incontestable, fourni par l'aérothérapie, la médication des tuberculeux est certainement plus simple à la campagne qu'à la ville ; la cure dite au grand air est plus réalisable, la résistance aux variations météorologiques plus grande, l'appétit meilleur, le sommeil plus profond ; les médicaments sont mieux tolérés et plus efficaces ; le plus souvent on peut, sinon les supprimer complètement, du moins mettre de côté la polypharmacie et se contenter de quelques agents à action spécifique plus ou moins démontrée. Ces médicaments seront même suspendus si les malades les tolèrent mal ou les absorbent naturellement dans les stations maritimes ou thermales. »

Mais cette cure d'air doit se faire d'une façon continue et prolongée, et non pas seulement à quelques heures du jour et pendant certaines périodes. Elle aura pour corollaire indispensable la *cure de repos*.

La fatigue ne vaut rien pour le phtisique et risque de lui être très funeste. Plus que tout autre, il a besoin de ne pas user ses forces, de ne pas ajouter encore, par des exercices musculaires exagérés ou inutiles, à la dénutrition que provoque sa maladie.

Le fiévreux observera le repos le plus complet et restera toute la journée étendu sur une chaise longue, un châle sur les épaules, les pieds et les jambes enveloppés de bonnes couvertures de laine. Dans cette position horizontale, la circulation se fait mieux, le sang arrive plus facilement aux extrémités qui ont ainsi moins de tendance à se refroidir.

Le malade qui n'a pas de fièvre sera plus difficile à convaincre. Il faut pourtant qu'il sache que la moindre imprudence peut le perdre. Il n'écoutera pas ceux de son entourage qui s'imaginent, comme beaucoup d'autres donneurs de conseils, que le repos affaiblit les tuberculeux, et résistera courageusement au désir qu'il aurait lui-même de sortir à tout propos et de mener la vie agitée des gens bien portants. Il se contentera de courtes promenades, deux ou trois fois par jour, à heures fixes, et de quelques mouvements de cette gymnastique de chambre dont il a été précédemment question : encore faudrait-il interrompre complètement et s'astreindre au repos complet s'il survenait, à la suite, un peu de fièvre. A plus forte raison, pas de ces courses en montagne, de ces excursions qui ont si fréquemment déterminé, chez des phtisiques en bonne voie de guérison, des accès de fièvre, des congestions pulmonaires, des hémoptysies fatales. « J'étais, dit le Dr Charrin, assez partisan de ces promenades, jusqu'au jour où, témoin des recherches du professeur Bouchard, observant moi-même à ses côtés l'influence des efforts, de la motricité sur la température, j'ai vu, de la plus évidente façon, qu'un déplacement léger, insignifiant, suffit pour provoquer un accès de fièvre chez des sujets débiles, souffrants, particulièrement chez des tuberculeux ; une marche des plus réduites, incapable d'agir sur un homme bien portant, impose à ces malheureux des élévations thermiques notables. La conséquence est que vous supprimez d'un côté ce que vous donnez de l'autre, et que ces accès atténuent l'appétit, l'activité nutritive, que le grand air pourrait procurer. »

La fatigue du cerveau, elle aussi, sera évitée avec soin. On laissera de côté les travaux intellectuels, les soucis d'affaires, tout ce qui causerait une trop grande tension d'esprit. L'effort cérébral, comme celui des muscles, dépense, au détriment de l'économie, des matériaux qui seraient utiles aux reconstitutions moléculaires et produit, en outre, des déchets dont les propriétés plus ou moins toxiques entravent la nutrition de l'organisme.

Mais revenons à la cure d'air. Ce traitement ne sera interrompu, disions-nous, sous aucun prétexte, et se continuera le jour et la nuit, et l'hiver aussi bien que l'été.

Une fois le malade habillé, les fenêtres de sa chambre resteront ouvertes toute la journée. A huit heures, il prendra son premier déjeuner et, si le temps est beau, sortira pour une courte promenade, lorsque l'atmosphère aura été réchauffée par le soleil. Il se mettra ensuite sur une chaise longue, bien enveloppé de couvertures, à l'abri du vent et la tête protégée contre les rayons solaires ; sans cette précaution, un soleil trop ardent peut provoquer une fièvre intense.

Après déjeuner, recommencer comme le matin : d'abord une petite promenade, puis un long repos sur la chaise longue. Le dossier étant mobile, on le relèvera pour lire ou pour écrire, pour dessiner ; si l'on veut dormir, on l'abaissera et l'on ne craindra pas de se livrer au sommeil plusieurs fois dans le jour.

A quatre heures, une collation suivie d'une demi-heure de marche modérée. Il est prudent de rentrer avant le coucher du soleil, tout au moins de s'installer sous une vérandah, dans une galerie couverte ou, plus simplement, devant la fenêtre de sa chambre.

On ne sortira pas quand le temps est mauvais, trop humide ou trop chaud, lorsqu'il y a du brouillard, de la pluie, un vent trop violent : il faut alors rester à l'abri dans les appartements.

La nuit, la cure d'air sera continuée ; c'est même à ce moment qu'elle paraît le plus utile.

En effet, la différence, en plus, de l'oxygène absorbé sur l'acide carbonique exhalé est sensiblement supérieure pendant la nuit (Voït) ; il est donc particulièrement nécessaire de fournir à l'organisme un oxygène de bonne qualité et de quantité suffisante ; nous ne pourrons évidemment l'obtenir que par une aération permanente.

En France, on a généralement une répulsion marquée contre cette pratique d'hygiène si simple et si logique. On craint de s'enrhumer, d'avoir des bronchites ; on a peur des conjonctivites, des rhumatismes. Erreur manifeste ; rien de tout cela n'arrive ; pas le moindre inconvénient à redouter si l'on a soin de prendre quelques précautions élémentaires.

Au début, l'air viendra d'une fenêtre ouverte dans une pièce voisine ; puis on fera de l'aération directe. Les persiennes fermées, on entrebâillera la fenêtre de la chambre, et peu à peu on l'ouvrira plus grande. Si elle était trop près du lit, on interposerait un paravent pour empêcher l'air de se répandre, en entrant, sur le malade. Dans les premiers jours, les personnes sujettes à des névralgies, à des coryzas, se couvriront la tête d'un foulard.

Il serait préférable d'avoir, à la partie supérieure de la fenêtre, un vasistas s'ouvrant de haut en bas. A une époque encore récente, les vitres perforées furent très recommandées ; après de nouveaux essais, elles ont été reconnues insuffisantes et aujourd'hui leur usage est délaissé.

La ventilation s'établit par le courant qui résulte nécessairement de la différence de température ; l'air intérieur plus chaud s'échappe par la cheminée, à mesure que l'air plus froid de l'extérieur pénètre dans la chambre.

Les seuls moments où l'on devra fermer les fenêtres, c'est au coucher, jusqu'à ce que le phtisique soit dans son lit et bien couvert ; et le matin, au lever, pendant qu'il fait sa toilette et qu'il s'habille.

Le malade s'habitue vite à cette aération nocturne, et il s'en trouve si bien qu'au bout de quelques jours, il lui serait difficile de s'en priver. On ne comprend vraiment pas pourquoi cette coutume est si peu généralisée, pourquoi elle n'est pas adoptée par tout le monde en France, comme elle l'est, par exemple en Angleterre, pays essentiellement froid et humide.

C'est la conséquence de préjugés absurdes que la science, nous n'en doutons pas, finira sûrement par détruire, quelque tenaces qu'ils paraissent ; car il n'y a qu'à se rendre compte de ce qui se passe réellement, pour être aussitôt convaincu de l'inanité et de l'absurdité des préventions qui persistent encore aujourd'hui.

Dans une chambre qui a les fenêtres ouvertes de la manière dont nous l'avons indiqué, la température reste toujours de plusieurs degrés plus élevée que celle du dehors ; en outre, les variations thermométriques dues à la pluie, aux vents, aux orages, s'y font sentir bien plus lentement, avec beaucoup moins d'énergie; et, ce qui paraitra paradoxal et qui pourtant est parfaitement exact : entre une chambre ainsi aérée et une chambre close, la différence atteint à peine deux à trois degrés (Onimus).

On voit par là combien sont chimériques et irraisonnées les craintes que l'on peut avoir de se refroidir.

Pour certains médecins, la pluie et le brouillard seraient des contre-indications de cette pratique ; nous croyons qu'on évitera suffisamment la trop grande humidité du dehors en laissant une fenêtre simplement entre-bâillée. Quelque temps qu'il fasse, les appartements habités par les phtisiques ne doivent jamais être complètement fermés et, nous le répétons, la cure d'air se continuera jour et nuit et à toutes les époques de l'année.

Pendant l'hiver, on aura soin de se vêtir suivant la rigueur du froid et la maison sera chauffée soit par un calorifère, soit par des feux de cheminée. Grâce au système de chauffage employé pour les sanatoria d'altitude, par exemple, à Leysin, à Davos, la température des chambres restant ouvertes la nuit, se maintient à 10 ou 12 degrés, tandis que, au dehors, le thermomètre marque parfois 20 degrés au-dessous de zéro.

Dans le traitement que nous venons d'exposer, nous n'avons pas tenu compte d'un élément qui a, lui aussi, une influence incontestable sur les bons résultats obtenus par la cure au grand air : nous voulons parler de la *lumière solaire*. Son importance n'est pas douteuse et se déduit tout d'abord d'observations empiriques sans cesse sous nos yeux. Les plantes tenues à l'écart des rayons solaires, languissent et s'étiolent ; rien ne pousse à l'ombre d'un arbre aux rameaux étendus et chargés de feuillage. Les ouvriers des mines, ceux qui travaillent dans des caves, dans des endroits mal éclairés, sont pâles, anémiés, prédisposés aux affections scrofuleuses, vieillissent avant l'âge. « Où n'entre pas le soleil, entre la maladie » ; le proverbe a raison.

Les physiologistes ont expérimentalement démontré les différentes modifications causées par le manque de lumière.

Fubini et Ronchi ont constaté que la peau émettait moins d'acide carbonique et que l'individu consommait un volume d'oxygène inférieur à celui qu'il absorbe en pleine lumière.

Dans l'obscurité, la formation de l'hémoglobine est entravée, le sang s'altère et, par suite, les mutations moléculaires se ralentissent. Il en résulte, pour la nutrition, des désordres généraux d'autant plus graves et d'autant plus dangereux, que l'organisme qui en souffre est déjà débilité par les atteintes de la tuberculose. Et on aura beau renouveler l'air, si le malade est obligé de vivre enfermé dans un local obscur, sa déchéance ne fera que s'accroître; l'oxygène et l'alimentation seront impuissants à rétablir ses forces et à empêcher une mort inévitable.

Le soleil au contraire favorise l'ensemble des actes vitaux, augmente les échanges respiratoires, stimule la circulation, active la reconstitution du sang et produit sur le système nerveux, sur le moral du malade, une excitation qui relève son courage et son énergie.

Le docteur Onimus a prouvé par une ingénieuse expérience que la lumière solaire pénètre dans la profondeur de nos tissus. Interposant la main entre un faisceau lumineux et une plaque orthochromatique, il est parvenu à impressionner cette plaque au bout de cinq minutes (oct. 1895). On a remarqué, depuis, qu'il n'était même pas nécessaire de concentrer des rayons puissants sur la main pour qu'elle influençât la plaque photographique; ce phénomène sera obtenu, si elle est simplement exposée au préalable à la lumière du jour, comme il arrive dans l'expérience bien connue de la bouteille d'eau mise d'abord au soleil, et qui agit ensuite sur des plaques, dans la chambre noire, au moyen de la lumière qu'elle a condensée.

L'absorption des rayons chimiques par le réseau vasculaire sanguin, a été parfaitement démontrée par le docteur Finsen.

C'est sous l'action de ces rayons que se produisent, chez les individus allant habiter les pays intertropicaux, les modifications des globules du sang qui donnent naissance à cette pigmentation que l'on observe sur les téguments.

Les transformations intimes diffèrent et par leur cause et par leur nature, suivant qu'elles ont lieu chez les animaux ou chez les plantes. Dans le règne végétal, ce sont principalement les rayons calorifiques (rouges et infra-rouges) qui déterminent la réduction de l'acide carbonique, sa séparation en deux éléments et la fixation du carbone. Dans le règne animal, c'est tout le contraire ; nous n'avons plus affaire à un travail de réduction, mais d'oxydation, qui laisse prévoir dès lors la mise en œuvre d'autres agents : ce sont les rayons chimiques (violets et ultra-violets) auxquels on en est redevable. On s'est également rendu compte que l'accroissement des échanges nutritifs produit par la lumière, était dû, moins à l'action directe de celle-ci sur les tissus, qu'à l'excitation transmise au système nerveux par l'intermédiaire de la vision ; une pareille suractivité fonctionnelle ne se fait pas sentir chez l'animal aveugle.

Cette fonction trophique sur les tissus n'est pas la seule dont la lumière solaire soit douée; elle possède encore une action très manifeste sur les bactéries et en détruit un grand nombre, parmi lesquels se trouve le bacille de la tuberculose. Sans parler des expériences faites directement sur les cultures de ce microbe, le traitement des tuberculides par les rayons lumineux, institué par MM. Finsen et Bang, et les guérisons obtenues sont une preuve évidente de ce pouvoir bactéricide. C'est également à la grande luminosité dont elle est favorisée, que l'atmosphère des côtes méditerranéennes doit tout particulièrement sa pureté remarquable.

MM. Renzi et Mosella ont même constaté que cette influence solaire pénètre jusque dans les organes. Après avoir rendu tuberculeux quelques cobayes, ils ont fait vivre les uns dans une cage de verre, les autres dans une cage en bois : ces derniers ont succombé au bout de trente jours, les autres seulement trois mois après.

« Peut-être, dit le professeur Hayem, faut-il rapporter au moins en partie à ces diverses actions de la lumière le rapport très net qui existe entre la durée de l'insolation dans un lieu et le taux de la mortalité ? La mortalité est d'autant moindre, que l'insolation est de plus longue durée. »

On a d'ailleurs si bien compris la valeur hygiénique de la lumière solaire, que dans les sanatoria des Alpes, comme sur les bords ensoleillés de la Méditerranée, on s'efforce d'en faire le plus possible bénéficier les malades. En certains pays d'Allemagne et d'Autriche, la cure de lumière a été érigée en méthode spéciale de traitement. Aux États-Unis, presque tous les établissements hospitaliers pour tuberculeux sont dotés d'un solarium, sorte de serre vitrée spacieuse où ils viennent dans la journée prendre de véritables bains de soleil.

Cette méthode est merveilleuse et donne des résultats surprenants pourvu, toutefois, qu'on ne l'exagère pas jusqu'à provoquer des accès de fièvre par une insolation trop prolongée.

Voici avec quelle reconnaissance le docteur Daremberg parle de ce traitement d'air et de lumière : « Nul ne connait le bonheur du phtisique qui quitte sa chambre empestée pour vivre au grand air, s'il n'a éprouvé lui-même les bienfaits de ce contraste. En 1876, après avoir passé plusieurs mois entre les quatre murs d'un petit appartement de Paris, j'arrivai sur la côte française de la Méditerranée, et, d'après les conseils d'Henri Bennett, je m'étendis tout le jour au soleil ; la nuit, je laissai ma fenêtre entr'ouverte ; je m'alimentai bien, je bus beaucoup d'huile de foie de morue. Je commençai à ne plus désespérer et j'aperçus ces lueurs d'espoir qui réchauffent le cœur du malade comme le font les feux fugitifs du soleil couchant. Et comme le dit Voltaire : « L'espérance de guérir » est déjà la moitié de la guérison. » Puis les forces revinrent, je pus marcher, faire quelques petites promenades, passer de bonnes nuits, reprendre un peu de goût à l'existence. Je ne trouvais déjà plus que le soleil de ma vie se couchait; je le voyais se lever chaque matin avec bonheur et chaque jour luire trop peu de temps pour me permettre de jouir à loisir de l'air pur, de la vive lumière, de la mer bleue, du ciel, de la terre, de tout. »

La cure d'air sera toujours accompagnée de la *cure de repos et de lumière*, et chaque phtisique organisera son genre d'existence d'après les indications sommaires que nous venons de donner.

La lecture, le dessin, la peinture, la musique, les promenades en voiture à demi fermée, les jeux tranquilles, seront les seules distractions permises. Par conséquent, plus de dîners au dehors, plus de soirées ni de bals; on ne fréquentera ni café, ni cercle, ni théâtre.

Une imprudence de quelques instants peut compromettre les résultats d'une cure de plusieurs mois et aboutir même rapidement à une issue fatale : nous en avons eu un récent exemple dont un jeune homme de vingt-deux ans a été victime. Après avoir eu des hémorrhagies abondantes, il s'était progressivement relevé, ne toussait plus qu'à de rares intervalles, avait recouvré ses forces et se trouvait dans une situation excellente pour achever sa convalescence. Malheureusement, ayant été vivement sollicité d'assister à un bal, il s'y rendit et dansa quelque peu. En sortant, il se trouvait pris tout à coup d'une congestion pulmonaire et, malgré une médication énergique, quatre jours après il succombait.

Il est donc d'une absolue nécessité de se priver résolument de ces plaisirs dangereux où, pour une satisfaction souvent bien légère, on risque si inconsidérément de perdre tout le bénéfice du traitement qu'on s'est imposé. Il faut se coucher tôt, se lever d'assez bonne heure, respirer au grand air, manger et dormir le plus possible ; en un mot, vivre de la vie végétative et n'avoir qu'un but, qu'une volonté : se guérir.

Sans doute ce régime contraste singulièrement avec les habitudes de surmenage qu'on a dans les villes et peut paraître fort monotone ; mais il produit une amélioration telle, que la plupart des phtisiques ne tardent pas à l'apprécier et à s'y soumettre courageusement. L'appétit jusque-là languissant, nul, se réveille ; plus de dégoût pour la nourriture ; on sent le besoin de manger et les digestions deviennent meilleures ; la toux qui était continuelle, entrecoupée de quintes si pénibles, diminue en quelques jours ; la fièvre, les sueurs généralement disparaissent ; le sommeil revient calme et réparateur, véritable repos qui ne laisse plus la courbature qu'on ressentait le matin à la suite de ces longues nuits d'agitation incessante et d'insomnie. Et, au lieu de continuer à s'affaiblir, à se déprimer davantage, à désespérer, le malade voit ses forces reparaître en même temps que la confiance dans un moins sombre avenir.

Les plaisirs fatigants qu'il prenait naguère ne lui paraissent plus indispensables ; il aura d'autres sentiments, d'autres désirs ; connaîtra d'autres impressions. Les arbres, les plantes, les fleurs l'intéresseront. Il aimera les champs, les bois, les montagnes ; admirera les transparences lumineuses de l'atmosphère, les changeantes colorations du ciel, le soleil, joie et fécondité de toute cette nature qui, à lui aussi, doit donner la vigueur et la santé. C'est enfin, après les angoisses et les terreurs causées par l'envahissement certain de la tuberculose, la sensation heureuse, inconnue, d'un mal inexorable qui s'arrête ; c'est le repos bienfaisant de la convalescence, une vie nouvelle qui commence, de bonheur calme et d'espoir.

CHAPITRE XIV

Cures climatériques spéciales.

I

CHOIX D'UN CLIMAT

A toutes les époques, on a su reconnaître et apprécier les excellents effets de l'air pur sur les phtisiques, et jamais les médecins, qui se sont plus particulièrement livrés à l'étude de la tuberculose, n'ont cessé de conseiller à leurs malades la vie en plein air, à la campagne, au lieu d'habiter dans les villes. Néanmoins l'aération continue n'a été vraiment érigée en méthode spéciale que depuis trente ou quarante ans et grâce aux travaux de Bennett d'Edimbourg, de miss Nightingale, de Brehmer, de Lombard, d'Henri Bennett.

Mais, ainsi qu'il arrive d'ordinaire pour chaque médication nouvelle, on ne tarda pas à exagérer l'importance thérapeutique de l'air, et l'on crut bientôt trouver, en certains climats, une action spécifique véritable contre la phtisie pulmonaire. Il est vrai que la contagion tuberculeuse n'était pas encore admise, ni le bacille découvert.

Jourdan, Guilbert, Weber, Lombard, etc., soutinrent que les plateaux élevés du Mexique, du Chili, du Thibet; que les hautes vallées situées dans les Alpes, jouissaient de l'immunité à l'égard de cette affection, puisqu'on ne trouvait pas de phtisiques à Quito, ni à Davos, et très rarement à Mexico; d'où ils concluaient que le climat de ces contrées devait forcément guérir les malades qu'on y enverrait en traitement.

D'autres, au contraire, gratifièrent de cette immunité les régions basses : les bords de l'Océan et de la Méditerranée, les îles de la mer du Nord, les steppes de la Tartarie, l'Egypte, le Sahara.

Et, à l'appui de ces affirmations contradictoires, on produisait naturellement les statistiques les plus convaincantes ; malheureusement ces chiffres ont été depuis reconnus inexacts, et fausses les conséquences qu'on avait prétendu en tirer et qu'ils ne comportaient nullement, l'immunité n'étant pas synonyme de curabilité. Car, s'il n'y a pas, ou fort peu, de tuberculeux, sur les hauteurs, dans les plaines de l'Asie, à l'extrême nord de l'Europe, au centre de l'Afrique, c'est que les habitants y sont rares, très disséminés, les moyens de communication presque nuls, et que, par conséquent, la contagion bacillaire ne peut se produire qu'avec la plus grande difficulté.

Maintenant l'on sait que, dans toute agglomération un peu importante et en relations d'affaires avec d'autres centres populeux, le fléau sévit sur la montagne comme dans la plaine et exerce ses ravages proportionnellement aux privations et aux mauvaises conditions hygiéniques dans lesquelles se trouvent les habitants.

Il n'existe donc pas de climats spécifiques pouvant guérir la tuberculose, mais seulement des contrées qui, par leur situation géographique, par la constitution de leur terrain, par leur exposition, sont plus favorables que d'autres au traitement de la maladie.

Ce qu'il est essentiel de rechercher avant tout, c'est la pureté de l'air. Les pays les moins atteints, où les tuberculeux qu'on y envoie ont de grandes chances de guérir, sont précisément ceux dont l'atmosphère est débarrassée des souillures, des bactéries et de toutes les impuretés qui contaminent l'air des villes. Les poussières irritent les bronches et excitent la toux des malades; elles peuvent provoquer des lésions mécaniques et favoriser ainsi la pénétration des bacilles qu'elles emportent souvent avec elles.

Il faut en outre que la maison où l'on réside soit orientée au midi et abritée du nord et de l'est, assez éloignée d'autres habitations pour éviter des communications fréquentes, pas trop cependant, à cause de la nécessité de s'approvisionner facilement.

La région devra être bien ensoleillée, peu exposée aux brouillards, aux froids humides et aux vents dont on ne saurait trop se rappeler l'influence pernicieuse. Suivant Brehmer, Dettweiler et autres, les variations de température, de pression atmosphérique, la pluie, la neige ont beaucoup moins d'effet sur les tuberculeux que les vents violents, surtout lorsqu'ils soufflent du nord et de l'est. Ils entravent la respiration en rendant les inspirations profondes difficiles et sont souvent cause de refroidissement général : la chaleur périphérique n'est alors pas suffisamment garantie par les vêtements, à travers lesquels pénètre l'air froid, et l'organisme est obligé de la renouveler continuellement et d'en produire par conséquent une quantité beaucoup plus considérable qu'à l'état normal.

L'eau de pluie s'y écoulera, soit par des pentes, soit par des drainages, ou s'absorbera promptement par la porosité naturelle d'un sol calcaire. Des bois situés dans le voisinage formeront une barrière efficace contre les vents, refroidiront la température pendant l'été et serviront de refuge aux malades contre l'action déprimante des trop grandes chaleurs.

Dans des conditions pareilles, on pourra se fixer où l'on voudra et faire, sans de longs déplacements, son traitement d'aération, tout en tenant compte des précautions hygiéniques dont nous avons déjà parlé et que nous allons du reste compléter en nous occupant des deux méthodes spéciales d'aérothérapie : la cure d'altitude et la cure marine.

II

CURE D'ALTITUDE

La cure d'altitude a eu pour point de départ cette idée reconnue inexacte, avons-nous dit, que vers les hauteurs au-dessus de 1,000 à 1,200 mètres pour l'Europe, le climat était incompatible avec l'existence de la tuberculose et qu'il devait, par suite, être considéré comme un agent spécifique dans le traitement et la guérison de cette maladie. Pourtant si cette opinion était erronée, quant au principe absolu qu'elle posait, elle n'en a pas moins eu, dans la pratique, les conséquences les plus heureuses : une thérapeutique nouvelle a été créée ; de nombreuses cures ont eu lieu et ont prouvé que le séjour dans les montagnes est éminemment favorable à certaines catégories de tuberculeux.

Ces résultats proviennent sans aucun doute des modifications que l'on constate dans l'atmosphère de ces régions, et des changements qu'elles entraînent dans le fonctionnement de nos organes et la nutrition de nos tissus, phénomènes dont il nous paraît utile de nous rendre compte.

La constitution chimique de l'air ne varie pas, quelle que soit la hauteur d'où il provienne ; ses proportions d'oxygène, d'azote et d'argon restent toujours les mêmes. On avait cru d'abord qu'il y avait davantage d'oxygène sur les montagnes : c'était une erreur. Les expériences de Truchot au Puy-de-Dôme, de Regnault sur de l'air pris à Genève et ensuite à Chamonix, celle plus récente de Cailletet au moyen d'un ballon qui s'est élevé jusqu'à 15,000 mètres, prouvent que l'air, dans sa composition chimique, ne subit aucune variation. Il n'en est pas de même au point de vue physique : sa densité et son poids diffèrent suivant l'altitude.

Dans les régions basses, le baromètre marque 760 millimètres et indique la pression exercée par toute l'épaisseur de l'atmosphère. A mesure que l'on s'élève, cette pression doit nécessairement diminuer du poids de la couche d'air qu'on laisse au-dessous de soi : par exemple à 1,000 mètres, à Bellegrade, à Chamonix, la hauteur barométrique a baissé de 90 millimètres : elle est de 670 et de 620 à Davos qui est à 1,550 mètres d'altitude ; à la passe de Parang, 5,730 mètres, le plus haut point habité du globe, elle n'est plus que de 370 millimètres au lieu de 760.

Au niveau de la mer et de la plupart de nos plaines, l'air renferme 0 gr. 259 d'oxygène par litre ; à Chamonix, il en aura perdu environ un huitième et, à Davos, près d'un cinquième. Mais l'organisme, qu'il soit dans des régions basses ou sur de hautes montagnes, a toujours besoin de la même quantité de cet élément pour entretenir sa chaleur et ses oxydations : à ce déficit il obviera d'abord par une suractivité fonctionnelle du poumon et du cœur, et bientôt ensuite par une augmentation des globules rouges du sang et de l'hémoglobine.

La respiration, dans les premiers jours, est sensiblement plus fréquente ; les inspirations deviennent plus profondes ; comme conséquence, le thorax se développe et les sommets du poumon respirent davantage : le manque d'oxygène se trouve compensé. La circulation est également plus active ; pour suppléer aux difficultés de l'hématose, le cœur multiplie ses contractions et accroît la quantité de sang qu'il envoie dans le champ respiratoire.

Les globules rouges augmentent de nombre très rapidement. MM. Egger et Mercier ont constaté que le sang des personnes montées à Arosa renfermait, après une semaine ou deux de séjour, une quantité de globules notablement supérieure à la normale, de 800,000 à 1,500,000 au-dessus, par millimètre cube. Cette prolifération qui se manifeste déjà vers une altitude de 600 mètres (Lépine), est suivie progressivement d'une augmentation correspondante d'hémoglobine. Le sang acquiert ainsi, dans les montagnes, une capacité d'absorption pour l'oxygène beaucoup plus grande qu'à la plaine et en rapport, jusqu'à un certain point, avec la diminution de pression barométrique.

Ces phénomènes furent découverts par P. Bert, et ils ont été confirmés par les observations de nombreux expérimentateurs : MM. Jaccoud, Regnard, Mercier, Viault, Miescher, Veraguth, etc.

Puis, la poussée de globules nouveaux se ralentit et atteint, au bout de quelques jours pour chaque individu, une moyenne qui se conservera constamment la même à une semblable altitude. Mais, à mesure que l'hématose se rétablit par cet accroissement d'hémoglobine dans le sang, la fréquence anormale des respirations et des contractions cardiaques diminue, comme n'ayant plus de raison d'être, et ces mouvements redeviennent peu à peu ce qu'ils étaient auparavant ; seule, l'amplitude des respirations persiste.

Les phtisiques dont précisément la quantité de globules rouges n'atteint jamais la moyenne ordinaire, retireront un bénéfice évident de ces transformations. Il est vrai que lorsqu'on redescend dans la plaine, tout rentre dans l'ordre habituel ; néanmoins, si les éléments du sang de nos malades retombent au chiffre normal, ils ne s'abaissent pourtant pas au-dessous, ainsi qu'ils se trouvaient précédemment : les hématies en excès se résorbent et le nombre des globules se maintient longtemps au même taux que chez les bien portants, 5,000,000 par millimètre cube (Hayem). La cure d'altitude est donc pour beaucoup d'entre eux tout indiquée et d'une efficacité incontestable.

La diminution de pression atmosphérique n'est pas le seul caractère important du climat d'altitude ; nous devons indiquer également la pureté de l'air, sa sécheresse, sa température et sa luminosité dont l'influence est remarquable sur la nutrition de nos tissus.

L'air des montagnes est particulièrement pur. Suivant Freundenreich et Miquel, que nous avons déjà cités, il n'y a aucune bactérie dans 10 mètres cubes d'air examiné à une altitude de 2,000 à 1,600 mètres ; au lac de Thoun, à 550 mètres, on en rencontre 8 seulement, tandis que pour une égale quantité d'air à Paris, rue de Rivoli, on en trouve 55,000. Les expériences de Christiani, faites dans un ballon au-dessus de Genève, ont prouvé que, même au-dessus d'une ville, l'air est extrêmement pur, à partir de 1,100 mètres.

Nous savons du reste que la plupart des germes pathogènes ne résistent pas à l'action des rayons solaires et que le bacille de la tuberculose est en général détruit, au bout de quelques heures d'exposition au soleil. De plus, à ces hauteurs, le froid intense et prolongé qui règne pendant plusieurs mois, atténue singulièrement sa virulence (Miquel).

La sécheresse de l'air des montagnes est très grande et influe activement sur les sécrétions bronchiques et autres, qu'elle diminue et finit même par tarir. Grâce à cette absence de vapeur d'eau dans l'atmosphère, la sérénité du ciel est remarquable et la lumière d'une extrême intensité. Nous ne reviendrons pas sur l'action reconstituante de la lumière solaire dont nous avons déjà parlé et qui se montre ici avec une puissance particulière.

La température, sur ces hauteurs, offre certaines particularités que nous indiquerons.

Dans la saison d'hiver, le temps est généralement calme et, sur les pentes exposées au soleil, il fait plus chaud que dans la plaine. Les couches d'air froid descendent dans le fond des vallées où se concentrent les brouillards et l'humidité ; elles sont remplacées par celles qui sont échauffées et par conséquent plus légères.

Le thermomètre noirci, directement soumis à l'action des rayons solaires, peut s'élever à + 30 ou 35, tandis qu'il marquera — 5 ou — 10 à l'ombre. Le même phénomène se produit sur les vêtements de ceux qui séjournent dans ces régions; aussi voit-on les malades se promener sans pardessus, en chapeau de paille, sur la neige durcie qui, par son rayonnement, aide encore à augmenter cette chaleur.

Pendant l'été, la température des nuits est moins chaude et celle du jour plus élevée qu'en plaine ; cependant l'air étant sec et l'évaporation cutanée rapide, le refroidissement qui s'en suit, rend les grandes chaleurs beaucoup plus aisément supportables que dans les régions basses, où l'air est chargé d'humidité.

La mauvaise saison est celle des brouillards, des pluies et de la fonte des neiges ; elle se montre aux mois d'avril et de mai. Il vaut mieux alors descendre des montagnes et se réfugier dans des pays moins humides.

Les effets de la cure d'altitude ont été magistralement étudiés par le professeur Jaccoud, l'un des partisans les plus convaincus de cette méthode de traitement ; nous citerons un passage où il les a résumés avec une précision remarquable.

« Les climats de montagne ont une double action ; l'une générale, par laquelle ils assurent la restauration constitutionnelle ; l'autre locale, par laquelle ils accroissent au maximum l'activité de la fonction respiratoire, tout en maintenant les poumons à l'abri des stases et des fluxions...

» La raréfaction de l'air aurait pour effet une augmentation dans le nombre des globules rouges du sang et dans la quantité d'hémoglobine contenue dans ces globules, et par conséquent l'augmentation de la capacité du sang à fixer l'oxygène. Le séjour des altitudes entraînerait en outre une suractivité du processus nutritif et des échanges organiques, d'où l'augmentation de la quantité d'acide carbonique dans l'air expiré, l'accroissement permanent et inconscient de l'expansion respiratoire des poumons et du thorax ; la suractivité de la circulation cardio-pulmonaire, la diminution de la charge sanguine des poumons et enfin l'accroissement de l'évaporation pulmonaire, toutes conditions favorables à la guérison des tubercules. »

Mais quelles sont les catégories de phtisiques susceptibles de bénéficier du climat d'altitude ?

On enverra dans les montagnes les tuberculeux au début, à manifestations scrofuleuses ; les lymphatiques, ceux dont les lésions sont peu développées et qui n'ont qu'une fièvre légère. Les hémoptysies ne sont pas à redouter plus qu'ailleurs ; d'après les médecins exerçant dans ces contrées, elles y seraient même moins fréquentes.

Cette cure sera contre-indiquée dans les cas aigus, avec fièvre vive ; lorsque les cavernes sont formées ou qu'il existe concurremment une affection cardiaque ; de l'albuminurie, une entérite chronique, enfin quand le malade est trop nerveux et par trop affaibli. Les enfants en bas âge ne doivent pas non plus être soumis à ce traitement.

Il faut, d'autre part, songer au caractère de

celui qu'on envoie et le dispenser de faire ce pénible voyage, s'il manque de volonté, s'il ne peut supporter l'isolement, l'absence des siens. Bientôt il reviendrait, chassé par un ennui insurmontable, et avec une aggravation certaine de son mal. Mieux vaut qu'il se soumette chez lui, auprès de sa famille, aux règles d'hygiène que nous avons signalées.

Avant de fixer son choix, on devra s'entourer de renseignements précis et ne pas s'imaginer que, pour cette cure d'altitude, on n'a qu'à se rendre à une hauteur voulue, sur une montagne quelconque. Il se trouve souvent des contrées qui, malgré leur élévation, sont constamment couvertes de brouillards ; d'autres, où les vents sont fréquents, les variations de température très brusques et très dangereuses : il est essentiel et absolument indispensable de connaître la situation du pays où l'on veut s'installer, et sa climatologie.

Les stations de montagne les plus connues qui reçoivent des tuberculeux sont : en Suisse, Davos, 1,550 mètres ; Leysin, 1,450 ; Saint-Moritz, 1,850 ; en Espagne, Penticosa ; en France, le Montanvert, 1,921 ; Le Revard, 1,545 ; Chamonix, 1,000 ; La Grave, 1,526 ; Le Lautaret, 2,070. Il y en a également en Autriche, aux Etats-Unis, au Mexique, au Pérou, dans les Indes Anglaises, sur les flancs de l'Himalaya. La plupart de ces dernières stations ne sont ouvertes que dans la saison d'été.

En Europe, les plus fréquentées pendant l'hiver, sont Davos et Leysin, où se trouvent des sanatoria spécialement aménagés pour les tuberculeux et qui offrent toutes les garanties d'hygiène et de confort désirables.

Les malades s'aguerrissent vite au froid de ces montagnes. Ils sortent vers neuf heures et demie ou dix heures, quand le soleil commence à réchauffer l'air. Les uns se promènent sur les routes, au grand air, ou gravissent les sentiers qui serpentent dans les bois de sapin; d'autres vont en traîneau ou se livrent aux distractions du patinage; les moins valides, bien enveloppés de couvertures de laine, s'étendent sur des chaises longues, dans des kiosques ou des galeries ouvertes au sud.

Avant le coucher du soleil, quelques-uns rentrent à l'intérieur de l'établissement; les autres restent dans ces galeries et prolongent leur cure d'air jusque dans la soirée, et parfois avec des températures de 15 à 20 degrés au-dessous de zéro.

A la fin du mois de mars, alors que surviennent le dégel et les pluies, les malades émigrent vers des pays plus cléments.

En France, au-dessus de 1,000 mètres, on ne trouve aucune installation suffisamment vaste et confortable pour recevoir des tuberculeux. Et pourtant combien il serait facile de créer dans les Alpes de Savoie, et surtout dans celles de l'Isère, des stations admirables par leur exposition au sud et leur vue merveilleuse, où le voyage serait plus facile que pour aller en Suisse, et le séjour beaucoup plus agréable et moins coûteux qu'à Davos et à Leysin !

On commence, il est vrai, à s'émouvoir de cet état d'infériorité dans lequel nous sommes restés jusqu'ici, d'autant plus incompréhensible que, d'après plusieurs praticiens éminents, il n'est pas besoin d'atteindre des hauteurs de 1,400, 1,600 ou 1,800 mètres, et que, de 800 à 1,000 mètres, on peut parfaitement bénéficier des modifications physiologiques dues au climat d'altitude. Il devient dès lors facile d'établir des sanatoria à quelques heures de nos grandes villes. Nous savons que plusieurs projets sont sur le point d'aboutir et, avant qu'il soit longtemps, nos malades, espérons-le, n'auront plus besoin, pour suivre ce genre de traitement, de se rendre hors de France, dans des pays où ils ont souvent de la peine à se faire comprendre.

III

CURE MARINE

La cure marine, pas plus que celle d'altitude, ne peut être considérée comme une cure spécifique. Elle agit sur la tuberculose par un ensemble de moyens dont les uns sont communs à tous les climats maritimes, les autres, spéciaux à chaque région côtière.

Cette médication par l'air marin a soulevé depuis longtemps, dans le corps médical, de nombreuses discussions et donné lieu à des polmiques assez violentes qui ne sont même pas encore apaisées.

Quelques médecins, adversaires déclarés, comme jadis Broussais et, après lui, Fonssagrives, Rochard, Le Roy de Méricourt, Charles Leroux, soutiennent que ce mode de traitement est non seulement peu favorable à la tuberculose, mais lui est même ordinairement fort nuisible.

Le plus grand nombre au contraire, Laënnec, Peter, Dujardin-Beaumetz, Hannot, Bennett, Onimus, Daremberg, Lalesque, etc., se sont montrés d'une opinion absolument opposée et ont accumulé, en faveur de la cure marine, les observations les plus probantes, les plus indéniables, toutes fournies par une clientèle spéciale de phtisiques. Pourtant cet accord paraît cesser quand il s'agit de déterminer le littoral le plus propice à cette cure : tel médecin préfère les plages normandes, tel autre celles de la Méditerranée ; certains, encore plus exclusifs, refusent à toutes les stations du Midi le nom même de stations maritimes et n'admettent que la région océanique des Landes, et même que le seul climat d'Arcachon.

Ce sont là, évidemment, des opinions par trop personnelles et qui ont toutes les apparences d'appréciations intéressées, bien qu'elles soient, nous ne devons pas en douter, certainement indépendantes et sincères.

Laissant donc de côté ces exagérations et ces divergences, nous nous placerons à un point de vue plus général, plus en rapport aussi avec les faits observés et les résultats acquis. Nous étudierons d'abord les propriétés communes à ces différents climats, puis nous examinerons les conditions qui sont spéciales à chacun d'eux et les malades auxquels ils peuvent convenir.

Caractères généraux des climats maritimes. — Les caractères essentiels qui constituent tout climat maritime sont : une haute pression barométrique, une constance relative de la température, une grande pureté de l'air et certains éléments nouveaux qui entrent dans la composition de l'atmosphère. Nous ne parlerons pas de l'ozone dont l'influence est encore mal définie ; d'après certains auteurs, elle aurait une action microbicide non douteuse, résultant de sa puissance d'oxydation.

Sur les bords de la mer, *la pression atmosphérique* est au maximum ; de là des phénomènes diamétralement opposés à ceux que nous venons de constater dans les hautes régions.

Le poids de l'air est égal à la colonne de mercure de 76 centimètres, indiquée par le baromètre, et renferme, par litre, 26 centigrammes d'oxygène, tandis qu'à Davos, il n'en contient que 23 centigrammes environ. Par conséquent, à nombre égal de respirations, le malade qui est à Nice ou à Arcachon, absorbe plus d'oxygène que celui de Davos ou de Saint-Moritz, au début de son séjour dans ces montagnes. L'hématose a lieu avec la plus grande facilité. Grâce à cette pression, les inspirations augmentent naturellement d'amplitude et n'ont pas besoin d'être aussi fréquentes. Les mouvements du cœur se ralentissent et le pouls diminue de fréquence : en un mot, l'effort musculaire se réduit au minimum pour l'appareil respiratoire comme pour celui de la circulation.

Ce climat convient particulièrement aux tuberculeux dont le poumon et le cœur ont besoin de grands ménagements ; en outre, les échanges nutritifs étant activés par cette abondance d'oxygène, leur organisme sera dans d'excellentes conditions pour s'améliorer et reconstituer ses forces.

La constance de la température est due au voisinage de la mer. Pendant le jour, la terre absorbe les rayons calorifiques en plus grande quantité que l'eau ; l'air chaud monte dans les couches supérieures et se trouve remplacé par celui du large, qui est à une température moins élevée ; le phénomène inverse s'observe pendant la nuit. Cette brise qui souffle alternativement de la terre ou de la mer, tend à maintenir sur le littoral un certain équilibre thermométrique, singulièrement favorable aux tuberculeux, qui sont toujours si fâcheusement impressionnés par les brusques variations climatériques du continent.

Les éléments nouveaux en suspension dans l'air du littoral sont des particules de brome, d'iode et de chlore.

Suivant G. Sée, Hayem et autres observateurs, l'influence de ces substances salines ne peut être mise en doute et constitue l'une des principales causes des excellents résultats constatés dans certaines maladies.

Cependant l'atmosphère ne renferme que des quantités bien minimes de chlorure : 0,02 à 0,05 centigrammes par litre, et des traces seulement d'iode et de brome ; et encore ces parcelles moléculaires ne proviennent-elles pas de la vaste évaporation qui se fait continuellement à la surface des mers, simple évaporation d'eau distillée, mais seulement de l'agitation des vagues soulevées par le vent et par conséquent d'une façon tout accidentelle et temporaire.

« Lorsqu'on parle des propriétés salines de l'air marin, dit le docteur Cazin, il ne peut être question que de gouttelettes imperceptibles d'eau de mer, véritable poussière aqueuse que le vent ou la brise saisit à la crête des vagues et qu'il divise à l'infini. »

Ces doses médicamenteuses sont si faibles et si inconstantes, qu'elles sont considérées, par le plus grand nombre des médecins exerçant dans les stations maritimes, comme parfaitement secondaires au point de vue thérapeutique.

Quant à *la pureté de l'air*, c'est, croyons-nous, l'élément essentiel et prédominant de la cure marine. Lorsque le vent souffle de la mer, l'air du rivage ne renferme pour ainsi dire pas de bactéries. Lalesque et Rivière en découvrent, par un temps calme, de 0 à 8 seulement par mètre cube, et 68 en forêt, le long du littoral.

Cette atmosphère vaut donc celle des hautes montagnes. Et en effet, si nous comparons entre elles les diverses statistiques d'améliorations et de guérisons obtenues par la cure d'altitude d'une part, et, de l'autre, par la cure marine, nous les trouvons sensiblement pareilles. Cette similitude dans les résultats ne serait-elle pas due à la même cause et ne proviendrait-elle pas en grande partie, sinon uniquement, de la pureté de l'air que l'on constate, et sur les montagnes, et sur les bords de la mer? C'est absolument notre opinion et, croyons-nous, celle de beaucoup de nos confrères.

Caractères particuliers aux divers groupes de stations maritimes. — Nous venons de parler des propriétés générales qui sont communes à tous les climats maritimes ; il en est d'autres plus spéciales, qui se rapportent à l'hygrométrie, à la luminosité, à la température, à la situation géographique, et constituent la physionomie propre de chaque région du littoral. Ce sont ces caractères qu'il nous reste à étudier et que nous allons indiquer pour les stations les plus connues.

Stations du Nord. — Les stations du Nord sont celles de la Manche, du Pas-de-Calais et de la Mer du Nord ; en France : Saint-Malo, Cabourg, Trouville, Etretat, Dieppe, Le Tréport, Berck, Boulogne ; Ostende en Belgique ; Scheweningue en Hollande ; sur les côtés d'Angleterre et d'Irlande : Ramsgate, Folkestone, Brighton, Ventnor, Bornemouth, Dorsmouth, Penzance, Glengariff ; ces dernières reçoivent, l'hiver, les malades des Iles Britanniques ne pouvant pas se rendre dans le Midi ; la chaleur y est plus élevée que sur le littoral opposé.

La plupart de ces plages sont exposées à des variations brusques de température, à une forte humidité et à des vents d'une grande violence. Elles peuvent cependant être favorables aux individus qui n'ont encore qu'une prédisposition à la phtisie, et conviennent aux scrofuleux, à ceux qui sont atteints de manifestations tuberculeuses superficielles, articulaires, ainsi que le prouvent les résultats observés dans les établissements affectés aux enfants et aux adolescents. Mais c'est un climat qu'on ne doit pas, étant données ses variations et sa grande humidité, conseiller aux phtisiques pulmonaires, d'autant moins qu'ils ont, à leur disposition, l'Ouest et le Midi qui leur offrent tout avantage.

Stations de l'Ouest. — Le littoral de l'Ouest est plus favorisé que celui du Nord : il jouit d'un climat plus doux et plus uniforme, grâce au Gulf Stream dont il subit directement l'influence. Sa moyenne thermométrique annuelle est de 12 à 13° ; hiver, 6; printemps, 11°; été, 19; automne, 13; à Brest, Lorient, Vannes, elle est la même qu'à Valence ; celle de la Baule, d'Arcachon, de Biarritz est supérieure à celle de Toulouse. D'après Arnould, toute cette région de l'Ouest, en janvier, n'est pas plus froide que le Midi entre Valence et Marseille.

Elle diffère du littoral méditerranéen par son humidité plus grande, par plus d'uniformité et de stabilité dans la température, par une luminosité moindre et enfin par les vents tièdes et humides de l'ouest et du sud-ouest, qui soufflent sur ces côtes avec une certaine persistance.

Les pluies sont abondantes et plus fréquentes que dans le Nord. On connait le proverbe : « en Bretagne quand il pleut tous les jours, c'est un peu trop ; mais tous les deux jours, ce n'est pas assez. » Dans la région landaise et jusqu'au dessus de l'embouchure de la Loire, elles sont d'assez courte durée ; d'ailleurs l'eau s'infiltre dans le sable des dunes, et le sol se trouve préservé de l'humidité si funeste aux tuberculeux.

Cette énorme quantité de vapeur d'eau répandue dans l'atmosphère abaisse le pouvoir diathermane de l'air et devient, par le fait, un véritable régulateur thermique. La nuit, elle met obstacle au refroidissement en s'opposant au rayonnement du calorique dans l'espace ; pendant le jour, elle agit comme une sorte d'écran à l'égard des rayons solaires : elle les tamise et les empêche de produire à la surface de la terre une chaleur trop intense.

Il est vrai qu'on se trouvera privé de l'action énergique et puissante que, dans le Midi, par exemple, le soleil exerce sur les individus débilités ; mais l'on n'aura pas à craindre les brusques variations thermométriques, les écarts dangereux que l'on constate parfois sur certaines parties des côtes méditerranéennes ; on gagne en stabilité de la température ce que l'on perd en luminosité.

Ainsi, au point de vue physique, outre les propriétés communes à toutes les régions maritimes, le littoral de l'ouest possède des caractères propres qui entraînent nécessairement, en thérapeutique, des indications spéciales.

L'état hygrométrique de ce climat tempéré a une influence certaine sur la sécrétion cutanée, qui est d'autant moins active que l'atmosphère est plus humide ; conséquemment, il y aura une déperdition moindre de la chaleur du corps. En même temps une partie des produits, habituellement excrétés par la transpiration, seront éliminés par les reins dont le travail se trouvera augmenté, et seront emportés par les urines.

La tiède humidité qui sature l'air, amoindrit également l'évaporation pulmonaire et diminue le refroidissement des surfaces respiratoires. Elle aide à la dilution des sécrétions bronchiques et rend leur expectoration plus facile. La toux est moins sèche ; les quintes deviennent rares et ne sont plus aussi fatigantes ; les insomnies peu à peu disparaissent et le malade goûte un calme qu'il ne connaissait pas auparavant.

Cette action sédative convient manifestement aux tuberculeux éréthiques dont l'état nerveux est trop facilement excitable, qui sont sujets à des poussées congestives, à des hémoptysies : toutes conditions qui contre-indiquent leur séjour dans un air vif et sec, sous un soleil trop ardent, comme dans les climats d'altitude et sur les bords de la Méditerranée, où les tuberculoses lentes, à forme torpide, seront de préférence envoyées et traitées avec beaucoup plus de chances de succès.

Parmi les stations les plus connues de la côte océanienne citons : le Croisic, la Baule, les Sables-d'Olonne, Royan ; elles sont plutôt fréquentées pendant l'été. Saint-Jean-de-Luz, Biarritz, Saint-Sébastien ont une température plus douce, plus stable, et sont des plages d'automne très renommées. Les vents violents, qui soufflent très fréquemment dans cette région, en rendent le séjour incommode aux phtisiques.

Arcachon est beaucoup plus abrité et jouit, de par sa situation topographique, d'un climat particulier qui en fait une bonne station d'été et d'hiver, pour la catégorie de tuberculeux dont nous avons parlé. La moyenne annuelle de sa température est de 13°,34 : hiver, 6,80; printemps, 12,63; été, 20,44 ; automne, 14,41. (Lalesque.)

Cette ville est protégée en partie par une forêt de pins et par de hautes dunes contre lesquelles elle se trouve adossée sur le versant opposé à la mer : c'est la ville d'hiver. La ville d'été s'étend le long de la plage et se trouve garantie des vents d'ouest par la presqu'île boisée que forme le cap Ferret.

La cure marine se double, à Arcachon, de la cure forestière, au milieu des pins. Beaucoup de médecins ont préconisé le traitement des affections pulmonaires par l'air térébenthiné. On attribue à ces émanations l'espèce d'immunité, à l'égard de la tuberculose, dont sont doués, malgré de nombreuses privations et une hygiène déplorable, les ouvriers qui passent leur vie en forêt et s'occupent de recueillir la résine.

Dans cette station se rencontrent toutes les qualités du climat marin de l'ouest, et les inconvénients y sont peut-être moindres. On y trouve des établissements très confortables, aménagés pour les malades. L'existence y est calme, facile, agréable, telle enfin qu'elle convient aux phtisiques nerveux trop excitables. La Baule et le Croisic, plus ensoleillés, conviennent mieux aux constitutions affaiblies.

Stations du Midi. — L'étroit littoral qui, de Toulon à Bordighera, s'étend le long de la Méditerranée, renferme les stations hivernales les plus anciennement connues et les plus fréquentées : Hyères, Saint-Raphaël, Cannes, Nice, Beaulieu, la Turbie-sur-Mer, Monte-Carlo, Menton, San-Remo.

Adossé contre une double rangée de collines et de montagnes qui se superposent à courte distance les unes des autres, il se trouve à l'abri des vents froids qui viennent de la vallée du Rhône ou descendent des cimes neigeuses du Dauphiné. C'est grâce à cette barrière protectrice que lui fournissent les Alpes, à son exposition en plein sud et à son merveilleux soleil, que ce pays privilégié jouit d'une température supérieure à celle des régions de même latitude, et, pendant l'hiver, se couvre de verdure et de fleurs.

La topographie spéciale de cette région a été remarquablement étudiée au point de vue qui nous intéresse par les Drs Bennett et Onimus.

Dans l'excellent ouvrage du Dr Onimus,

l'Hiver dans les Alpes-Maritimes, qui contient le résultat des nombreuses recherches et des observations médicales faites par notre savant confrère, on trouvera, pour chaque pays, les données climatologiques les plus complètes et les plus impartiales.

Sur ce littoral, les pluies sont rares et de courte durée. Elles sont généralement amenées par les vents chauds du sud et du sud-est et, pour cette raison, augmentent la chaleur de l'atmosphère. Il y a au maximum soixante-cinq jours pluvieux par année, pas davantage; aussi, pendant l'hiver, voit-on fréquemment une succession ininterrompue de journées radieuses où le thermomètre s'élève, au soleil, jusqu'à 45 degrés.

L'humidité de l'air est évaluée à 65 pour 100 à l'hygromètre (Hayem), tandis que dans l'ouest, elle est de 77 à Arcachon, et de 85 à Brest (Lalesque).

Cette sécheresse relative est une des propriétés dominantes du climat : elle a pour corollaire l'intensité de lumière incomparable qui baigne toute la Riviera et en justifie la grande célébrité. Moins il y a de vapeur d'eau disséminée dans l'atmosphère, moins les radiations lumineuses rencontrent d'obstacles, et plus l'action énergique du soleil se fait sentir sur nos tissus pour activer la nutrition, et sur le sol et dans l'air pour les assainir et les purifier des bactéries dont ils peuvent être souillés. Mais cette admirable sérénité du ciel a, le soir, quelques inconvénients qu'il est utile de connaître, sans toutefois les exagérer, comme font certains esprits trop prévenus ou plutôt trop intéressés à diriger ailleurs leurs malades.

Dès que le jour baisse, le phénomène inverse à celui que nous venons de signaler, se produit nécessairement : la chaleur rayonne en sens contraire, vers les couches supérieures de l'espace, et nous abandonne avec autant de facilité qu'elle nous arrivait pendant le jour. Pourtant cette sensation de refroidissement que nous éprouvons, même avant le coucher du soleil, n'est point proportionnelle à la baisse thermométrique (Onimus), car, à ce moment de la journée, la température correspond à celle de dix ou onze heures du matin, alors qu'il serait difficile de supporter, au dehors, un vêtement trop chaud; on ressent également cette impression de froid au milieu du jour, quand on se trouve à l'ombre.

La cause de ce phénomène est facile à déterminer. La vapeur d'eau qui s'échappe par la respiration pulmonaire et cutanée est d'autant plus considérable que l'air ambiant est plus sec; il en résulte, dans les voies bronchiques et surtout à la surface de la peau, un refroidissement qui passe inaperçu, étant largement compensé, lorsque nous sommes inondés de soleil, mais qui nous impressionne fort désagréablement dès que nous échappons à l'influence directe de cette source puissante de calorique. Et si, vers la fin de la journée, cette sensation nous paraît plus vive, c'est que l'air est à ce moment plus sec que dans la matinée et qu'en outre, les rayons solaires sont devenus trop obliques pour remplacer la chaleur que nous perdons par rayonnement.

Aussi, faut-il toujours, quand on sort pour une promenade, avoir soin d'emporter un pardessus, un plaid ou une couverture de laine dont on pourra au besoin se servir pour éviter les inconvénients de ces brusques abaissements de température.

Il est utile, par la même raison, de bien connaître le pays qu'on habite et les points qui présentent quelques dangers pour les tuberculeux. Plusieurs stations sont insuffisamment protégées des vents secs et froids du nord-ouest (mistral) et du nord, soit que les montagnes qui longent le littoral se trouvent, à certains endroits, un peu trop éloignées ou pas assez hautes, soit que des échancrures y existent, livrant passage aux courants d'air glacé qui descendent des massifs enneigés des Alpes.

La région dont la situation est incontestablement la meilleure pour nos malades, est celle qui s'étend de Villefranche à San-Rémo, et comprend Beaulieu, le Cap-d'Aglio (Turbie-sur-Mer), Monte-Carlo et Menton.

« Malgré tous mes voyages dans la Méditerranée, dit le Dr H. Bennett, malgré toutes mes recherches pour approfondir le climat des régions variées que j'ai parcourues, je n'ai pas encore découvert une localité mieux protégée contre les vents froids du Nord, contre la gelée et contre les pluies froides venant du nord, que la Rivière occidentale de Gênes qui s'étend de Villefranche jusqu'à San-Remo. »

La température annuelle est de 17 à 18 degrés; la moyenne de l'hiver est de 9 à 10 (Hayem).

C'est, en résumé, la partie du littoral la plus abritée, la plus chaude, celle où l'hygrométrie de l'air est la plus élevée, où par conséquent les variations de température ont les écarts les plus faibles; celle enfin qui convient le mieux sous tous les rapports au traitement dont nous nous occupons.

Cependant, même dans les localités les moins favorisées, on trouve toujours des quartiers, des habitations assez bien orientées, assez protégées, pour que les phtisiques y puissent, l'hiver, faire leur cure d'air en toute sécurité, pourvu qu'ils ne négligent pas, quand ils sortiront, les précautions ordinaires, et se conforment scrupuleusement aux indications qui leur seront fournies par les médecins du pays où ils seront installés.

Il faudra user avec la plus grande modération des aliments et des boissons, et ne pas satisfaire, au début, l'appétit souvent exagéré que provoque l'air marin ; sinon, des embarras gastriques sont à craindre, de même que la fièvre, si l'on s'expose trop longtemps au soleil.

Cette région est admirable; mais elle a, suivant l'expression connue, les défauts de ses qualités, et les malades doivent en être avertis.

Ces inconvénients d'ailleurs n'ont pas l'importance qu'on serait tenté de s'imaginer : tout se borne à des habitudes hygiéniques à prendre, beaucoup moins pénibles et moins compliquées qu'on ne croit. Il n'est besoin, dans les premiers jours, que d'un peu de volonté et de patience, et ensuite l'on est tout étonné de les observer machinalement et sans s'en apercevoir.

Puis, que sont ces petits ennuis du début, en comparaison des avantages que l'on retire d'une atmosphère aussi pure, du bonheur que l'on éprouve dans ce pays de fleurs et de soleil ; où l'on rencontre enfin la tranquillité, où l'on goûte un repos si bienfaisant?

« Où tout berce, éblouit, calme, caresse, enivre. »

Au milieu de cette merveilleuse nature, on a vite oublié les mille soucis d'affaires, l'existence enfiévrée des villes, avec ses tracas et son perpétuel surmenage, et l'on se surprend bientôt à n'avoir d'autre désir que de passer son temps au bord de la mer, dans la muette contemplation de la lumière et des flots. Il est évident que nous ne parlons pas ici des joueurs ni des fêtards qui sont en général peu sensibles à ce genre d'émotion.

Dans le second volume du *Traitement de la phtisie*, le docteur Daremberg nous raconte les émotions de son premier voyage vers la Méditerranée :

« Le Midi aura toujours une attraction magnétique pour le malheureux tuberculeux qui est si triste au milieu du froid, de la pluie, des brouillards. Lorsque, à la fin d'octobre 1895, je quittai Paris, sans grand espoir de le revoir, je m'enfuyais vers le Midi, comme le noyé vers sa dernière planche de salut ; je fus émerveillé, ayant laissé derrière moi, un soir, le verglas et un vent glacial, de me trouver tout à coup, le lendemain matin, dans une atmosphère douce et tiède, sous un ciel sans nuage, au milieu d'une verdure charmante. Je me croyais transporté en été par une de ces agréables matinées où l'on se sent heureux de respirer et de vivre. Depuis, j'ai refait bien souvent ce trajet, et toujours je pense à ce premier voyage et à ce premier jour heureux, après tant de jours tristes. Chaque année, je vais prendre des bains de soleil dans le Midi ; je ne puis oublier que j'ai recouvré la santé à Menton, puis à Cannes, et que j'ai vu beaucoup de malades sages, obéissants, intelligents, être aussi heureux que moi. »

Citons encore le docteur Onimus qui résume les qualités du climat méditerranéen, dans l'ouvrage dont nous avons déjà parlé :

« La chaleur peut être maintenue partout artificiellement, et l'on peut facilement se préserver du froid, par conséquent avoir même moins froid dans le nord que dans le midi. Mais ce que l'on ne peut pas créer artificiellement, c'est la lumière du soleil, c'est la pureté de l'air, c'est l'action tonique des bords de la mer, c'est une atmosphère sans humidité. Ce que l'on ne peut pas non plus obtenir dans le nord, avec n'importe quelles dépenses, c'est une campagne toujours verte, où tous les jours on peut aller se promener.

» Aussi sont-ce là les points principaux auxquels tout malade venant dans le Midi doit s'attacher, et son séjour peut se résumer en ces mots : « Prendre des douches de soleil et des bains d'air tonique. »

« C'est pour cela que ce climat convient essentiellement aux convalescents, aux différentes maladies chroniques dues à un manque d'oxydation, et principalement aux affections de poitrine. »

Cette appréciation de deux praticiens dont l'autorité scientifique est indiscutable, est celle de tous les médecins qui ont voulu se rendre compte par eux-mêmes des propriétés de ce climat exceptionnel.

Nous ne croyons donc pas utile de parler, autrement qu'à titre d'indication, de la campagne organisée depuis quelque temps contre nos belles plages du midi, au bénéfice des sanatoria d'altitude ou du sud-ouest.

Un seul fait montrera le degré de confiance

que l'on doit accorder aux publications empreintes d'une semblable partialité.

Un ouvrage autour duquel on a mené un certain bruit, paraissait récemment dans un but de réclame peu déguisé en faveur d'une ville du littoral océanien. Naturellement cette station n'avait que des avantages merveilleux, tandis que les autres, et en particulier celles du Midi, n'offraient aux malades qu'inconvénients et dangers de toute sorte. Et ce qu'il y a de plus piquant dans ce procès contre les plages du sud, c'est que l'auteur n'hésite pas à citer, comme témoins à charge, les docteurs Onimus et Daremberg dont nous venons de voir l'opinion favorable nettement affirmée, et qui, maintes fois dans d'autres écrits, se sont toujours montrés parmi les partisans les plus convaincus de l'influence curative de ce climat sur les tuberculeux.

On jugera, par cet exemple, de la bonne foi de pareilles critiques.

Mais qu'importe cette lutte ridicule, qu'importe au soleil qu'on ose nier sa puissance !

« Le dieu poursuivant sa carrière,
Verse des torrents de lumière
Sur ses obscurs blasphémateurs. »

La cure marine sur les bords de la Méditerranée, si elle se fait de préférence le long du littoral des Alpes-Maritimes, comme étant celui qui réunit les conditions hygiéniques les meilleures, a lieu également sur d'autres plages dont nous nommerons les plus connues.

Alger parait être moins en faveur qu'il ne l'était il y a quelques années; les tuberculeux n'y viennent pas aussi nombreux.

La température moyenne est de 18° 5 ; celle de l'hiver est de 7° (Frenkel). Son climat est soumis à des variations profondes et présente pour cela d'assez nombreux inconvénients. Les pluies sont abondantes et abaissent la température d'une façon très sensible ; les vents du nord-ouest et de l'ouest soufflent fréquemment avec violence et parfois aussi le siroco, dont la présence redoutable coïncide toujours avec une dépression barométrique de 20 à 30 millimètres, et une augmentation soudaine et considérable de la sécheresse de l'air.

Les malades y séjournent ordinairement de novembre à fin avril. Ils ne devront habiter que dans le faubourg de Mustapha supérieur, qui est mieux orienté que la ville basse et plus abrité des vents.

Ajaccio est situé dans une position admirable et protégé contre le nord et l'est par un demi-cercle de montagnes boisées ; son climat plus humide est moins excitant que celui de la Riviera. C'est un séjour très favorable aux tuberculeux pendant l'hiver ; à cette époque, la moyenne thermométrique est de 12 degrés.

Il est néanmoins prudent d'éviter les excursions dans les environs de la ville où règnent, à l'état endémique, les fièvres intermittentes.

On a fait de la Corse les descriptions les plus séduisantes, les plus merveilleuses, et ce n'est que justice ; malheureusement il y a une ombre à ce tableau enchanteur : c'est la malpropreté. « Si la Corse, écrit le docteur Daremberg, voulait se donner la peine d'être propre, elle serait la plus délicieuse résidence du monde entier... Elle serait même fréquentée toute l'année par les phtisiques qui savent se distraire en fréquentant la nature. »

Entre autres stations de la Méditerranée, citons encore Palermo, Catane, Malte, Corfou, résidences agréables, mais avec beaucoup plus de vent que la Riviera ; Venise et Abbazzia, température aussi élevée qu'à Menton pendant l'été, plus froide l'hiver ; il en est de même pour Almeria en Espagne ; Malaga est plus favorisée.

Et puisque nous parlons des plages du sud, disons aussi quelques mots de l'île de Madère, dans l'Océan Atlantique, en face du Maroc.

Madère a été plus fréquentée par les malades qu'elle ne l'est actuellement. On y rencontre surtout des Anglais.

La ville principale, Funschall, est abritée des vents du nord ; sa température moyenne annuelle est de 18 à 19°, et celle de l'hiver 17°.

Pendant l'été, la chaleur n'est jamais excessive à cause des brises de mer. Les oscillations thermométriques sont faibles. Le climat est égal, doux et très humide, sauf lorsque le siroco s'y fait sentir. Il peut convenir aux phtisiques nerveux et congestifs; mais il a souvent une action déprimante dont il faut particulièrement se méfier.

Voyages en mer. — Un long séjour au milieu d'un air parfaitement pur comme celui de la mer ne peut avoir que des résultats excellents, pourvu toutefois que ces voyages aient lieu dans des conditions confortables.

Sur les steamers, la trépidation fatigue les malades, et les odeurs de la machine les écœurent. Ils choisiraient de préférence les voiliers dont la navigation calme et douce leur convient admirablement, si ces navires ne laissaient beaucoup à désirer sous le rapport de l'hygiène et même de la propreté la plus vulgaire. Puis, on y fait usage d'aliments assez grossiers et de conserves toujours à peu près les mêmes, nourriture sans doute très bonne pour des marins qui travaillent et ont grand appétit, mais dont un estomac de malade se fatigue à la longue.

On souffre également de l'exiguïté des cabines; déjà beaucoup trop étroites pour une personne, elles deviennent, lorsqu'on y entasse plusieurs passagers, absolument inhabitables pour des valétudinaires qui ont, avant tout, besoin d'air. Aussi devra-t-on s'en aller vers des climats qui permettent de rester le jour et même une partie de la nuit sur le pont. Les voyages dans le Nord ou dans les régions pluvieuses seront interdits, de même qu'un séjour trop prolongé sous une chaleur accablante, vers l'équateur par exemple, ou dans la mer Rouge.

Pour éviter ces divers inconvénients, le mieux sans doute serait d'avoir son yacht et de choisir son itinéraire : malheureusement les tuberculeux ne sont pas tous millionnaires, il s'en faut. On se contentera donc des paquebots qui font un service régulier entre des pays assez éloignés, comme le Cap ou l'Australie, ou de certains grands voiliers de commerce qui sont maintenant mieux aménagés qu'autrefois.

Ces voyages en mer sont certainement à conseiller dans les formes peu avancées de la tuberculose ; souvent ils produisent des cures merveilleuses ou tout au moins des améliorations durables. Nous avons vu plusieurs de nos confrères, atteints de cette affection, être parfaitement guéris après quelques années de service médical qu'ils prenaient à dessein, à bord des transatlantiques.

L'important, nous le répétons, c'est de savoir choisir un itinéraire favorable et un bon navire.

CHAPITRE XV

Les Sanatoria.

Pour terminer cette étude sur l'aérothérapie, nous nous occuperons des établissements spéciaux où précisément la cure d'air est pratiquée d'une façon exclusive, et où sont observées, en même temps, les diverses indications hygiéniques dont il a été question dans les chapitres précédents.

Le premier sanatorium fut créé en 1859, à Goerbersdorf, par Brehmer. On construisit celui de Davos à la suite des observations recueillies par Sprenger; puis, les succès ayant paru surprenants, de nombreux établissements similaires s'élevèrent un peu partout en Europe, en Amérique, au Cap et jusque dans les Indes. Nous citerons seulement les plus connus. Allemagne : cinq à Gœrbersdorf (Silésie), 550 mètres d'altitude; celui de Falkenstein, dans le Taunus, près de Francfort,

500 mètres ; celui de Hohenhonnef sur le Rhin, 250 mètres ; trois dans la Forêt-Noire ; un dans le Hartz ; trois dans le Hanovre, à Rehburg, 150 mètres ; d'autres encore dans la Saxe et le Wurtemberg. Suisse : Davos, 1560 mètres ; Arosa, 1756 mètres ; Leysin, 1450, et plusieurs pour les pauvres.

Il en existe également en Angleterre, en Russie, en Autriche, dans la Norvège et presque dans tous les Etats où se trouvent de grandes agglomérations.

Jusqu'ici, en France, les sanatoria ont été peu nombreux ; maintenant on semble vouloir rattraper le temps perdu et ne plus être indéfiniment les tributaires de la Suisse et de l'Allemagne. Actuellement nous avons celui du Canigou, dans les Pyrénées-Orientales ; de Durtol, dans le Puy-de-Dôme ; de Villepinte, d'Ormesson, de Villiers, autour de Paris, destinés aux enfants pauvres. Deux sont en construction : l'un à Angicourt, dépendant de l'Assistance publique de Paris ; l'autre à Hauteville (Ain), pour les phtisiques pauvres de Lyon. A Berck et, de préférence, à la Baule, on reçoit spécialement des enfants affectés de manifestations scrofuleuses, de faiblesse générale, d'anémie, de lymphatisme.

Le but qu'on se proposa, en fondant les premiers sanatoria, fut de faire vivre les phtisiques au milieu d'un pays qu'on prétendait doué d'immunité contre la tuberculose, puisqu'on ne l'y avait, disait-on, jamais constatée, et de se servir de ce climat comme d'un spécifique.

On a reconnu, nous l'avons dit, l'erreur de ce principe posé par Brehmer, et il est à présent parfaitement prouvé que la tuberculose peut s'implanter partout et à toutes les altitudes. Cependant on ne tarda pas à constater que les malades soumis à la discipline hygiénique de ces établissements guérissaient ou s'amélioraient beaucoup plus vite et en plus grand nombre, que ceux qui étaient soignés dans leur famille et restaient plus ou moins libres de leur traitement.

La cause de ces résultats est facile à comprendre. Dans les sanatoria tout a lieu d'une façon méthodique et rigoureuse. Pour empêcher la contagion, défense absolue, sous peine d'exclusion immédiate, de cracher à terre ou ailleurs que dans le crachoir dont chaque malade est pourvu ; cure d'air continue, soit au dehors, si le temps est beau, soit dans des galeries ou dans des kiosques ouverts, lorsqu'il pleut ou qu'il neige ; la nuit, les fenêtres restent entre-bâillées ; repas à heures fixes et particulièrement préparés pour des tuberculeux ; promenades graduées au soleil ou dans les bois ; enfin surveillance continuelle d'un médecin qui, connaissant tous ses malades, les dirige et donne à chacun d'eux les soins et les conseils que réclame son état.

Il est évidemment impossible d'instituer chez

soi un traitement aussi parfait et aussi sévère; en tout cas, au milieu des relations familiales, ou autres, il est beaucoup plus pénible et plus difficile de le suivre que dans un sanatorium; car, il ne s'agit pas d'accepter ce régime pour quelques jours seulement, pour quelques semaines, mais on devra s'y soumettre des mois et même des années, si l'on veut véritablement et complètement se guérir. Et alors de quel courage, de quelle énergie tenace ne faudra-t-il pas être doué pour se priver des distractions ordinaires qui font, pour ainsi dire, partie obligatoire de l'existence dans une ville : dîners, soirées, bals, théâtres, concerts, etc.; pour éviter tout écart de nourriture; pour ne pas céder aux conseils incessants de parents ou d'amis, dont chacun vante un médicament spécial qui guérit à coup sûr cette affection; pour ne pas succomber soi-même à la suggestion exercée par les journaux qui vantent des remèdes plus efficaces et plus merveilleux les uns que les autres dans le traitement de la tuberculose! De quelque autorité que jouisse un médecin, nous doutons fort qu'elle soit jamais assez grande pour que son malade ne commette pas, de temps en temps, quelque infraction au régime qui lui est imposé et qui pourtant ne peut vraiment réussir que par une exécution intégrale et constante.

Et même en admettant cette force de volonté de la part du tuberculeux et de son entourage, il manquera toujours une condition qui est essentielle et comme la base de la cure par l'hygiène, c'est la pureté de l'air, qu'il est impossible de trouver dans nos grands centres de population. Force est donc de s'éloigner des villes, de choisir un pays ensoleillé, de s'isoler dans une maison confortable et bien orientée. Pour celui qui est riche, qui se déplace comme il veut et va où bon lui semble, qui peut emmener avec lui sa famille, des amis, un séjour prolongé à la campagne ne sera jamais bien pénible ; mais comment faire lorsqu'il s'agit d'un malade moins fortuné, obligé de vivre dans un hôtel, dans une auberge de village, où il est souvent pris en aversion à cause de sa toux et de la nourriture spéciale qu'il demande ; n'ayant de distractions d'aucune sorte, ne sentant aucune sympathie autour de lui ? Dans ce cas, le bénéfice qu'on retirerait de la salubrité de l'air est loin de compenser le manque de confortable et le mortel ennui d'une pareille existence, qui aggrave le mal dont on souffre et finit par devenir bientôt impossible à supporter.

Certes, il sera cent fois préférable d'aller dans un sanatorium : là, du moins, le tuberculeux reçoit les soins multiples qui lui sont indispensables, et la vie est sûrement moins triste pour lui que dans l'isolement de la campagne, au milieu de gens inconnus qui l'évitent. Nous ajouterons même qu'il n'a pas la possibilité de s'ennuyer.

Prenons, par exemple, un des établissements les plus fréquentés de la Suisse, dans lequel vont chaque année beaucoup de nos compatriotes, et voyons comment les malades emploient leur temps : il est bien entendu que, suivant l'état de certains d'entre eux, des modifications sont apportées par le médecin à ce règlement.

De 7 heures à 8 heures, lever et frictions sèches ou à l'eau de Cologne, par tout le corps, avec un gant de crin.

8 heures, premier déjeuner, ensuite, promenade.

De 9 heures et demie à midi, repos dans la galerie, espèce de long corridor, large de plusieurs mètres et ouvert au sud, où le malade bien enveloppé dans des couvertures, vient s'étendre sur une chaise longue.

Midi, second déjeuner suivi d'une courte promenade ou d'une distraction quelconque : billard, croquet, etc.

De 2 h. à 3 h., galerie. De 3 h. à 4 h., promenade. De 4 h. à 7 h., galerie. A 7 h., dîner. De 8 h. à 10 h. du soir, galerie.

Maintenant, pour donner une idée de l'état d'esprit qui règne chez les malades des sanatoria, nous ne pouvons mieux faire que de reproduire les impressions mêmes de l'un de ces tuberculeux.

« Dans la galerie, la conversation des voisins, la lecture, le jeu d'échecs, le tirage d'épreuves photographiques pour les messieurs, les petits ouvrages pour les dames et, pour tous, la méditation, la contemplation du paysage font passer les heures très vite. On arrive même à ne pas trouver le temps de réaliser tous ses projets.

En dehors de la galerie, on a encore comme distraction :

1° Les promenades, mais elles sont écourtées par la neige et aussi par l'ordonnance du médecin. Chaque malade a ses limites de promenade, très variables d'un individu à l'autre.

2° Le billard, seul endroit où il soit permis de fumer. Le médecin aime peu à y voir ses malades, et les en expulse quelquefois.

3° Le patinage, de novembre à mars. Exercice recommandé, car il n'intéresse pas la cage thoracique. Certains ont même obtenu de patiner le soir, de 9 heures à 10 heures, et l'astre errant des nuits a pu contempler avec stupeur le spectacle de poitrinaires patinant au milieu des neiges, à 1,450 mètres d'altitude, au cœur de l'hiver.

4° Certains jours, des artistes sont autorisés à donner une séance musicale et littéraire.

5° Il y a un salon de lecture ; mais il est peu fréquenté. La jeunesse dorée, certains soirs où il fait trop de vent pour qu'on puisse faire de la galerie, joue aux petits jeux dits innocents (?). Mais c'est bien rare.

6° Enfin, il y a.... les potins. 120 personnes,

enfermées dans une étroite enceinte pendant plusieurs mois et vivant en contact du matin au soir, constituent comme la quintessence d'une petite ville de province. Le prochain est un sujet d'études toujours nouveau et d'ailleurs unique. « Il a fait ceci » ou « Elle a fait cela ». Et voilà de quoi alimenter bien des conversations. Je me hâte d'ajouter que dans *ceci*, pas plus que dans *cela*, il n'y a généralement pas de quoi légitimer la fustigation d'un représentant de la race féline. Heureux, trois fois heureux, le peuple qui n'aurait pas d'autre histoire!...

L'impression générale est loin d'être la tristesse. Elle est quelque chose de mieux que la gaieté. C'est une grande sérénité engendrée par la certitude de guérir. Grâce à cette sérénité, les malades plaisantent et rient à journée entière, ce qui est le cas du hall où je suis couché.

Une autre cause entretient encore cette sérénité d'âme. La cure d'air supprime le plus souvent les petites misères que ressentait le malade. L'air vif de la montagne anime son teint, augmente son appétit, abaisse sa température.

L'état subjectif s'améliore incroyablement; même aux repas, on se croirait dans une salle d'hôtel quelconque. Pas de toux, une conversation animée, des appétits robustes, à tel point qu'à Noël, deux professeurs de la Faculté de Montpellier, visitant L..., demandèrent au milieu du dîner au médecin directeur : « A propos, où dînent donc les malades ? »

Il ne faut donc pas se faire, d'un hivernage dans un sanatorium, une idée trop sombre. Même simplement teintée, elle serait encore inexacte (1). »

Cependant, malgré les nombreux succès obtenus, quelques praticiens, d'ailleurs très distingués et certainement de bonne foi, combattent encore les sanatoria et contestent leur utilité.

Mettant sans doute à part les cas ou la cure d'altitude est particulièrement indiquée et par conséquent ne peut se faire, dans ces pays de neige, ailleurs que dans des établissements spéciaux, ils estiment, d'une manière générale, que le malade, une fois sorti du sanatorium, se trouve absolument dépaysé et reste sans initiative personnelle, sans énergie, pour continuer dans la vie commune la plupart des pratiques auxquelles il se soumettait naguère d'une façon automatique. Et au bout de quelques mois, la toux reparait, les symptômes s'aggravent, il repart pour une nouvelle saison dans son sanatorium ; et, alternativement, il reviendra et retournera après les mêmes imprudences, jusqu'à ce qu'enfin il succombe.

Aussi nos confrères des stations maritimes ont-ils, jusqu'à un certain point, raison de dire que « les malades guéris dans leur région,

(1) *Un hivernage dans un sanatorium alpin*, par M. E. de Montmeylian.

dans un établissement ouvert, sont mieux guéris que ceux qui ont séjourné dans un établissement fermé ». (Onimus.) Au fond, c'est là plutôt le procès des malades que celui des sanatoria, parce que, si les premiers s'observaient davantage, ils ne perdraient pas ce qu'ils ont gagné dans les seconds.

Nous savons bien que sur le littoral du Midi et du Sud-Ouest, grâce à la stabilité du climat et à l'élévation, en hiver, de la température, on peut se garantir plus facilement des dangers qui résultent, sur le continent, des variations fréquentes du vent, de l'humidité et du froid, et se soigner ainsi que dans les sanatoria.

Mais tous les tuberculeux ne sont pas dans une situation de fortune à s'offrir le luxe d'une coûteuse villégiature sur la côte d'Azur, et à passer la mauvaise saison à Beaulieu, à la Turbie-sur-Mer ou à Menton. Beaucoup, obligés de se contenter de moins, s'en vont dans les sanatoria et ils n'ont pas tort ; le séjour qu'ils y font est certainement préférable à celui des villes, quelque confortablement qu'ils soient chez eux. Car on ne peut nier que les résultats acquis dans ces établissements ne soient de beaucoup supérieurs à ceux que les médecins constatent habituellement dans leur clientèle. Des statistiques sérieuses et très sincèrement établies en font foi.

A Falkenstein, Dettweiler compte 28 pour 100 de guérisons et 42 pour 100 d'améliorations. Ces guérisons ne sont pas momentanées et simplement constatées au départ ; elles ont subi l'épreuve de plusieurs années, comme nous allons le voir. En 1896, Dettweiler écrivait à quatre-vingt-dix-neuf malades sortis guéris de son établissement depuis trois ans au moins, et remontant jusqu'à 1876. Il reçut quatre-vingt-dix-huit réponses, la plupart contrôlées par des médecins. Onze de ces malades avaient succombé à d'autres maladies ; douze avaient eu une légère rechute dont ils s'étaient guéris ; trois avaient dû recommencer le traitement et soixante-douze restaient guéris.

Pour Leysin, le Dr Burnier nous donne la statistique d'une année, en tenant compte de la période de la maladie au moment où commence le traitement. Le nombre des malades de chaque période est ramené à cent.

Première période : guéris, 53,3 ; améliorés, 33,3 ; stationnaires, 13,3.

Deuxième période : guéris, 9,09 ; améliorés, 86,3 ; stationnaires, 4,5.

Troisième période : améliorés, 50 ; stationnaires, 16,6 ; aggravés, 23,8 ; décédés, 9,5.

Le Dr Beaulavon, qui a visité un grand nombre de sanatoria, a vu dans celui de Rehburg, fondé pour les pauvres, vingt-deux guérisons complètes sur vingt-huit malades soignés tout au début de leur tuberculose.

Un autre médecin du plus grand mérite, le Dr Sabourin, affirme les mêmes succès et soutient, d'après ses observations personnelles, qu'on guérirait 80 pour 100 de phtisiques, s'ils se faisaient soigner au commencement même de leur affection, si, au sortir des sanatoria, ils n'abandonnaient pas les habitudes d'hygiène qu'ils y ont prises.

L'utilité de ces établissements n'est donc pas contestable et on voit bien peu de médecins qui n'aient eu l'occasion de constater par eux-mêmes des guérisons vraiment surprenantes dues au régime qu'on y observe.

Alors, puisque la preuve est faite, et que depuis longtemps l'expérience est concluante, pourquoi, en France, sommes-nous si en retard sur nos voisins : sur la Suisse, sur l'Allemagne, sur l'Angleterre ? Pourquoi, à part quelques établissements, dont deux ou trois seulement, d'une importance secondaire d'ailleurs, sont ouverts aux adultes, pourquoi nos tuberculeux sont-ils toujours obligés de s'expatrier ?

La conséquence évidente de cette inertie, c'est que l'immense majorité des malades restent enfermés dans les villes, ne peuvent se donner les soins que nécessite leur maladie, que, loin de diminuer, la contagion progresse et la mortalité augmente.

Pourtant notre climat est certainement plus salubre que celui de l'Allemagne et de l'Angleterre; nous avons du soleil, nous ne souffrons pas, comme dans ces pays, des brouillards et de l'humidité. Et si nous voulions des stations d'altitude, il ne tiendrait qu'à nous d'en avoir d'aussi bien situées et d'accès plus facile que Davos ou Leysin. Que d'endroits propices et d'un décor merveilleux dans les Alpes de l'Isère ou de la Savoie; au-dessus de la magnifique vallée du Grésivaudan; à Chamonix, dans les environs d'Aix, de Chambery, de Grenoble! On n'aurait en un mot que l'embarras du choix.

Il est vrai que cette question d'altitude tend à perdre de son importance et qu'elle n'a plus la valeur qu'on lui attribuait naguère. On a remarqué, en effet, que les succès sont à peu près uniformément les mêmes dans tous les sanatoria, qu'ils soient situés sur de hautes montagnes, ou à mi-côte, ou même en plaine. Ainsi à Falkenstein qui est à 400 mètres, on guérit aussi bien qu'à Saint-Moritz, 1855 mètres, à Rehburg, 150 mètres, à Davos, 1570.

Les indications spéciales qui militent en faveur du climat d'altitude, tendent à passer au second plan; et ce dont on se préoccupe avant tout aujourd'hui, au sujet de ces établissements, c'est leur installation suivant les prescriptions et les exigences de l'hygiène et du confortable moderne. Du reste on n'a qu'à s'inspirer de ce qui a si parfaitement réussi ailleurs et à profiter des expériences qui ont eu lieu à l'étranger, pour savoir les règles générales dont on ne devra pas se départir.

Au point de vue médical, la pureté de l'air est la condition qui prime toutes les autres. Il faut élever les sanatoria dans la campagne, à distance des agglomérations et des grandes routes ; à l'abri de la poussière et de la fumée, à cause des particules qu'elles renferment et de l'irritation qu'elles produisent sur les bronches.

Les vents froids de l'est et du nord seront évités avec soin.

« Il faut, disait Brehmer, porter son attention sur ce point que certains changements de facteurs climatériques, qui sont déjà désagréables aux individus sains, ou peuvent même leur être nuisibles, ne doivent pas atteindre le malade, le phtisique. A cette classe appartient en première ligne le vent. A la rigueur, l'endroit choisi pourrait encore ne pas jouir de l'immunité phtisique, mais l'établissement, par son emplacement, ne doit pas être atteint par le vent. Contre le froid, contre le soleil, il y a des moyens de protection ; contre le vent il n'y en a pas. »

Suivant la remarque du Dr Beaulavon, Brehmer attribuait une telle influence au vent, qu'il allait jusqu'à lui sacrifier l'immunité phtisique, la base même de sa méthode de traitement.

Le sanatorium sera donc abrité du nord et de l'est, soit par une montagne, soit par de grands bois, et toutes les chambres des malades, et les salles où ils doivent séjourner seront orientées au sud ou au sud-ouest.

Les arbres d'une forêt, particulièrement les

hauts sapins, forment contre le vent une barrière protectrice d'une grande efficacité. Sous leur feuillage, le tuberculeux respire toujours un air calme et, pendant l'été, s'y garantit de la trop grande chaleur du soleil : c'est pour bénéficier de ces réels avantages que les sanatoria sont pour la plupart situés dans des régions très boisées.

L'humidité présentant de graves inconvénients pour nos malades, il faudra l'éviter à tout prix. On construira sur un sol de granit ou composé de couches perméables et non argileuses, qui sèche rapidement ; un terrain en pente est préférable parce que l'eau s'écoulera plus facilement et ne restera pas stagnante. Aussitôt la pluie terminée, les malades peuvent sortir et faire leur promenade habituelle sans risquer de se mouiller les pieds et d'être entourés d'un air trop chargé de vapeur d'eau.

En résumé, de l'air pur, pas de vent, pas d'humidité : telles sont les trois conditions nécessaires et indispensables de toute installation de sanatorium.

Quant à l'aménagement lui-même, nous ne pouvons entrer dans tous les détails.

Les appartements occupés par les malades et orientés, comme nous l'avons dit, vers le sud, seront chauffés par des calorifères à eau chaude, ou mieux par de la vapeur à basse pression, et éclairés, si possible, à l'électricité. Les parquets seront paraffinés. Les chambres n'ont pas besoin d'avoir de grandes dimensions ; la ventilation s'y fera mieux : le Dr Turban de Davos. estime que 27 à 30 mètres cubes suffisent. Mobilier très simple : un lit de fer, deux chaises, une table, une armoire et une chaise longue ; pas de tapis, ni de rideaux, ni de tentures ; murs peints à l'huile et faciles à laver.

Devant chaque chambre, un balcon et, au rez-de-chaussée, de longues galeries de cure. Dans le parc seront tracées des promenades à pente douce, et le long desquelles seront placés des bancs et des kiosques pour les malades qui veulent s'isoler.

Les dépendances : remise, écurie, buanderie, seront reléguées à distance de l'habitation principale.

Des dispositions, variant avec chaque pays, seront prises pour fournir en abondance une eau de bonne qualité.

A propos de ce voisinage, certaines difficultés ont été soulevées par quelques administrations municipales. On s'est imaginé que les sanatoria étaient des foyers de contagion et qu'ils répandaient autour d'eux, dans les villages voisins, le virus tuberculeux.

C'est une erreur; « les agglomérations de malades, dans les sanatoria, ne sauraient être l'origine d'aucun danger pour le voisinage, pourvu que ces établissements soient bien dirigés, que leur installation et leur aménagement soient conformes aux règles déjà en vigueur dans les établissements analogues. » (Netter.)

Etant donné qu'il est expressément défendu aux tuberculeux de cracher à terre, sous peine de renvoi immédiat, et que le contenu de leur crachoir est chaque jour soigneusement désinfecté, cette contamination paraît *à priori* absolument impossible. Et en effet, il est facile de prouver qu'elle n'existe pas et que les plaintes élevées à ce sujet ne sont nullement fondées. Par exemple, les domestiques, les infirmiers qui devraient être les premiers contagionnés et qui, en réalité le sont en si grande proportion dans nos hôpitaux où aucune précaution n'est prise, n'ont pas du tout à souffrir dans les sanatoria, de leur vie en commun avec les malades. De plus, les statistiques de Dettweiler, de Brehmer, de Rompler, de Leyden, ont démontré que non seulement les populations avoisinantes n'ont pas un plus grand nombre de décès par tuberculose, mais encore que la mortalité générale a diminué. A Falkestein, avant l'ouverture de l'établissement, sur 100 morts il y avait 18,9 phtisiques ; après l'ouverture, la moyenne descendit à 11,9 pour 100 (Nahin). Ce résultat, qui a l'air paradoxal, se comprend parfaitement lorsque l'on voit les habitants finir peu à peu par prendre les habitudes hygiéniques des malades des sanatoria, précautions qui leur étaient absolument étrangères auparavant.

En outre, ces établissements étant une

source de richesse et de bien-être, leur situation matérielle est changée, ils se nourrissent mieux, vivent avec plus de confortable et dès lors les maladies ont sur eux moins de prise.

On n'a donc, en définitive, rien à craindre et, au contraire, tout à gagner de la création des sanatoria. Et il serait vraiment temps de secouer cette apathie que nous avons en France à cet égard et qui coûte annuellement la vie à des milliers de tuberculeux qui pourraient être sauvés, si l'on était en mesure de leur donner les soins utiles que réclame leur état. Pour nous en rendre compte, examinons ce qui se passe autour de nous.

A Paris, où la phtisie n'est pas plus fréquente que dans d'autres villes moins populeuses, on compte douze à quinze mille décès causés par cette affection. Pour quelques cas à marche rapide, la grande majorité évoluent lentement et mettent plusieurs années à arriver au dénouement fatal. Il n'est par conséquent pas exagéré d'estimer à 50,000 le nombre des individus qui, à Paris, sont atteints d'une tuberculose avérée.

C'est la proportion donnée par le professeur Arloing lorsqu'il estime à 1 pour 50 le chiffre général des tuberculeux en France.

Sur ces 50,000 malades, un tiers est composé de gens riches ou aisés qui ont les moyens de se donner les soins nécessaires. Une certaine partie d'entre eux s'en vont dans le midi ou dans les sanatoria de Suisse ou d'Allemagne; les autres, en beaucoup plus grand nombre, ne voulant pas s'éloigner de leurs parents et redoutant d'aller vivre au milieu d'inconnus, dans un pays où les habitudes sont différentes des nôtres, où ils entendent une autre langue, préfèrent rester avec leur famille et se soigner, disons-le, plus ou moins mal.

Pour tous ces tuberculeux qui pourraient faire les frais d'un traitement sérieux et efficace, il faudrait créer des sanatoria à quelques kilomètres des villes et non à cent ou cent cinquante lieues; sans chercher autre chose qu'un air pur et une bonne exposition au soleil, et un pays à l'abri de l'humidité et des vents froids. Le malade éprouverait la grande satisfaction de se sentir près des siens et de les voir souvent; de plus, il aurait l'avantage de se guérir dans le climat qu'il devra continuer à habiter et, de cette manière, n'aurait pas à courir les risques d'un nouvel acclimatement, quand il reprendra ses occupations.

Or, si l'on considère qu'en Suisse et ailleurs, le prix de la journée est, pour ces malades, d'environ 15 francs, n'est-on pas profondément surpris que des établissements similaires, assurés d'avoir chez nous et pour les mêmes raisons un succès aussi considérable, n'aient pas été depuis longtemps fondés en France, à proximité des grands centres de population? Ces prix pourraient même être notablement réduits, car, en admettant que la nourriture et les frais de toute sorte soient pour chaque malade estimés à 7 francs par jour, moyenne plutôt très exagérée, cette entreprise, qui rendrait service à de nombreux phtisiques, n'en resterait pas moins encore très rémunératrice pour celui qui la mettrait à exécution.

Quant aux malades peu fortunés ou indigents, qui sont pour les deux tiers peut-être dans le chiffre total des tuberculeux, il serait nécessaire de créer en leur faveur des sanatoria où ils entreraient pour deux ou trois francs par jour, ou gratuitement s'ils sont dénués de toute ressource. Plusieurs villes en Suisse et en Allemagne ont fondé, pour cette destination, des établissements peu luxueux mais très bien installés.

A Paris, le projet adopté par le Conseil municipal et par l'Assistance publique est aujourd'hui en cours d'exécution. Nous avons dit qu'il comprenait l'achèvement, à Angicourt, d'un sanatorium pour 200 malades et la construction ou l'aménagement de pavillons spéciaux près des hôpitaux existants.

Actuellement, 1,200 tuberculeux sont disséminés dans les divers services de médecine ; quand les nouveaux bâtiments seront achevés, 2,000 seront hospitalisés et isolés. Toutefois les phtisiques du dehors, inscrits au bureau de bienfaisance, ne continueront à recevoir que les faibles secours qu'on leur a donnés jusqu'ici, et encore le nombre de ces inscrits est-il loin de représenter tous les phtisiques pauvres qui auraient besoin d'être assistés.

Pour la région lyonnaise, la charité privée fait élever à Hauteville un sanatorium de 110 lits ; dans deux ou trois autres villes on a les mêmes préoccupations pour réaliser le traitement isolé des tuberculeux. Mais toutes ces améliorations, qu'elles proviennent de l'initiative des municipalités ou des sentiments généreux des particuliers, sont tout à fait insuffisantes, relativement au nombre considérable de ceux qui ne pourront pas en bénéficier. Il faut des mesures plus générales, s'étendant à tous les tuberculeux indigents de notre pays et non aux rares privilégiés de quelques villes ; autrement, on n'obtiendra que des résultats incomplets, et l'on n'aura fait que reculer, au moyen de palliatifs insuffisants, la solution qui s'impose. Nous reviendrons sur cette question.

CHAPITRE XVI

Vaccination, Toxinothérapie, Sérothérapie.

Nous croyons tout d'abord nécessaire de définir en quelques mots l'*immunité*, naturelle ou acquise, avant de parler des diverses tentatives qui ont été faites pour obtenir artificiellement cet état réfractaire.

L'immunité naturelle est la propriété, dont certains organismes sont doués, de ne pas être atteints par l'infection que tels ou tels microbes déterminent sur d'autres.

Elle résulte de causes multiples : soit de la composition des humeurs qui seraient bactéricides à l'égard de ces germes infectieux ou simplement atténuantes de leur virulence, soit de la résistance victorieuse opposée par les cellules, soit enfin tout bonnement de la nonsusceptibilité de l'individu à être impressionné par ces bactéries qui, alors, pourraient vivre et sécréter leurs toxines sans pour cela provoquer une maladie ou une lésion quelconque.

Comme l'ont prouvé Pasteur, Toussaint, Bouchard, etc., cette propriété n'a rien d'absolu ; il suffit parfois d'une plus grande quantité de virus introduit dans les tissus, d'une variation de température, d'un changement dans les conditions ordinaires de nutrition, pour qu'elle disparaisse.

L'immunité acquise est produite par la maladie virulente contractée accidentellement, ou par des moyens artificiels, des inoculations préventives faites avec les microbes eux-mêmes ou avec les matières solubles qu'ils élaborent. Lorsqu'elle est conférée par une maladie, elle dure davantage : ainsi en est-il de la variole, de la syphilis, de la scarlatine, qui n'affectent généralement qu'une fois le même individu ; celle que l'on obtient expérimentalement est moins persistante.

Le mécanisme spécial, intime, de l'immunisation n'est encore qu'imparfaitement connu. Les diverses théories proposées offrent chacune un caractère trop particulier, trop exclusif, et ne répondent pas à l'universalité des faits observés. Cependant, la plupart des bactériologues paraissent accepter les phénomènes suivants, qui d'ailleurs peuvent varier entre eux d'intensité et d'importance : sous l'influence des matières toxiques provenant des microbes, les cellules de l'organisme acquièrent des propriétés chimiques et nutritives nouvelles ; elles donnent naissance à des substances dont les unes, agissant sur les éléments pathogènes vivants, augmentent l'état bactéricide normal des humeurs et des tissus, et dont les autres, qu'on appelle antitoxines, sont chargées de neutraliser les effets des sécrétions microbiennes; en même temps se trouvent activées, ou tout au moins facilitées, la migration des leucocytes à travers les parois vasculaires qui les enferment (diapédèse), et leur aptitude à englober les bacilles et à les détruire (phagocytose).

Les procédés pour obtenir cette immunité ont eu pour point de départ les immortelles découvertes de Pasteur sur la nature animée des agents infectieux, sur la possibilité de diminuer leur virulence et de s'en servir pour produire, chez des individus inoculés, un état réfractaire à la maladie correspondante.

La *vaccination* de Pasteur consiste donc à faire pénétrer d'abord, dans l'organisme, des virus atténués, pour arriver progressivement à introduire des microbes d'une grande virulence. Cette diminution des propriétés pathogènes s'obtient de différentes manières : par exemple, en laissant vieillir les cultures microbiennes, en agissant par des antiseptiques, par des variations de température, ou encore en faisant passer préalablement ces bactéries dans d'autres organismes. Ainsi que nous venons de le dire, on admet qu'à la suite de ces inoculations, la présence des microbes, ou plutôt leurs produits, activent la phagocytose, changent la composition des humeurs et provoquent la formation de substances nouvelles, appelées protéides défensives, qui s'opposent au développement des agents infectieux.

Depuis, on a imaginé d'autres moyens d'immunisation plus simples, plus rapides et par conséquent plus aptes à parer aux dangers pressants de certaines maladies. Au lieu d'agir par le microbe, on se sert directement des matières virulentes, toxines, qu'il a sécrétées et qui déterminent chez l'individu inoculé l'apparition de substances protectrices ou antitoxines. Et l'on ne s'en est pas tenu là : les recherches ont été poussées plus loin et bientôt elles ont été, à l'égard de plusieurs affections virulentes, couronnées d'un plein succès. On a injecté non plus des microbes atténués, non plus de leurs toxines, mais les protéides défensives elles-mêmes, qui se trouvent dans le sérum des animaux immunisés.

Ces différentes méthodes ont été tour à tour tentées dans le traitement de la tuberculose, sans d'ailleurs qu'on ait encore atteint, d'une façon absolue et définitive, le but si ardemment poursuivi.

La vaccination par bacilles atténués a été pratiquée d'abord par les médecins allemands Baumgarten et Falk et n'a été suivie d'aucun succès. Les essais de MM. Grancher et H. Martin (1890) ont donné de meilleurs résultats. Des lapins reçurent des cultures de tuberculose d'oiseaux, dont on faisait varier la virulence : la plupart résistèrent. Soumis ensuite à une inoculation d'épreuve, ils survécurent beaucoup plus longtemps que les animaux témoins. Leur décès était causé par des tuberculoses locales, des paraplégies, etc. ; on ne constatait pas de lésions pulmonaires. Les mêmes expérimentateurs communiquèrent ensuite à des lapins, préalablement vaccinés avec le bacille aviaire, du virus tuberculeux humain et obtinrent des améliorations non douteuses.

MM. Héricourt et Ch. Richet ont soumis à l'épreuve de la tuberculose humaine des singes et des chiens inoculés préalablement avec la tuberculose aviaire. Dans leurs deux séries d'expériences, les animaux témoins, qui n'avaient reçu aucun vaccin préventif, sont morts plus rapidement que les autres.

Néanmoins, et malgré ce qu'elle semblait promettre, cette méthode n'a pas été consacrée par la pratique.

Les essais d'immunisation par l'injection de produits solubles (toxinothérapie) provenant de crachats tuberculeux, de cultures bacillaires, filtrées sur des bougies Chamberland ou stérilisées à la chaleur, ont eu un bien plus grand retentissement.

Les expériences de M. Daremberg (1889), de MM. Héricourt et Richet (1890), donnèrent quelques résultats assez encourageants; celles de MM. Courmont et Dor (1890) se montrèrent encore plus favorables. Mais quelque intéressantes que fussent les tentatives de ces habiles observateurs, elles se virent reléguées au second plan par le bruit que souleva la découverte de la *tuberculine* de Koch.

Nous croyons utile d'entrer ici dans quelques détails au sujet des travaux du savant professeur de Berlin.

Le 4 août 1890, au congrès tenu en cette ville, Koch faisait la communication suivante :

« J'ai trouvé des substances qui arrêtent le développement des bacilles dans l'organisme des animaux. Le cobaye, très sensible à la tuberculose, devient réfractaire au virus tuberculeux, si on le traite par une de ces substances.

« De plus, cette même substance arrête complètement le processus pathologique, lorsqu'on l'injecte à un cobaye arrivé déjà à un degré avancé de tuberculose, et cela sans inconvénient aucun pour l'organisme. »

Koch gardait le secret sur la composition de son remède.

Le 13 novembre, dans un journal de Berlin, il donnait de longs détails relativement aux effets physiologiques, produits par la tuberculine sur l'homme sain et sur le tuberculeux : « La réaction est à peu près nulle sur l'individu en bonne santé ; elle est au contraire énergique quand il y a des tubercules ; la fièvre est violente, les parties malades se tuméfient, rougissent, les râles sont plus abondants, la toux plus fréquente et quinteuse » ; et il expliquait ainsi la guérison : « Les tissus, devenus nécrosiques, se désagrègent, se détachent et entraînent avec eux les bacilles inclus, pour les éliminer au dehors... C'est dans la production de telles modifications que consiste l'action du remède. »

Cependant, il ne donnait toujours pas la composition de cette substance, et ce ne fut que devant les attaques et les sévères appréciations de toute la presse médicale, justement froissée d'un procédé pareil, qu'il se décida à dire ce qu'était cette lymphe et à indiquer son mode de préparation.

On apprit alors que la tuberculine était un extrait glycériné, tiré des cultures du bacille de la tuberculose, contenant, avec des sels minéraux et diverses matières colorantes, la substance active dans la proportion de 1 pour 100 : c'était la *lymphe* ou la tuberculine brute.

D'après Koch, il fallait la donner à la dose d'un demi ou d'un milligramme par jour, en injection sous-cutanée, et délayée dans 100 fois son volume d'eau phéniquée à 0,5 pour 100. Les inoculations devaient être faites tous les deux ou trois jours, jusqu'à disparition complète des phénomènes réactionnels.

Pour obtenir la tuberculine purifiée, on traite plusieurs fois l'extrait glycériné par de l'alcool absolu puis on évapore. Le résidu est une poudre d'un blanc grisâtre, quarante fois plus active que la lymphe.

A la suite de ces communications, une multitude de malades affluèrent à Berlin, et bientôt on s'aperçut que la tuberculine était loin de donner les succès promis par son inventeur. La plupart des phtisiques virent leur mal s'aggraver; plusieurs moururent rapidement et, en peu de temps, à l'enthousiasme du début succéda une réprobation non moins universelle.

Virchow, devant la Société de médecine de Berlin, attaqua vivement la théorie de Koch, et dénonça les graves accidents que provoquait la tuberculine. De partout d'ailleurs on apprenait les résultats déplorables de cette méthode. En France, après les sérieuses expériences de l'hôpital Saint-Louis, elle était définitivement condamnée dans le rapport rédigé, au nom d'une commission spéciale, par MM. Besnier et Hallopeau.

Et aujourd'hui, complètement rejetée de la thérapeutique, elle est, à cause de son action énergique sur les tubercules, employée en médecine expérimentale vétérinaire, où elle rend de réels services pour révéler la tuberculose bovine, lorsqu'aucun phénomène extérieur n'est encore apparent. Quelques médecins, vu la difficulté du diagnostic précoce de la tuberculose chez l'homme, l'emploient également dans ce but, à la dose de deux dixièmes à cinq dixièmes de milligramme (Grasset et Vedel).

Malgré cet insuccès formidable, et les attaques et les déboires qui s'ensuivirent, Koch n'en continua pas moins ses travaux, et, le 1er avril 1897, il publiait le résultat de ses nouvelles recherches.

Dans cette communication, il admet en principe que l'immunité à l'égard des maladies infectieuses, au lieu d'être une, est au contraire multiple, et se compose de divers facteurs. Par exemple, quand Behring et Kitasato immunisent des animaux contre le tétanos avec des cultures filtrées du bacille tétanique, ils détruisent les toxines, mais les bacilles continuent à vivre dans le même organisme. Et il arrive qu'au bout d'un certain intervalle, cette immunisation s'épuisant et les bacilles continuant à sécréter leurs toxines, l'animal peut succomber au tétanos, s'il ne reçoit pas de nouvelles inoculations.

Pour le choléra, c'est l'opposé : les bacilles sont tués par les injections de cultures récentes, tandis que les toxines ne sont que faiblement atteintes.

Il faut donc trouver une méthode d'immunisation qui mette l'animal ou l'homme, à l'abri de l'ensemble des influences nocives que peuvent produire les microbes pathogènes, et, pour la tuberculose comme pour les autres maladies virulentes, il est nécessaire d'employer des substances qui donnent ces deux espèces d'immunisation.

Suivant le professeur de Berlin, la première tuberculine neutralise seulement les produits sécrétés dans l'organisme ; elle n'agit pas sur les bacilles qui continuent comme avant à fabriquer des toxines ; aussi, après un laps de temps variable, l'immunisation faiblit-elle : on constate alors des rechutes, de nouvelles poussées aiguës, et la maladie s'aggrave si l'on n'a pas recours à de nouvelles injections. De là l'obligation, pour obtenir l'immunité absolue, d'avoir un spécifique qui détruirait en même temps le bacille.

Koch essaya d'abord d'injecter un liquide obtenu par l'action d'une solution de soude caustique, à 10 pour 100, sur les bacilles, substance qui, après filtration sur papier, en renfermait encore quelques uns. Il constata des réactions identiques à celles de la tuberculine avec plus de durée néanmoins, et des effets plus constants ; cependant, des abcès dus certainement aux bacilles, se produisant aux points injectés, on abandonna cette préparation. Tant que les injections ne contenaient que de rares microbes, les tissus sous-cutanés pouvaient lutter avec avantage et en avoir raison ; mais dès qu'ils s'y trouvaient en grand nombre, ce qui eût été nécessaire pour obtenir l'immunisation cherchée, la réaction des éléments cellulaires n'était plus suffisante et les abcès se formaient. C'est alors que le savant professeur eut l'idée de réduire mécaniquement les bacilles en un détritus susceptible d'être absorbé par les tissus, plus facilement que les bacilles ayant conservé leur forme primitive.

Il avait découvert que ces microbes renferment deux substances chimiques particulières, appartenant à la classe des acides gras non saturés : l'une est soluble dans de l'alcool dilué, l'autre, seulement dans l'alcool absolu et bouillant. C'est à cette dernière qu'est due la coloration caractéristique du bacille tuberculeux ; lorsqu'on est parvenu à la dissoudre, les bacilles perdent leur colorabilité spécifique et ne prennent plus que les couleurs qui agissent sur les autres bactéries.

Ce sont ces acides qui, répartis autour du microbe, lui forment comme une enveloppe, le protègent contre les influences extérieures et rendent si difficile son absorption : il est donc nécessaire de rompre cette barrière protectrice. Pour cela, on prend des cultures bien desséchées ; on les triture fortement et longtemps dans un mortier et l'on finit par avoir une masse dans laquelle la plupart des bacilles ne sont plus colorables.

Afin de transformer ceux qui sont encore

restés intacts, on émulsionne avec un peu d'eau, et l'on soumet le tout, pendant trente ou quarante-cinq minutes, à une centrifugation exercée par une machine faisant 4,000 tours à la minute.

La masse se divise ensuite en deux couches : l'une supérieure, liquide, transparente, que Koch désigne par les lettres T O (tuberculine O, *obere*); l'autre, pâteuse, adhérente au fond de l'appareil, est appelée T R (tuberculine résiduelle). Cette partie visqueuse est de nouveau desséchée, puis triturée et centrifugée et, comme précédemment, l'on obtient encore deux sortes de liquides. On répète plusieurs fois de suite la même opération jusqu'à ce qu'on arrive à n'avoir qu'une liqueur transparente et, pour ainsi dire, plus de précipité. Il en résulte, ce qui est facile à comprendre, que tous ces liquides provenant de la première masse visqueuse, ont les mêmes propriétés et forment la *nouvelle tuberculine* ou T R.

T O et T R diffèrent profondément et par leur composition et par leurs effets.

T O contient les principes solubles des cultures et se rapproche beaucoup, par son action, de la première tuberculine ; comme avec celle-ci, on est obligé, pour obtenir un effet curatif, de provoquer des réactions.

T R au contraire renferme les éléments constituants des bacilles et, bien qu'elle provoque, elle aussi, des réactions chez les phtisiques, l'immunisation qu'elle confère est cependant obtenue indépendamment de ces phénomènes ; c'est ce que déclare Koch : « Je cherche, dit-il, lorsque je fais usage de T R, à éviter autant que possible la réaction, et je m'efforce seulement de rendre le malade insensible à des doses aussi élevées que possible de cette préparation, en augmentant progressivement et avec rapidité, mais aussi avec toutes les précautions nécessaires, les quantités injectées du remède. De cette façon j'immunise le sujet à l'égard de T R, et par conséquent, comme je crois pouvoir l'admettre, contre les bacilles tuberculeux eux-mêmes. T R contient, en effet, tous les facteurs immunisants des cultures de bacilles tuberculeux, et la preuve en est qu'un sujet, immunisé par rapport à T R, ne réagit plus aux doses élevées de tuberculine ordinaire ni de T O, alors même que, pendant le processus d'immunisation, l'on est parvenu à éviter presque toute manifestation réactionnelle. Il est donc naturel de conclure que ce sujet est immunisé à l'égard de toutes les parties constituantes du bacille tuberculeux. Vu l'importance du fait, je me suis attaché à vérifier cette action de T R dans un si grand nombre de cas qu'il ne peut plus exister de doute à cet égard. » (*Semaine médicale.*)

Koch parle ensuite des difficultés de la préparation et de ses expériences sur les cobayes ; puis il donne des indications au sujet de la tuberculose humaine : « Son traitement ne doit pas être institué trop tardivement ; car l'emploi du remède est limité. C'est ainsi qu'un malade qui paraîtrait n'avoir que quelques mois à vivre, ne pourrait en tirer aucun profit. D'autre part, il n'y aurait aucune raison de l'employer chez des sujets atteints d'infections secondaires. Il est évident qu'une immunisation spéciale à l'égard de la tuberculose, ne peut exercer aucune influence, au moins comme influence directe, sur les autres microbes pathogènes qui, dans la tuberculose avancée, jouent souvent un rôle si fatal. Les états pathologiques de ce genre sont d'ordinaire facilement reconnaissables d'après la marche de la température, et l'expérience a montré que les malades dont la température dépasse 38° ne se prêtent qu'exceptionnellement à une médication spécifique de la tuberculose. »

Lorsque le traitement est commencé de bonne heure, les résultats des injections se manifestent au bout de quinze jours à trois semaines.

La préparation livrée actuellement, contient 10 milligrammes de tuberculine par chaque centimètre cube de solution, que l'on étend, pour s'en servir, d'un poids déterminé d'eau glycérinée à 20 pour 100.

Au début il convient de n'administrer que des quantités assez faibles. La dose initiale est de 1/500e de milligramme : elle ne provoque ordinairement pas de réaction, sinon, il faudrait encore l'abaisser.

Le Dr Dauriac, un des partisans les plus convaincus de cette tuberculine, indique, dans le *Progrès médical*, comment il l'emploie : « On procède aux nouvelles injections en augmentant de 1/500e tous les deux jours. On pourra continuer en doublant les doses, mais cela jusqu'au moment seulement où on aura atteint la dose de 10/500e de milligramme, soit 1/50e. A partir de ce moment, on peut augmenter 50e par 50e et on arrive de la sorte à injecter 10/50e, soit 1/5e de milligramme. Cette dose atteinte, progresser par cinquièmes en insistant sur la même dose plusieurs fois de suite, suivant la façon dont elle aura été supportée. 5/5e représenteront un miligramme d'extrait sec, j'ai l'habitude à partir d'un milligramme, de n'injecter que deux fois par semaine, en augmentant chaque fois d'un demi milligramme. J'injecte plusieurs fois la même dose, en tenant bien compte de l'état local et général du malade. Pour rendre la tuberculine maniable et facilement dosable, nous employons une série de solutions dont voici l'échelle : tout d'abord le *deuxième titre ;* dont chaque flacon contient 20 centimètres cubes d'une solution à 10 millièmes d'extrait sec dans 500 centimètres cubes d'eau glycérinée à 20 pour 1000. Le chlorure de sodium a depuis le début été déconseillé par Koch pour la préparation des solutions. »

Cette solution donne donc 1/50e de milligramme pour une seringue de Pravaz. On peut la rendre 10 fois plus forte, c'est-à-dire mettre 10 milligrammes d'extrait sec dans 50 centimètres cubes d'eau glycérinée. Chaque gramme de solution contiendra 1/5e de milligramme. Le *dernier titre* sera de 1 milligramme d'extrait par centimètre cube, et par conséquent par seringue de Pravaz. On ne dépasse guère les doses de 10 milligrammes ; on peut augmenter cependant progressivement jusqu'à 30 milligrammes (Koch).

Le traitement convient aux tuberculeux du premier et du deuxième degré, et sera continué plusieurs mois.

Cette nouvelle tuberculine n'a pas été, au début, accueillie avec beaucoup d'enthousiasme ; les déceptions produites par la première sont cause de cette méfiance des malades et de la réserve observée par beaucoup de praticiens. Actuellement encore les opinions sont très partagées.

Le Dr Langerhaus reproche à la nouvelle tuberculine de provoquer des accidents pareils à ceux de la première (*Congrès de Berlin* 1897). MM. Hubert, Burghart, de Berlin, sont, pour cette raison, opposés à son emploi.

M. Maragliano a constaté les mêmes résultats et pense, avec M. Nocard, que ce liquide n'est pas pur et qu'il renferme des bactéries et des levûres. (*Société de biologie, juin* 1897). Le professeur Bouchard est d'avis qu'on ne peut faire aucune recherche scientifique sérieuse avec ce produit industriel (*id.*).

MM. Baumgarten et Wolz, Letulle et Piron ont essayé d'immuniser des cobayes avec la nouvelle tuberculine et n'ont pu y parvenir. Mêmes insuccès sur la tuberculose humaine.

Au dernier Congrès de la tuberculose, Paris 1898, MM. Arloing, Courmont et Nicolas ont conclu de leurs expériences, que la tuberculine T R est inefficace contre la tuberculose expérimentale, soit avant soit après l'inoculation. MM. Jaboulaye et Leclerc ont aussi constaté que cette substance ne possède pas les propriétés que lui ont attribuées Koch et quelques-uns des médecins qui l'ont expérimentée.

Par contre, MM. Desplats, Peters, Pétruschky, Spengler, Baudach, Dauriac, vantent les avantages de la tuberculine qu'ils ont employée, les uns, dans des tuberculose chirurgicale, les autres, dans la phtisie pulmonaire. Les observations du Dr Dauriac sont déjà nombreuses et paraissent favorables.

Avant de porter un jugement définitif sur cette nouvelle médication, il est donc nécessaire, croyons-nous, d'attendre que les expériences se soient généralisées davantage et surtout que le temps ait jugé les améliorations obtenues.

Cependant, malgré les mécomptes de la première tuberculine et les résultats contradictoires, plutôt négatifs, de la dernière, nous avons tenu à résumer les travaux du savant, dont la haute autorité en matière de bactériologie n'est contestée par personne. Ces recherches nous montrent combien est complexe le problème de l'immunisation, quelles nombreuses difficultés l'on rencontre, quels obstacles il faut vaincre avant d'arriver à le résoudre. Et si elles n'ont pas abouti au spécifique rêvé, elles auront eu du moins le grand avantage de doter la science d'un agent de diagnostic des plus précieux et d'une technique, au moyen de laquelle on a pu, pour la première fois, déterminer et dissocier les divers principes toxiques contenus dans le bacille tuberculeux.

« La lymphe de Koch, dit M. Landouzy, en dépit de ses insuccès en tant que *remède* de la tuberculose, mérite d'être considérée comme une des inventions les plus puissantes de la médecine moderne. Cette découverte a été l'occasion de tout un monde de suggestions sur lesquelles ont travaillé microbiologistes, expérimentateurs, médecins et sérothérapeutes.

« On doit reconnaître que les derniers travaux de Koch marquent un progrès sérieux en toxinothérapie.

« Par son nouveau mode de préparation des toxines tuberculeuses, le professeur de Berlin a réussi à extraire des corps bacillaires une toxine résiduelle dont il a su séparer les substances qui, rendant si dangereuses les réactions de sa lymphe, avaient fait rejeter celle-ci comme remède de la tuberculose.

« Il m'apparaît qu'avec T R la matière médicale dispose de la moins nocive et d'une des plus puissantes des toxines tuberculeuses jusqu'ici extraites des cellules bacillaires. » (*Rapport sur l'emploi des toxines et des sérums dans la tuberculose, juillet* 1898.)

M. Hirschfelder a fait subir à la tuberculine une modification et serait parvenu à lui conférer une réelle action curative. Ayant observé des guérisons surprenantes de péritonites tuberculeuses, à la suite de laparotomies, il pensa que cette terminaison heureuse de la maladie était due à l'oxydation par l'air, des produits tuberculeux qui, de toxiques, devenaient par cette transformation antitoxiques. Avec de l'eau oxygénée, il oxyda de la tuberculine et obtint alors une substance, l'*oxytuberculine*, qui n'occasionnait ni les troubles locaux, ni les réactions violentes de la tuberculine et qui se trouvait absolument inoffensive.

M. Mondielli et M. Guinard ont vérifié l'exactitude des faits annoncés.

On emploie l'oxytuberculine en injections sous-cutanées, à la dose initiale de 5 c.c., et l'on augmente progressivement jusqu'à 20 c.c.

Les observations de l'auteur portent sur soixante-dix cas de tuberculose pulmonaire et démontrent l'efficacité de ce nouveau remède. Actuellement, M. Hirschfelder l'expérimente à l'Institut Pasteur et demande qu'on lui accorde, avant d'émettre un jugement définitif, les délais nécessaires pour prouver la valeur de son oxytuberculine.

L'IMMUNISATION PAR LES SÉRUMS, OU SÉROTHÉRAPIE, est d'origine française. Les docteurs Héricourt et Richet furent les premiers qui essayèrent de se servir, comme vaccin, du sang d'animaux naturellement réfractaires, ou rendus tels par des inoculations de matières virulentes. Leurs expériences de début datent de 1888. Elles furent faites avec succès, suivant cette double méthode, pour immuniser des lapins contre le staphylococcus pyosepticus; celles qui suivirent eurent pour objet la tuberculose. Du sang de chien fut injecté à des lapins et parut empêcher le développement des bacilles qui leur étaient ensuite inoculés : 55 pour 100 des lapins témoins moururent et seulement 17 pour 100 de ceux qui avaient été traités.

MM. Butin et Picq obtinrent un certain degré d'immunité avec des transfusions de sang de chèvre et déclarèrent avoir eu des guérisons de phtisiques. Ces expériences furent poursuivies chez l'homme, d'abord sans succès, par le professeur Lépine, puis par le docteur Bernheim qui aurait réussi dans plusieurs cas.

En 1890, le professeur Bouchard prouvait que le sérum peut remplacer le sang dans le traitement des infections et, la même année, M. Behring publiait ses premières applications sérothérapiques dans le traitement de la diphtérie.

MM. Héricourt et Richet n'injectèrent plus alors que du sérum. Ils l'employaient à la dose de 2 c.c. tous les jours, et publièrent certaines guérisons de tuberculeux non atteints de cavernes. Le professeur Pinard fit également usage du sérum de chien dans son service, à la dose quotidienne de 1 à 2 c.c., en injections aux enfants affaiblis ou scrofuleux, et constata un relèvement de l'appétit et des forces.

Mais, comme il est parfaitement établi maintenant que la chèvre, pas plus que le chien, ne sont réfractaires à la tuberculose, ainsi qu'on l'avait cru tout d'abord, il est évident que leur sérum ne peut donner des propriétés bactéricides qu'il n'a pas, et il faut admettre qu'il agit simplement comme excitant de la nutrition, au même titre que les liquides organiques et que tous les sérums en général, sans avoir aucune influence spécifique.

Par la suite, MM. Héricourt et Richet tentèrent d'immuniser des chiens avec le bacille aviaire et prirent de leur sérum pour rendre des lapins réfractaires. Les mêmes expériences furent renouvelées par le docteur Daremberg, dans le laboratoire de Straus, et n'eurent pas de succès. Dans celles de MM. Babès et Proca, en 1892, le sérum était autrement préparé. On injectait d'abord à l'animal, dont on voulait se servir, de la tuberculine aviaire ou humaine, puis les bacilles eux-mêmes. Ce sérum devait donc contenir des substances agissant en même temps et contre les microbes et contre leurs produits. Les résultats se montrèrent plus favorables que les premiers : des lapins et des cobayes furent guéris et l'on obtint, en outre, des améliorations manifestes dans la tuberculose humaine, particulièrement dans les manifestations cutanées.

Néanmoins, ces essais divers étaient assez contradictoires et peu encourageants, lorsque, en 1895, le docteur Maragliano vint donner un nouvel essor à cette méthode, par les statistiques importantes qu'il présenta au congrès de Bordeaux et par sa communication en faveur de la sérothérapie antituberculeuse.

Le savant professeur de Gênes annonça qu'il avait soumis quatre-vingt-trois malades à l'action d'un sérum contenant des antitoxines tuberculeuses. Vingt-neuf étaient guéris, la plupart des autres avaient été améliorés et continuaient encore leur traitement. Seules les tuberculoses avec ulcération n'étaient que peu influencées.

Après avoir dit qu'il s'était servi pour obtenir son sérum « de substances fort toxiques, extraites de cultures très virulentes de tuberculose humaine », il expliquait ainsi l'efficacité de sa méthode :

« En appliquant à la sérothérapie de la tuberculose nos connaissances actuelles sur la sérothérapie dans les maladies infectieuses, il faut considérer, je pense, que par ce moyen on porte dans l'organisme des matériaux de défense, et que l'on provoque l'élaboration de quelques autres. C'est sur ce dernier point qu'il faut surtout insister, parce que dans les effets de la sérothérapie en général et de l'antituberculeuse particulièrement, l'organisme frappé joue un très grand rôle. Selon la façon dont il se comporte, on obtient des effets bons, médiocres ou nuls.

» Quant à la question d'avenir, il faut la résoudre avec sévérité pour ne point encourager des espérances exagérées et pour ne point donner lieu, plus tard, à des surprises, qui jetteraient le discrédit sur la méthode. Il ne faut d'abord ni songer ni prétendre à des résultats impossibles. La sérothérapie antituberculeuse peut être utile et avec raison faire espérer la guérison, seulement dans les cas sans foyers destructifs. La durée de la maladie a une importance secondaire. Il n'importe en rien que les foyers pulmonaires se soient manifestés depuis peu de mois ou depuis plusieurs années; ce qui importe, c'est leur extension, leur intensité et leur nature au point de vue anatomo-pathologique et bactériologique.

» L'association des diplocoques et des streptocoques retarde ou paralyse même l'efficacité du traitement. On comprend que tout dépendra du nombre et de la virulence des micro-organismes pathogènes associés.

» La sérothérapie peut toujours être appliquée et n'a point de contre-indications. Elle peut être appliquée dans toutes les formes cliniques de la tuberculose du poumon. Elle peut toujours faire du bien ; du mal, jamais.

» Dans les formes apyrétiques, le traitement par le sérum doit être fait de la manière suivante : On commence avec une dose de 1 c.c., tous les deux jours, pendant dix jours. Puis, l'on fait une injection de 1 c.c. tous les jours, pendant dix autres jours ; et pendant les autres dix jours suivants, on en injecte deux par jour, et l'on continue ainsi.

» Quand il s'agit de formes fébriles, lors de mouvements thermiques de peu d'intensité (38°, 38°5), on procède de la même façon. Si les chiffres sont plus élevés et si la fièvre a une allure subcontinue, il faut tâcher de la combattre par des doses plus élevées, en injectant dans une seule fois 10 c.c. de sérum.

» Lorsque les malades s'améliorent, même quand il n'y a plus de râles et qu'ils semblent guéris, il faut encore persister dans le traitement pendant l'espace d'un mois au moins, à partir du jour où l'on a constaté tous les signes d'une guérison apparente. Il serait prudent d'injecter pendant une année au moins 1 c.c. par semaine. »

Le docteur Maragliano terminait ensuite par la déclaration suivante :

« Je ne prétends pas avoir fait une découverte. La découverte était déjà faite virtuellement quand on démontra que, par certains procédés de défense, on peut provoquer chez les animaux la production de substances spécifiques de défense contre les maladies infectieuses ; que ces substances se trouvent dans le sérum du sang et que, par lui, on peut les transmettre dans l'organisme d'autres animaux et de l'homme.

» Ma communication diffère des autres par ce détail seulement : c'est la première fois que l'on présente une série nombreuse de cas étudiés méthodiquement dans une clinique, entourés de toutes les garanties nécessaires. Mes affirmations sont fondées, non sur des expériences faites sur les animaux, mais sur la clinique humaine. »

Quelque temps après sa conférence au Congrès de Bordeaux, il publiait dans la *Presse Médicale* (27 août 95) sa façon de procéder dans la préparation de ce sérum.

« J'obtiens, disait-il, la production des antitoxines tuberculeuses en inoculant aux animaux toutes les substances toxiques que l'on peut tirer des cultures très virulentes de tuberculose humaine. »

Les matières toxiques sont préparées en deux groupes.

Dans le groupe A se trouvent les substances tirées du corps même des bacilles, c'est-à-dire les protéines obtenues par un chauffage des cultures à 100° ; elles augmentent la température.

Dans le groupe B sont renfermés les produits de sécrétions des bacilles qu'une chaleur élevée tue rapidement ; ce sont les toxalbumines : elles abaissent la température.

On inocule aux chevaux qui doivent fournir le sérum un mélange de trois parties de A et d'une partie de B. On commence par injecter deux milligrammes par kilogramme du poids de l'animal et l'on augmente d'un milligramme par jour et par kilogramme, jusqu'à 40 ou 50 par kilogramme. Après quoi, on inocule toujours la même quantité. Ces inoculations se font pendant six mois ; au bout de ce temps, les animaux sont immunisés : ils résistent aux injections des cultures tuberculeuses qui tuent les animaux témoins.

On attend encore trois ou quatre semaines ; l'on fait alors la saignée et ensuite le sérum est préparé d'après la méthode ordinaire.

Dans son rapport au congrès de Nancy (août 1896), le Dr Roger s'exprime en ces termes : « Avec Maragliano, la question de la sérothérapie tuberculeuse est entrée dans une voie plus pratique. Au point de vue théorique, il faut attribuer au sérum de Maragliano une action bactéricide et une action antitoxique. Au point de vue clinique, d'après la dernière statistique publiée et qui porte sur 422 cas, il y aurait eu aggravation et mort dans 8,25 pour 100 des cas, état stationnaire dans 25,51 pour 100, amélioration dans 48,05 pour 100, guérison dans 16,26 pour 100.

» On pourrait donc dire que le sérum rend service dans 91,75 pour 100 des cas ; toutefois il faut ajouter qu'il réussit surtout dans les formes apyrétiques.

» Un certain nombre d'essais tentés en Italie ou en France semblent favorables à la méthode. »

M. le professeur Landouzy a donné les raisons du progrès réalisé par le sérum du Dr Maragliano : « Si la sérothérapie italienne promet de meilleurs résultats que les autres sérothérapies, c'est qu'elle a su mieux utiliser les toxines des bacilles que ses devancières; c'est aussi que l'organisme des animaux sérumifères a été travaillé par des poisons bacillaires inoculés progressivement jusqu'au maximum de toxicité, contre lesquels il a fallu que l'organisme se défendit par toute une série de réactions qui, seules, lui ont conféré, partielle ou totale, à temps ou à perpétuité, l'immunisation. » (*Congrès de Paris, 1898.*)

Depuis la première communication du Dr Maragliano, les observations cliniques se sont considérablement multipliées et ont prouvé la valeur de son sérum. Nous avons eu nous-même l'occasion de constater dans plusieurs circonstances des améliorations inespérées. Une fois entre autres, dans un cas de phtisie subaiguë, avec fièvre de 38,5 à 39 que rien ne pouvait arrêter, nous avons vu la température tomber et se maintenir à la normale, sous l'action de ce remède. Le processus morbide subit un ralentissement marqué pendant quelques semaines ; malheureusement le traitement ne put être continué, à cause de la difficulté de se procurer un médicament non autorisé en France, et la maladie reprit la marche progressive qu'elle avait auparavant.

Le sérum de M. Maragliano a les mêmes indications d'emploi que celles de la nouvelle tuberculine, mais il a sur celle-ci le grand avantage d'être sans danger et d'avoir des effets plus uniformes et plus stables.

Au congrès de Madrid, juillet 1898, le Dr Behring a communiqué le résultat des recherches qu'il a entreprises pour isoler des substances d'une activité spécifique extrême. Il a extrait des toxines de différente intensité et, après avoir enlevé des bacilles tuberculeux les corps gras et la mucine qu'ils renferment, il arrive à retirer, probablement de leur charpente de soutien, une tuberculine TDr, dont un gramme tue 12,500 grammes de cobayes.

M. Behring a exposé ses doutes sur les chances du traitement antitoxique de la tuberculose; et, quoiqu'il ait reconnu récemment que certaines espèces d'oiseaux se prêtaient mieux que les mammifères à la préparation de l'antitoxine, il est quand même d'avis qu'il se passera encore un temps bien long avant que nous puissions parler d'une sérothérapie efficace et pratique contre la tuberculose.

Cependant tout porte à croire que c'est par elle qu'on arrivera le plus sûrement à trouver le spécifique si ardemment désiré, par cette méthode qui a donné déjà de si merveilleux résultats dans le tétanos, le charbon, la diphtérie. Pour chacune de ces maladies, il est vrai, nous n'avons qu'un seul microbe à combattre au lieu que, dans la tuberculose, la situation se complique rapidement d'infections secondaires multiples ; d'autres microbes ajoutent bientôt leur action destructive à celle du bacille tuberculeux et constituent l'une des principales causes qui ont empêché jusqu'ici d'obtenir, dans la phtisie, les mêmes succès que dans les affections que nous venons de citer. On ne demandera donc pas à ce remède plus qu'il ne saurait donner ; car l'on ne conçoit pas qu'une substance, immunisante à l'égard d'un agent virulent spécial et de ses toxines, fût-elle beaucoup plus efficace que celles dont on dispose aujourd'hui, pût produire en même temps un effet identique sur les multiples colonies microbiennes qui, par exemple, peuplent les cavernes pulmonaires.

On devra donc toujours employer le sérum dans les premières périodes de la maladie, au début si possible, alors que d'autres agents morbides ne se sont pas encore développés dans la lésion. Et la lutte forcément sera longue puisque, en dehors des matières antitoxiques et bactéricides qui seront introduites, il faudra redonner à cette constitution affaiblie que l'on vient aider, à ces cellules impuissantes, la force de résistance et l'activité phagocytaire indispensable pour triompher de leur ennemi. Ainsi la question de terrain garde entière l'importance qui lui a été attribuée et le traitement par l'hygiène, qui, employé seul, compte actuellement autant de succès que la médication sérothérapique, conserve toute sa valeur. Ces deux méthodes, loin de se combattre, doivent se prêter un mutuel secours; et c'est en transformant l'organisme appauvri, c'est en modifiant ses humeurs, que l'on obtiendra définitivement la guérison de la tuberculose.

CHAPITRE XVII

Liquides organiques.

Certains de ces liquides ont été employés dans la phtisie avec un véritable succès, et, à ce titre, méritent d'être étudiés.

On se rappelle combien cette méthode fut décriée et même ridiculisée au début ; maintenant ces puériles attaques de la première heure nous paraissent fort absurdes, et l'on ne trouve plus personne pour contester sérieusement la théorie de Brown-Séquard sur l'existence et l'importance des sécrétions internes des glandes et même de tous les tissus.

En 1895, le professeur Bouchard, avec l'autorité qui s'attache à son nom, rendait hautement justice à l'éminent physiologiste du Collège de France. « Il est, disait-il, un ordre de sécrétions fort peu connues chimiquement, dont la révélation est due à la clairvoyance hardie d'un maître qui a professé dans cette École, et dont je salue aujourd'hui avec respect et reconnaissance la glorieuse et chère mémoire. C'est l'expérimentation physiologique seule qui nous permet d'admettre l'existence de ces sécrétions internes qui, formées dans les glandes à conduit excréteur, comme dans les glandes vasculaires sanguines, introduisent dans le sang des substances utiles, capables de solliciter à distance l'action d'autres organes ou de neutraliser les effets de substances nuisibles.

« Si pour le pancréas, pour le foie, pour le corps thyroïde, la réalité des sécrétions internes favorables est mise hors de doute, il me semble vraisemblable que, suivant la prévision de Brown-Séquard, elle est un phénomène général par lequel chaque tissu influence toute l'économie d'une façon favorable quand il vit de sa vie normale, d'une façon défavorable quand il devient malade. »

Rappelons les grandes lignes de ces découvertes et les principes de la méthode de traitement qui en fut la conséquence.

Dès 1869, Brown-Séquard, alors à la Faculté de médecine, disait dans son cours de physiologie : « Toutes les glandes, pourvues ou non de conduits excréteurs, donnent au sang des principes utiles dont la suppression se fait sentir après leur extirpation ou leur destruction par la maladie. » De là lui vint l'idée de suppléer à cette absence d'action ou à cette insuffisance par des injections des sucs retirés d'organes similaires pris chez des animaux sains.

Pour obtenir ces liquides, on fait macérer vingt-quatre heures, dans de la glycérine, les organes découpés en morceaux ; on ajoute ensuite une solution d'eau et de sel et l'on filtre au Chamberland.

Plus tard, après de nombreuses expériences entreprises avec M. d'Arsonval, Brown-Séquard fut amené à généraliser cette conception et admit « que chaque tissu, que chaque cellule de l'organisme sécrète, pour son propre compte, des produits ou des ferments spéciaux qui, versés dans le sang, viennent influencer, par l'intermédiaire de ce liquide, toutes les autres cellules rendues ainsi solidaires les unes des autres ».

Les premières communications sur l'emploi du liquide testiculaire ou ovarien furent faites en 1889 à la Société de Biologie. Pour combattre la débilité provenant soit de la vieillesse, soit d'une maladie quelconque, Brown-Séquard avait choisi ce liquide à cause de l'importance physiologique des organes employés. En effet, « outre leur rôle dans la génération, ces organes ont une influence très connue sur les centres nerveux par les principes qu'ils résorbent et qui donnent à l'homme et à la femme les caractères physiques, moraux et intellectuels, qui appartiennent en propre à l'un et à l'autre. De plus, ils possèdent une action tonifiante spéciale qui augmente certaines puissances d'action de la moelle épinière et du cerveau ». (*Acad. des Sciences.*)

Les mêmes expériences furent reprises par les Drs Variot, Hénocque, Goizet, Ch. Eloy, Mairet, Villeneuve, etc., et donnèrent des résultats identiques : stimulation de tout le système nerveux, augmentation de la quantité d'oxyhémoglobine du sang, excitation de la nutrition, accroissement marqué de la force musculaire et de la résistance à la fatigue. On en déduisit que, dans toutes les maladies où il existe une grande faiblesse, on pourrait donner ce liquide organique avec succès.

Des tuberculeux furent soumis à ce traitement par M. Hénocque, dans le service de M. Cornil, par le Dr Variot, le Dr Lemoine, et chez M. Dumontpalier; des améliorations évidentes furent constatées : « diminution presque immédiate des sueurs nocturnes, cessation de la fièvre, diminution marquée ou cessation complète de la toux, retour de l'appétit et augmentation très notable des forces ».

Le savant professeur expliquait ainsi ces phénomènes : « On peut comprendre aisément que, si la force revient dans le centre nerveux des tuberculeux, les actions réflexes morbides, symptomatiques de l'irritation pulmonaire, disparaissent, bien que celle-ci persiste encore, jusqu'à ce qu'une meilleure nutrition, due à l'augmentation de puissance des centres nerveux, la fasse diminuer ».

Bientôt, de l'hôpital, ce traitement s'étendit à la clientèle de ville et nombre de médecins n'eurent qu'à s'en louer.

Aux expériences déjà citées des Drs Hénocque, Variot, Dumontpalier, vinrent s'en ajouter d'autres publiées bientôt par les Drs Goizet, Cassanello, Uspensky, Decoud, etc., etc.

En octobre 1890, le Dr Goizet communiquait à la Société de Biologie ses premières observations. Depuis, le nombre des malades qu'il a traités a beaucoup augmenté et il arrive à cette conclusion, que l'on peut guérir 80 pour 100 de phtisiques du 1er et du 2e degré ; au 3e degré, le liquide séquardien ne produit que des améliorations. (*La vie prolongée.*)

Malheureusement, les préparations des sucs organiques livrées au public sont loin d'être uniformes. Elles varient avec le choix des organes dont on s'est servi, avec le degré de concentration des liquides et avec les précautions antiseptiques plus ou moins grandes qui ont été prises. Aussi les effets obtenus sont-ils très différents suivant qu'on recourt à telle ou telle marque industrielle. Jusqu'ici le liquide qui nous a toujours donné les résultats les meilleurs et que nous employons de préférence est celui que prépare le Dr Goizet et dont il fait usage lui-même depuis près de quinze années.

Pour un adulte, la dose en est d'un à deux

centimètres cubes ; chez les enfants, cette quantité diminue progressivement suivant l'âge, jusqu'à une dose dix fois moindre pour des enfants de un an. Les injections se font au moyen d'une seringue de Pravaz soigneusement aseptique et sont renouvelées tous les deux ou trois jours, suivant l'état du sujet et l'effet que l'on veut obtenir.

Maintenant quelle est l'action intime du liquide testiculaire ? Agit-il directement sur les bacilles ? Non, puisqu'il ne contient pas d'antitoxines, à moins pourtant que la théorie d'Ehrlich dont nous parlons plus loin ne vienne prouver le contraire. Toute sa fonction paraît consister à modifier puissamment le terrain aux prises avec la tuberculose, à augmenter sa résistance et à le faire ainsi triompher de l'infection bacillaire.

MM. Noury et Michel ont expérimentalement démontré cette influence spéciale. Des injections de liquide testiculaire sont pratiquées à des chiens, à doses croissantes, pendant neuf jours ; puis on leur inocule des fragments de poumon tuberculeux ; de semblables inoculations sont également faites à des chiens témoins. Au bout de quelques semaines, ceux-ci succombent à la tuberculose, tandis que les premiers augmentent de poids et survivent. La résistance de l'organisme contre les bacilles a donc été augmentée par l'injection testiculaire.

Tout récemment, les nombreuses expériences entreprises à propos du corps thyroïde sont venues confirmer d'une manière éclatante la théorie formulée par Brown-Séquard, et donner un nouvel essor à l'organothérapie ou, comme on l'appelle encore, à l'opothérapie (*opos*, suc, et *thérapeia*, cure). Et, de même qu'on emploie le suc thyroïdien dans les cas d'insuffisance de la glande thyroïde, le suc pancréatique dans certains diabètes, le suc cérébral dans la neurasthénie ; de même aussi l'on se sert du suc de poumons sains pour guérir des poumons malades.

Les premières expériences ont été faites en 1894 par MM. Demons et Binaud et, depuis, par M. Brunet, M. Grasset, etc.

La phtisie est heureusement influencée par ce liquide pulmonaire ; le malade est rapidement soulagé et amélioré dans son état général ; les lésions persistent longtemps, mais on dirait que la tuberculose s'est localisée et cesse d'intoxiquer tout l'organisme : les troubles fonctionnels s'amendent et la dyspepsie disparaît complètement.

Ce traitement pulmothérapique serait donc, aux affections pulmonaires, ce que le traitement thyroïdien est au myxœdème, à l'obésité ; ce que le traitement ovarien est à la castration de la femme. C'est une médication symptomatique et adjuvante du poumon.

Et pourtant il serait possible qu'il y eût là autre chose qu'une influence reconstituante, et qu'il s'y trouvât également une certaine action spécifique.

D'après la nouvelle théorie émise par le professeur Ehrlich, sur l'immunité acquise, « l'empoisonnement par une toxine spécifique serait dû à la combinaison de cette toxine avec certaines cellules de l'organisme. Les antitoxines ne seraient autre chose que des parties constituantes des cellules normales, constamment éliminées, constamment régénérées au cours du processus d'immunisation, et qui neutraliseraient la toxine circulant dans le sang en préservant ainsi l'organisme de son action nocive. » M. Wassermann en conclut que, si l'antitoxine dérive des cellules de tel ou tel tissu ou appareil, elle doit exister normalement dans ces tissus ou appareils ; et il devient dès lors possible de conférer une immunité artificielle par l'introduction de cellules provenant d'animaux sains.

Il affirme avoir vérifié cette hypothèse en rendant des animaux réfractaires au tétanos, par des injections de substance cérébrale et médullaire saine, émulsionnée dans un sérum artificiel.

Il s'agirait par conséquent de trouver à présent, pour chaque toxine bactérienne, l'organe vis-à-vis duquel cette toxine possède une affinité spéciale, et à injecter des émulsions de pulpe de cet organe provenant d'animaux *sains*.

Ce genre d'opothérapie se distinguerait essentiellement, comme on le voit, des procédés sérothérapiques actuels, dans lesquels on utilise le sérum d'animaux dont l'organisme a été modifié par des inoculations de cultures bactériennes. C'est là un horizon très vaste ouvert à cette méthode.

CHAPITRE XVIII

Médicaments et traitements divers.

Lorsqu'on eut découvert le bacille de la tuberculose, de tous côtés, dans les laboratoires, on chercha le spécifique dont on pourrait se servir pour neutraliser ses effets et empêcher son développement. On avait l'exemple de la fièvre intermittente cédant à la quinine, de la syphilis guérie par le mercure ; il n'était donc pas illogique d'espérer que la phtisie avait, elle aussi, son médicament spécial. Or, la plupart de ces recherches n'ont abouti dans la pratique médicale qu'à des insuccès.

On trouve bien des antiseptiques qui tuent à coup sûr les bacilles, dans les expériences de laboratoire ; mais il n'en est plus de même quand on veut agir sur l'organisme ; au milieu des tissus, il devient très difficile d'atteindre directement ce microbe.

Si l'on se sert d'inhalations et que l'on

cherche à faire pénétrer des substances gazeuses actives à travers les parois bronchiques où se trouvent les agents pathogènes, on court le risque de produire une irritation qui peut être fatale au tuberculeux. On prend alors les médicaments en ingestion : ici, nouveaux déboires et dangers aussi grands. Ces remèdes changeant de nature avec le travail de la digestion, restent inefficaces et, par contre, provoquent souvent une inflammation de la muqueuse gastrique. On supprimera immédiatement ces substances irritantes ou on les donnera, si possible, par la voie rectale ; car, à tout prix, il faut conserver l'intégrité de l'estomac et son fonctionnement normal.

La méthode hypodermique est encore celle qui présente le moins d'inconvénients, à condition, bien entendu, que les précautions ordinaires d'antisepsie ne soient pas négligées. Le médicament est introduit dans la circulation lymphatique et son effet devient plus prompt et plus sûr que lorsqu'il pénètre par les voies digestives.

Cependant, des innombrables spécifiques prônés contre la tuberculose, il n'en existe aucun qui ait donné des résultats pleinement satisfaisants et réalisé tout ce qu'on en attendait. Certains d'entre eux néanmoins ont une valeur thérapeutique dont il sera bon de profiter. De ce nombre sont la créosote et ses dérivés, et quelques autres substances que nous nous bornerons d'ailleurs à indiquer brièvement, étant persuadé que les remèdes ne doivent jouer que le rôle secondaire d'adjuvants utiles de la cure par l'air et par l'hygiène, à laquelle appartient jusqu'ici, sans conteste, le premier rang dans le traitement de la tuberculose.

La créosote est un produit assez mal défini, tiré du goudron et soluble dans l'alccol, la glycérine, les huiles grasses. Il renferme du gaïacol, du crésol, du crésylol, et devra, pour l'usage médical, être rectifié avec soin et débarrassé particulièrement de son acide phénique.

La créosote a été expérimentée et préconisée par Frõentzel, Rosenthal, Daremberg, et surtout par Sommerbrodt et Burlureaux.

Les effets de ce remède sont variables : on peut même dire que chaque malade a une susceptibilité spéciale à son égard. Aussi faut-il, au début, ne donner que de faibles doses de 0,15 à 0,20 centigrammes en ingestion gastrique, ou 0,40 à 0,50 par la voie rectale, puis augmenter progressivement.

L'intolérance de la créosote s'accuse par du malaise, des sueurs, des vertiges, des urines noires, de la fièvre, quelquefois par un abaissement de température allant jusqu'à deux ou trois degrés. Ces phénomènes sont néanmoins assez rares et, en général, la créosote est bien supportée. Dans ce cas, la dose ordinaire, par la voie gastrique, est de 0,50 à 0,75 centigrammes par vingt-quatre heures. M. Bouchard en a donné jusqu'à 2 et 3 grammes. M. Burlureaux, qui l'emploie en plus grande quantité, est d'avis de ne pas aller au delà de 4 grammes; la grande majorité des praticiens ne dépasse pas un gramme par jour.

Sous l'influence de ce médicament, on voit la toux devenir moins fréquente, l'expectoration diminuer, les sueurs nocturnes disparaître. L'appétit revient, les fonctions digestives sont activées, le malade augmente de poids et reprend des forces.

Loin de provoquer des hémoptysies, MM. Bouchard, Gimbert, Burlureaux pensent que la créosote rend ces accidents plus rares.

Elle est principalement indiquée dans les phtisies à marche lente, torpide. Lorsqu'il y a de la fièvre, des poussées aiguës, on la surveillera de près et l'on ne donnera que des doses très faibles; du reste, on doit être prudent au début dans n'importe quel cas, et observer toujours s'il ne se produit pas quelques-uns de ces phénomènes d'intolérance que nous venons de signaler et qui obligent d'interrompre la médication.

Suivant le Dr Burlureaux, qui en a fait une étude approfondie, la créosote pourrait servir de pierre de touche pour le pronostic. Voici à ce sujet les conclusions qu'il a formulées :

« 1° Tout malade qui ne tolère pas la créosote à petites doses est presque irrémédiablement perdu.

» 2° Tout malade qui supporte la créosote à hautes doses a des chances sérieuses de guérison.

» 3° Mais si, après avoir supporté de fortes doses, il vient tout à coup à avoir une intolérance progressive, le pronostic s'assombrit de la façon la plus inquiétante. »

Il lui refuse toute influence sur les bacilles : à son avis, « la créosote a une action spéciale sur l'assimilation ; elle fait que les aliments ingérés profitent sur eux : nul doute qu'elle n'agisse sur le système nerveux central, régulateur des fonctions si obscures de la nutrition. En donnant au système nerveux une orientation déterminante, elle augmente la résistance du malade, le met en état de mieux lutter contre les divers ennemis qui viennent à l'envahir. C'est un agent dynamogénique, en un mot. »

D'autres observateurs pensent que ce médicament ou ses dérivés, s'ils n'agissent pas sur les microbes eux-mêmes, neutralisent cependant les toxines qu'ils produisent.

On ne paraît donc pas encore très fixé sur ce point, et le plus sage est de nous en tenir aux observations cliniques.

La créosote a donné lieu à une foule de préparations pharmaceutiques ; nous nous bornerons à indiquer celles qui nous semblent les plus simples et les plus efficaces.

PRÉPARATIONS DIVERSES :

Vin.

Créosote de hêtre	5
Cognac.	100
Vin de Malaga	400

Trois à quatre cuillerées à bouche par jour; chaque cuillerée renferme 0,15 centig. de créosote.

Elixir.

Créosote de hêtre	10
Alcool à 80°	300
Sp. de gentiane	700

0,15 centigrammes de créosote par grande cuillerée.

Potion.

Créosote de hêtre.	3
Rhum	75
Sp. de tolu.	45
Eau.	100

0,20 centigrammes par cuillerée.

Huile.

Créosote	10
Huile de foie de Morue	990

0,15 centigrammes par cuillerée.

En cas d'intolérance de l'huile de foie de morue, remplacer celle-ci par de l'huile d'olive, ou d'amandes.

Capsules.

Créosote	5
Goudron de Norvège	8
Baume de tolu	8

Pour 100 capsules, de 4 à 10 par jour.

Pilules.

Créosote	4
Poudre de réglisse	q. s.

Pour 80 pilules; chacune d'elles renferme 0,05 centigrammes : 4 à 10 par jour.

Si l'on donne la créosote par la voie rectale, on se servira de la préparation suivante :

Emulsion.

Créosote	1
Huile d'olive	20
Lait	200
1 jaune d'œuf.	

Faire dissoudre la créosote dans l'huile, ajouter doucement un jaune d'œuf battu, puis verser peu à peu le lait, en continuant de remuer le mélange.

Au bout de quelques jours, on peut donner deux lavements semblables.

Suppositoires.

Créosote	0,50
Beurre de cacao	3 »»

Pour 1 suppositoire : 2 à 3 par jour.

Pour les injections sous-cutanées, on se sert d'une solution d'huile d'olive et créosote.

Solution.

Créosote	1
Huile d'olive	19

Chaque seringue ordinaire de Pravaz renferme 0,05 de créosote.

Employer plutôt des seringues de 2 à 5 grammes. Gimbert, puis Grandin et Burlureaux, se servant d'appareils spéciaux, en ont injecté des doses considérables.

Il faut toujours s'assurer auparavant de la tolérance du malade.

La dose moyenne, à laquelle, d'après Peter, Dujardin-Beaumetz, Daremberg, il est préférable de s'arrêter, est de 0,40 ou 0,50 centigrammes donnés en deux injections hypodermiques dans la journée. Burlureaux injecte en une seule fois jusqu'à 60, 80, 100 et même 150 gr. d'une solution au 1/15. La majorité des médecins n'est pas favorable à cette pratique.

On s'est servi également de la créosote en vapeurs sous pression, que l'on fait arriver dans un appareil spécial où séjourne, quatre heures par jour, le malade. (Tapret, Germain Sée.) Les résultats ont été satisfaisants, mais non supérieurs aux autres modes d'absorption de la créosote.

On donnera la préférence aux injections sous-cutanées. Après un certain nombre d'injections, on sera forcé, alors que la peau n'est plus perméable, de recourir à un autre mode d'introduction, du moins pendant quelque temps.

Le Gaïacol est un des principes de la créosote. A l'état pur, il se présente sous forme de cristaux blancs, insolubles dans l'eau, solubles dans l'alcool, l'huile, la glycérine. Les effets qu'il produit sont analogues à ceux de la créosote.

On le prend en pilules ou en capsules, à la dose de 0,30 à 0,60 centigrammes par jour.

Pour les injections hypodermiques, le Dr Pirot l'associe à l'iodoforme et se sert de la solution suivante :

Iodoforme	1
Gaïacol.	5
Huile d'olive stérilisée.	100

Injecter 2 à 3 centimètres cubes, c'est-à-dire 0,10 à 0,15 centigrammes de gaïacol par vingt-quatre heures.

Weil et Diamantberger suppriment l'iodoforme et se servent d'une solution de gaïacol et d'huile stérilisée, par parties égales ; ils en injectent de 1 à 8 centimètres cubes par jour, suivant la tolérance du sujet.

Un autre sorte d'emploi, assez usité depuis quelques années, consiste à faire des badigeonnages sur l'épiderme. Le gaïacol est rapidement absorbé et produit les mêmes effets sur la toux, sur l'abaissement de la température, etc., qu'on obtient en l'administrant par la bouche ou par les injections hypodermiques.

La préparation qui paraît être la mieux tolérée et dont l'usage tend à se répandre, afin de remplacer la créosote et le gaïacol pris par la voie stomacale, est le *carbonate de gaïacol*, substance cristallisée, de composition fixe, inodore et sans saveur, n'irritant pas les muqueuses.

On prescrit ce médicament à la dose de 0,50 centigrammes à 1 ou 2 grammes par jour (pilules ou cachets). Seifert et Hœbscher en ont donné jusqu'à 6 grammes et ont toujours constaté une parfaite tolérance.

Le Tannin. — Conseillé d'abord par Voillez, puis par Raymond et Arthaud, Duboué, Hérard, le tannin paraît jouir d'une réelle efficacité en modifiant le tissu pulmonaire et en le rendant impropre à la vie bacillaire; mais pour atteindre ce résultat, il faut le donner à haute dose, 2 à 4 grammes, et souvent il est très mal supporté par l'estomac du malade.

Il réussit particulièrement dans les cas de ramollissement des poumons et dans les formes torpides de la tuberculose.

Vin de tannin (Arthaud).

Tannin à l'alcool	20
Alcool à 90°	50
Glycérine	150
Vin de Banyuls	800

Un verre à Bordeaux après chaque repas : soit 4 grammes environ de tannin par jour.

Solution iodo-tannique.

Teinture d'iode	5
Tannin	30
Alcool	10
Glycérine	300

Trois cuillerées à bouche par jour, dans de l'eau ou du vin, aux repas.

IODOFORME. — MM. Semmola, Picot, Davezac pensent que ce médicament est antibacillaire. On le donne à la dose de 0,05 à 0,20 ou 0,30 centigrammes.

En injections sous-cutanées, mélangé au gaïacol ou à l'eucalyptol :

Solution.

Iodoforme	1
Gaïacol	5
Huile d'olive stérilisée	100

Solution (Dr Gallot).

Iodoforme	1
Eucalyptol	5
Huile de vaseline	25

Par la voie stomacale :

Pilules.

Iodoforme	1
Extrait de gentiane	q. s.

Pour 20 pilules, 2 à 4 par jour.

L'emploi de l'iodoforme est journalier dans les tuberculoses chirurgicales. Verneuil se servait en injections, dans les abcès froids, de la *solution éthérée* suivante :

Iodoforme	5
Éther	100

Baume du Pérou. — Préconisé avec beaucoup d'éloges par Lenderer et Opitz, le baume du Pérou a été employé d'abord directement en injections intraveineuses. Lenderer a modifié ensuite sa pratique et ne se sert maintenant que du principe actif, l'acide cinnamique, ou plutôt du cinnamate de soude, en solution à 5 pour 100. De nombreux succès auraient, paraît-il, été obtenus; néanmoins, nous préférons l'emploi des injections sous-cutanées à celui des injections intraveineuses qui offrent toujours moins de sécurité.

Ozone. — Quelques praticiens distingués, MM. Labbé et Oudin, M. Spranger, se sont servis de l'ozone et n'ont eu qu'à s'en louer; d'autres disent le contraire et nient qu'à la dose où on le respire, il puisse avoir une action antibacillaire quelconque. De plus, il serait dangereux d'augmenter cette quantité d'ozone : M. d'Arsonval a démontré que l'air ozonisé altère l'hémoglobine du sang.

Devant ces contradictions, il faut donc être assez réservé dans son emploi.

Ichtyol. — Substance oléagineuse, ressemblant à du goudron, tiré des poissons fossiles que renferme un minerai du Tyrol. L'ichtyol, très employé en dermatologie, ne l'est que depuis quelques années dans la phtisie pulmonaire.

D'après MM. Combemale et Desoil, ce médicament modifierait très avantageusement l'état général des malades et leurs lésions tuberculeuses.

On le prend en pilules ou en capsules, à la dose journalière de 2 à 3 grammes, dose inoffensive d'ailleurs et bien tolérée, ou encore en mixture, suivant la formule de Cohn.

Mixture.

Ichtyol pur.	10
Eau distillée..	50

40 gouttes par jour dans de l'eau sucrée ou de la bière. Augmenter de 5 gouttes tous les deux jours, jusqu'à 100.

Lorsqu'il survient de la diarrhée, on suspend l'usage de l'ichtyol et on le reprend ensuite bientôt.

Parmi les nombreux remèdes et médications proposés pour guérir la tuberculose, on a encore préconisé l'air comprimé, l'air raréfié, les inhalations d'hydrogène sulfureux, d'acide sulfureux, d'acide fluorhydrique, d'acide picrique, d'eucalyptol, de formol, de menthol, de thymol; le cantharidate de potasse, le camphre, le sublimé, le calomel et l'iodure de potassium, l'acide phénique, le sulfate de cuivre, etc., etc.

On voit des succès, des améliorations avec chacun de ces médicaments... surtout quand ils sont nouveaux; mais on en constate de beaucoup plus nombreux et de plus stables avec simplement une bonne alimentation et de l'air pur. Nous conseillerons donc toujours aux malades de commencer d'abord par le traitement hygiénique, avant de recourir aux drogues diverses que leur offre une pharmacopée trop abondante pour être vraiment efficace.

RAYONS X. — Les résultats qu'ont donnés les recherches faites au point de vue de l'action thérapeutique des rayons X sur la tuberculose pulmonaire, ont été jusqu'ici peu encourageants.

MM. Lortet et Genoud, Fiorentini et Lureschi, Descamps et Rouliès ont cité des atténuations qui seraient dues à ce traitement; MM. Rendu et Ducastel lui attribuent même un cas de guérison.

La majorité des observateurs ne partage pas cette opinion favorable.

MM. Bergonié et Mongoux ont expérimenté l'effet des rayons Rœntgen sur cinq malades: deux présentèrent quelques améliorations, les autres ne furent nullement influencés et, dans les cinq cas, les bacilles restèrent aussi nombreux. Tout récemment, MM. Bergonié et Tessier, chargés de faire un rapport sur la question, sont arrivés à la conclusion suivante : Si, à l'égard des tuberculoses cutanées l'efficacité des rayons X est certaine, il n'en est pas de même pour la tuberculose pulmonaire ; dans cette affection, le traitement demeure négatif et peut parfois être contraire.

De leur côté, MM. Rodet et Bertin-Sans ont démontré par leurs expériences sur les cobayes que, loin de modérer l'envahissement des viscères, les rayons X l'ont plutôt favorisé. La rate, le foie, les poumons ont été trouvés, dans l'ensemble, plus tuberculeux chez les animaux traités que chez les témoins. Cette méthode ne paraît donc pas susceptible d'être employée avec avantage pour la guérison des phtisiques.

Nous signalerons, pour mémoire, l'*immobilisation* du côté malade du thorax, proposée par M. A. Bloch, et qui calmerait d'une façon certaine la toux, les vomissements et les douleurs ; puis les essais de *crymothérapie* (d'un mot grec qui signifie grand froid) faits par M. Ribard au moyen de la neige carbonique à — 80°, pour relever l'appétit des tuberculeux. Attendons que les succès annoncés soient suffisamment nombreux pour pouvoir juger ces procédés.

Méthode sclérogène. — Chirurgie pulmonaire. — C'est le professeur Lannelongue qui a introduit le *chlorure de zinc* dans le traitement de la tuberculose. Il s'en sert pour modifier les tissus morbides et pour les transformer, comme le fait la nature dans les cas de guérison, en tissus scléreux, au milieu desquels les bacilles ne peuvent pas vivre.

L'éminent praticien emploie une solution à 10 pour 100. Il injecte de 6 à 20 gouttes autour du foyer tuberculeux. Une inflammation intense se produit avec prolifération abondante de cellules nouvelles qui enveloppent et détruisent les granulations, s'organisent et constituent un tissu fibreux ; les éléments morbides se résorbent et disparaissent.

Cette méthode sclérogène, réservée d'abord exclusivement aux tuberculoses chirurgicales, a été essayée dans la tuberculose pulmonaire. M. Lannelongue a injecté deux gouttes d'une solution au 40e, dans les poumons malades de deux enfants. Les seules réactions apparentes furent quelques accès de toux qui disparurent peu de temps après les injections.

De nouvelles expériences ont eu lieu et n'ont été suivies d'aucun succès.

Suivant une communication du Dr Tuffier au congrès de Moscou, les opérations ne réussissent pas mieux.

Au commencement de la maladie, l'ablation des foyers tuberculeux a pu donner quelques espérances, mais plus tard, lorsque les cavernes sont formées, l'intervention chirurgicale a été déplorable. Sur vingt-six opérations, dit le Dr Tuffier, il y a eu treize morts rapides et, chez les autres malades, la tuberculose ne s'est nullement améliorée ; elle a continué à évoluer comme auparavant.

Nous croyons inutile d'insister sur un procédé qui a un bilan pareil.

CHAPITRE XIX

Traitement symptomatique.

Dans le cours de la tuberculose, il n'est pas rare de se trouver en présence de complications qui réclament une intervention prompte et énergique, et auxquelles on ne saurait parer que par une médication spéciale.

D'autre part, il arrive souvent, et à peu près toujours dans la classe ouvrière, que les phtisiques, vu leur peu de ressources, sont dans l'impossibilité de se conformer aux prescriptions de l'hygiène, telles que nous les avons décrites. Ils sont obligés de rester dans les villes, d'habiter par raison d'économie des locaux malsains, de se nourrir d'aliments grossiers, de travailler même alors que la tuberculose est depuis longtemps en pleine évolution. A ces pauvres malades ira-t-on ordonner le repos, une nourriture abondante et variée, le grand air et le soleil, le séjour à la campagne, enfin tout ce que comporte le traitement par l'hygiène ? Ce serait une amère dérision, car il faudrait d'abord leur donner des rentes.

On devra donc s'efforcer de lutter contre le mal avec les moyens, quelque précaires qu'ils soient, dont on peut disposer, et se servir de certains médicaments pour soutenir les forces, suppléer aux déperditions de l'organisme et combattre les accidents si fréquents dans cette affection, qui, s'ils ne sont pas activement enrayés, augmentent les souffrances du tuberculeux et aggravent parfois très rapidement son mal : il y a, par conséquent, nécessité de recourir à ce qu'on appelle vulgairement la *médecine des symptômes.*

Fièvre. — La fièvre est un phénomène des plus pénibles, et souvent des plus tenaces, de la tuberculose. Avant de commencer toute médication, il est nécessaire de connaître d'une façon précise son intensité et le moment où l'accès débute. Pour cela, le phtisique se servira d'un thermomètre et prendra sa température plusieurs fois par jour : le matin vers 9 ou 10 heures, dans l'après-midi de 4 à 5, et le soir à 9 heures.

Il est bon pourtant de ne pas oublier que la hauteur thermométrique ne donne pas toujours, d'une manière absolue, le degré de la fièvre. Les oscillations, les écarts ont souvent une plus grande valeur indicatrice : ainsi tel individu, avec 37°5 le soir, après dîner, et 37 le matin, n'aura qu'une température normale; tandis que, pour tel autre, ce sera de la fièvre, si, dans la matinée, il n'a que 36° ou 36°5.

Pour faire disparaître l'état fébrile, on se soumettra d'abord à la cure d'aération continue et de repos, qui fréquemment se trouve suffisante et amène une guérison durable. Mais si les moyens hygiéniques, scrupuleusement mis en pratique, restent sans effet, ou s'ils ne peuvent pas être suivis, on sera obligé d'avoir recours aux médicaments.

Le plus employé est la *quinine*, à l'état de sulfate ou mieux de bromhydrate de quinine, donné à la dose de 1 gramme à 1 gramme 50, en trois cachets, dans la matinée.

Lorsque cette médication reste impuissante, on s'adresse à l'*antipyrine* qui paraît avoir dans la tuberculose une action plus sûre et plus constante. Ce médicament, préconisé surtout par M. Daremberg, doit être pris à la dose de 1,50 à 2,25, en cachets de 0,75 centigrammes, si la fièvre reste au-dessous de 39°; quand elle atteint ce chiffre, les cachets seront de 1 gramme et la dose, de 2 à 3 par jour. M. Daremberg va jusqu'à 4 et 5 grammes, continués pendant plusieurs semaines, et, dans certains cas, pendant plusieurs mois.

Le premier cachet précédera d'une heure l'accès fébrile; si la fièvre a de la tendance à reparaître, on prend un second cachet, et ainsi de suite pour un troisième et même un quatrième s'il en était absolument besoin.

Il est utile d'absorber toujours ce médicament dans un demi-verre d'eau de Vichy naturelle, ou préparée avec du bi-carbonate de soude.

On associera heureusement la quinine à l'antipyrine, comme dans les cachets suivants :

Chlorhydrate de quinine.	3
Antipyrine.	6

Pour 12 cachets : 3 à 4 par jour.

On fait aussi usage de la *phénacétine* en cachets de 0,30 centigrammes, donnés comme ceux d'antipyrine.

Selon le Dr de Renzi, le *thymol* est le meilleur remède à employer contre l'état fébrile des phtisiques. Cette substance, dont l'effet antithermique serait sûr et rapide, aurait l'avantage de n'exercer aucune action déprimante, et d'améliorer, au lieu d'entraver, les fonctions digestives.

On prescrit :

Thymol pulvérisé	10 gr.

Diviser en 40 cachets. D'abord 4 cachets dans le courant de la journée, puis augmenter d'un cachet par jour jusqu'à ce que la fièvre se trouve enrayée. Avaler un demi-verre d'eau après chaque cachet.

Lorsqu'il y a de l'irritation de l'estomac et

que ces divers médicaments déterminent d douleurs, des nausées, on essayera de l prendre en lavements, en suppositoires, ou injections sous-cutanées avec l'une de ces fo mules :

Chlorhydrate de quinine	1
Eau distillée	10

Le chlorhydrate peut être remplacé par bromhydrate.

Antipyrine	5
Eau distillée	10

La pommade suivante est également usitée

Bromhydrate de quinine	4
Lanoline	30

En frictions plusieurs fois par jour.

Sciolla a beaucoup vanté les badigeonnage sur le thorax, de gaïacol liquide (gaïacol du commerce), comme un moyen excellent d'abatt la fièvre. En effet, avec 2 grammes de cet substance, on voit des chutes rapides de ten pérature d'un à deux degrés et plus, mais pa fois aussi du refroidissement des extrémités, collapsus, accidents qui peuvent entraîner mort chez les phtisiques avancés. Ce médica ment doit donc être rejeté.

En même temps que l'on fait usage des ant thermiques, il est utile de prendre quelques boi sons toniques : telles que du vin de quinquina de kola et coca, du Bordeaux vieux, des grogs ou du thé, du café avec du cognac ou du rhum, à ingérer quelques instants avant la fièvre.

M. le professeur Jaccoud recommande cette potion :

Extrait de quinquina	3
Teinture de cannelle	8
Sirop d'écorces d'oranges amères . . .	30
Cognac.	40
Vin rouge	100

A prendre en 24 heures, par verre à Bordeaux.

Rappelons encore que le repos et une diète relative doivent être observés, une heure ou deux avant la fièvre et, à plus forte raison, pendant sa durée.

Sueurs nocturnes. — Les sueurs nocturnes sont ordinairement liées à un état fébrile et annoncent la fin de l'accès. Elles sont souvent très abondantes et très pénibles : le malade se sent comme dans un bain de vapeur et se trouve dans l'impossibilité de dormir. Il serait dangereux de les supprimer brusquement, car il n'est pas douteux qu'elles ne servent à l'élimination de certains poisons de l'organisme et même de toxines de la tuberculose, ainsi qu'il a été démontré. Le traitement antithermique dont nous venons de parler devra du reste peu à peu les faire disparaître.

Parmi les médicaments spéciaux conseillés contre les sueurs, nous citerons :

L'atropine, en granules d'un demi-milligramme : un le soir à 8 heures, un autre à 10 heures, et interrompre tous les cinq ou six jours, à cause de l'accoutumance de l'organisme à cette médication. Suivant Vulpian, l'atropine paralyse l'extrémité des nerfs sudoraux ; la conséquence de cette action est parfois une extrême sécheresse de la gorge et de la diarrhée. C'est une substance à surveiller de près.

L'agaric blanc, en cachets ou en pilules, le soir au coucher, à la dose de 0,20 à 0,30 centigrammes (Trousseau, Peter). Très efficace, mais peut aussi donner lieu à de la diarrhée.

Le phosphate de chaux, 4 à 5 grammes par jour, en cachets ou en sirop, le soir à dîner et avant le coucher.

Le seigle ergoté, 1 à 2 grammes ; *l'ergotine*, en injections de 1 gramme ; *l'acide camphorique*, un à deux cachets de 0,75 centigrammes, le soir, ont été également préconisés contre les sueurs des phtisiques.

D'autre part, et concurremment à ces diverses médications, on conseillera des lotions générales et rapides, exécutées avec de l'eau de Cologne ou de l'eau vinaigrée.

Toux et expectoration. — Les quintes de toux fatiguent beaucoup certains tuberculeux, et sont la cause habituelle d'insomnies persistantes. Elles provoquent de l'irritation bronchique et même parfois des vomissements : il est donc urgent de rechercher les moyens de les faire cesser.

L'un des plus simples et des plus efficaces est de s'observer et de ne tousser qu'utilement, c'est-à-dire pour expulser des crachats : avec un peu d'attention et de bonne volonté, on y parvient assez vite.

En général, les quintes de toux sont provoquées par une légère irritation, un chatouillement plutôt de la trachée ; si l'on ne sait pas se retenir, la quinte survient, sans avoir d'autre résultat que celui d'affaiblir le malade.

« En s'observant, dit le Dr Onimus, on peut résister à l'excitation interne que l'on ressent, de même qu'on peut résister à une démangeaison. Tousser ou se gratter ne fait qu'empirer le mal. »

Quelquefois, au début, il est assez difficile de réussir ; on aidera à cette gymnastique en buvant un peu de tisane chaude ou de grog, et en ayant bien soin de ne respirer que par le nez.

Lorsqu'on est obligé de se servir de médicaments, on donnera la préférence aux *opiacés* et en particulier à la *morphine*.

Prendre le soir une pilule de 0,05 à 0,10 centigrammes d'extrait thébaïque, ou 10 à 20 gouttes de laudanum dans un peu d'eau sucrée, ou encore le sirop composé suivant :

Benzoate de soude.	5
Sirop de morphine	100
Sirop d'éther.	50
Sirop de tolu	100

Deux grandes cuillerées dans la journée, et deux à trois le soir et la nuit, seules ou dans une infusion de feuilles d'oranger.

Il est bon de rappeler ici que les tuberculeux arrivés à la dernière période supportent très mal les opiacés et que, même avec de faibles doses, il pourrait survenir des accidents.

L'eau chloroformée saturée est aussi très employée dans les quintes de toux, depuis que le Dr de Beurmann en a reconnu les excellents effets.

Le bromoforme en sirop ou en potion :

Bromoforme	30 gouttes.
Alcool	10 gr.
Sirop d'ipéca	30 —
Eau de laurier cerise.	20 —
Sirop thébaïque	150 —

Trois ou quatre cuillerées à soupe dans les 24 heures. Agiter vivement chaque fois.

La terpine donne aussi de bons résultats, prise en potion ou en pilules, 0,30 à 0,60 centigrammes par jour.

Dans les cas d'oppression, le malade respirera de la *pyridine*, de *l'iodure d'éthyle* ou de *l'oxygène*.

Lorsqu'il y a hypersécrétion bronchique et que l'expectoration est abondante, il faut se servir des *balsamiques*, de la créosote, de l'essence de térébenthine, de la terpine, du baume de tolu, du goudron, seulement dans les catarrhes, dans les phtisies torpides, où ces médicaments réussissent admirablement, et non dans les formes éréthiques et congestives.

Les eaux sulfureuses ont une réputation très ancienne due à leur action anticatarrhale. Les plus usitées sont : les Eaux-Bonnes, Amélie-les-Bains, Bagnères-de-Luchon, Cauterets, Allevard, Enghien, Challes. D'après le Dr Barth, « ces eaux paraissent agir, comme les balsamiques, par substitution, c'est-à-dire en provoquant par l'élimination des principes actifs qu'elles renferment, un certain degré d'excitation sécrétoire des glandes bronchiques, une multiplication plus active des épithéliums glandulaires, suivie d'une desquamation qui déterge les surfaces, nettoie les culs-de-sac et favorise la cicatrisation des points ulcérés ».

On les prend par demi-verre, matin et soir, dans du lait tiède. Si l'on se rend à la station thermale, on ne devra pas se soumettre à la cure habituelle, qui est généralement beaucoup trop active pour des tuberculeux.

Les eaux sulfureuses modifient souvent l'expectoration ; les crachats, de verdâtres qu'ils étaient d'abord, deviennent jaunâtres, puis incolores ; ils diminuent également de fréquence avec la toux.

Quand, au contraire, les vésicules bronchiques sont remplies de sécrétions muco-purulentes et que ces mucosités ont de la difficulté à être rejetées au dehors, on aura recours aux *expectorants*, ipéca, kermès, oxyde blanc d'antimoine : ce dernier est préférable, parce qu'il risque moins que le kermès de provoquer la diarrhée.

Potion.

Oxyde blanc d'antimoine	2
Julep.	80
Sirop d'éther.	30
Eau de laurier cerise	10

Une cuillerée à entremets toutes les heures.

Faire en même temps des inhalations d'eau chaude et respirer cette vapeur : l'expulsion des crachats est alors singulièrement facilitée.

Phénomènes congestifs. — Les tubercules produisent toujours autour d'eux un degré d'hypérémie plus ou moins intense, soit par l'irritation qu'ils déterminent, comme tout autre corps étranger fixé au milieu des tissus, soit par les toxines qu'ils sécrètent et qui ont, sur les vaisseaux du voisinage, une action paralysante et vaso-dilatatrice. Cet état hypérémique peut augmenter sous diverses influences :

fatigue, refroidissement, écart de régime, et, en général, toute infraction aux règles de l'hygiène. Les organes respiratoires se trouvent ainsi plus particulièrement prédisposés à l'égard des complications qui surviennent si fréquemment dans le cours de cette maladie, telles que bronchite, broncho-pneumonie, congestion pulmonaire, hémoptysie, etc.

Il est donc nécessaire de lutter avec énergie contre l'hypérémie habituelle, contre les poussées congestives qui menacent d'aggraver le mal très rapidement. D'abord repos absolu, au grand air, alimentation plus faible, consistant surtout en laitage; abstention de toute nourriture et de toute boisson excitante; et si ces moyens hygiéniques ne suffisent pas, essayer les médications.

Lorsqu'on est obligé d'agir vite, que le malade est pris de dyspnée intense, on se servira de *vomitifs*, ipéca ou tartre stibié, dont l'effet est sûr et prompt; mais, à cause de la fatigue qui en résulte, il ne faut y recourir que dans les cas réellement urgents, et se contenter en général de donner ces médicaments à faibles doses, comme nauséeux ou simplement comme expectorants.

Le sirop d'*ipéca* s'associe à une potion gommeuse, à du sirop de tolu, et se prend par 5 grammes à la fois, toutes les deux ou trois heures dans la journée.

Le *tartre stibié* (émétique) a été recommandé

d'une façon toute spéciale par Gubler, Hérard, Hanot, Bucquoy, Monneret. Fonssagrives en prescrivait de 0,20 à 0,30 centigrammes par jour, suivant l'antique méthode rasorienne, et vantait son action dans les poussées congestives fébriles des tuberculeux. La plupart des praticiens l'ordonnent à des doses moins élevées, de 0,02 à 0,05 centigrammes, par vingt-quatre heures, et associé aux opiacés.

Potion.

Tartre stibié.	0,02 à 0,05
Sirop diacode	20
Julep gommeux	100

Une grande cuillerée toutes les deux heures, excepté près des repas; éviter de prendre des boissons pendant la première heure qui suit l'ingestion du médicament.

Au début, il peut survenir des nausées, quelquefois des vomissements : on ne sera nullement alarmé de ces phénomènes; ils cessent bientôt et la tolérance s'obtient en somme assez rapidement.

« La médication stibiée, dit le Dr Bucquoy, s'adresse surtout aux complications inflammatoires communes à la période intermédiaire du prémier au deuxième degré de la phtisie, complications très favorables à l'aggravation de la maladie et à l'accélération de sa marche. Elle n'atteint pas à coup sûr la poussée tuberculeuse elle-même, mais son action résolutive sur ces inflammations de mauvais aloi atténue singulièrement leur fâcheux effet. »

Les *révulsifs*, après avoir été fort en honneur dans l'ancienne médecine, sont tombés quelque peu en disgrâce. Aujourd'hui pourtant une réaction a lieu en leur faveur et ce n'est que justice. Ils constituent, croyons-nous, de bons moyens pour combattre activement les divers états congestifs qui précèdent les tubercules ou suivent leur formation. F. Franck et Brown-Séquart ont montré que, sous l'influence des révulsifs, il se produisait une excitation des extrémités nerveuses et des actes réflexes qui avaient pour conséquence des modifications incontestables dans les fonctions cardio-vasculaires. Selon l'effet que l'on veut obtenir et aussi selon la nervosité des malades, on aura le choix entre les compresses d'eau tiède recouvertes de taffetas gommé, l'ouate chaude, les frictions à l'essence de térébenthine, les cataplasmes sinapisés, la teinture d'iode, les sinapismes, les ventouses, les mouches de Milan, les pointes de feu, les vésicatoires.

Les vésicatoires ont été à diverses reprises, de la part de certains praticiens, l'objet de critiques violentes que d'autres médecins non moins éminents n'ont pas trouvées justifiées et, de fait, on a continué à les employer, en se conformant à quelques indications spéciales.

Ils devront être d'une dimension restreinte, 6 à 7 centimètres de diamètre, et ne resteront sur l'épiderme que trois ou quatre heures. On les enlèvera lorsque l'ampoule aura commencé à se former. Le pansement se fera avec du cérat et de l'ouate, ou mieux avec un cataplasme de farine de lin à l'eau boriquée, recouvert de taffetas gommé, renouvelé toutes les quatre ou cinq heures et remplacé, le lendemain, par une pommade au salicylate de bismuth (1/30) ou à l'oxyde de zinc (3/30) : c'est un des meilleurs moyens pour éviter toute douleur au malade.

On aura soin au préalable d'examiner les urines et de s'abstenir de cette médication chez les albuminuriques.

Hémoptysies.— Dans le cours de la maladie, les hémoptysies constituent un accident des plus sérieux et surtout l'un de ceux qui impressionnent le plus douloureusement les phtisiques. Elles présentent le double péril d'affaiblir l'organisme par la quantité de sang perdu et de disséminer les bacilles dans le tissu pulmonaire.

Les plus graves sont celles qui se répètent coup sur coup et en abondance, comme il arrive parfois à la troisième période de la tuberculose, lorsque des vaisseaux se rompent au milieu des cavernes; les moins dangereuses et de beaucoup les plus fréquentes, sont, par exemple, celles qui surviennent au commencement de la maladie ou qui apparaissent, à époques fixes, chez les femmes mal ou pas du tout réglées.

D'une façon générale, les hémoptysies ont, pour cause immédiate, la pression du liquide sanguin contre des parois vasculaires affaiblies et rendues friables par de l'artérite tuberculeuse. Par conséquent, tout ce qui peut amener un reflux brusque du sang et même un peu de congestion doit être soigneusement évité : refroidissements, efforts, fatigues musculaires, excès de table, tabac, café, etc.; les rapports sexuels auront lieu le plus rarement possible et seront même interdits à certains malades.

La médication, bien que restant la même, en principe, que dans la congestion, doit être plus active et plus rigoureuse.

Au moment de l'hémorrhagie, faire asseoir le malade, lui imposer un silence absolu, appliquer de larges cataplasmes sinapisés, des ventouses, autour de la poitrine, ou simplement, pour agir plus vite, lier l'extrémité des membres avec des mouchoirs. Au besoin, administrer un *vomitif* avec trois ou quatre paquets de 0,50 centigrammes d'ipéca, donnés de cinq en cinq minutes. Sous l'influence des efforts de vomissements, il se produit une vaso-constriction énergique, à la suite de laquelle disparaît souvent l'hémoptysie.

Il y a là, semble-t-il, une contradiction flagrante entre l'immobilité qui est recommandée, et les nausées et les secousses que l'on provoque avec ce traitement ; néanmoins, l'action vasculaire exercée par les vomitifs et les succès nombreux qu'ils ont à leur actif, nous font un devoir de les prescrire.

On se servira en outre de l'*ergotine* en potion, en pilules ou mieux en injections sous-cutanées de 0,50 centigrammes, renouvelées trois ou quatre fois dans la journée, de dix en dix minutes, à intervalles peu éloignés, suivant la formule du Dr Capitan :

Ergotine d'Yvon.	5
Antipyrine.	2,50
Sulfate de spartéine.	0,30
Chlorhydrate de morphine	0,05
Eau distillée.	5

La solution d'*ergontinine* de Tanret est plus efficace, la dose est de trois à cinq gouttes en vingt-quatre heures. On continuera la médication pendant trois ou quatre jours.

Un moyen excellent, d'après Gros et Daremberg, pour arrêter les hémoptysies, est de placer un peu de glace sur les parties génitales, pendant cinq minutes, deux fois par jour. Il parait se produire alors un violent réflexe qui se traduit par une rapide oppression, et fréquemment le sang s'arrête.

Lorsque le pouls est dur et que le malade souffre de battements de cœur, on interviendra au moyen de la *digitale*. Quand il y a de l'agitation, une toux fréquente, de l'insomnie, les opiacés seront employés et, de préférence, les injections de morphine de 0,005 miligrammes à 0,01 centigramme.

Les jours suivants, si les crachats continuent à être sanguinolents ou seulement teintés, l'oxyde blanc d'antimoine sera pris comme dans les cas de poussées congestives, suivant les indications données plus haut. En même temps, on fera usage de boissons acidulées telles que la limonade sulfurique, un verre à Bordeaux de deux en deux heures.

D'après M. Jaccoud, la conduite à tenir diffère totalement selon que les hémoptysies sont apyrétiques ou fébriles. Cette distinction a une grande importance, non seulement au point de vue thérapeutique, mais encore au point de vue du pronostic.

1° Hémoptysie apyrétique. — Dans les cas légers, on emploiera l'extrait de ratanhia à la dose de 2 à 3 grammes, ou le perchlorure de fer à raison de 10 à 20 gouttes en vingt-quatre heures.

Dans ceux de moyenne intensité, il faut prescrire l'extrait thébaïque à haute dose, aller, si c'est nécessaire, jusqu'à 20 centigrammes en vingt-quatre heures.

C'est à l'ergotine et à l'administration du perchlorure de fer (30 à 50 gouttes de perchlorure dans 150 grammes d'eau) qu'on aura recours dans les hémoptysies apyrétiques intenses.

2° Hémoptysie fébrile. — Le traitement par

excellence de l'hémoptysie fébrile, c'est l'ipéca à doses fractionnées.

M. Jaccoud donne ce médicament tous les quarts d'heure, par paquets de 10 centigrammes, jusqu'à production de l'état nauséeux, sans vomissements. Il espace ensuite les doses et quand l'amélioration est évidente, il supprime l'ipéca.

On constate en général, et au bout de peu de temps, la chute de la fièvre, une augmentation notable de bien-être et la diminution, puis l'arrêt de l'hémoptysie.

L'emploi de l'ipéca est contre-indiqué dans les cas d'hypothermie, à moins qu'on n'en donne que de très petites doses, — 0,05 centigrammes par heure. — Une surveillance de tous les instants et la connaissance de l'état du pouls et du mouvement sudoral sont alors de rigueur. Le tartre stibié et le kermès doivent être proscrits : ils pourraient provoquer comme l'ipéca, du collapsus et, en plus, de la diarrhée.

La médication par les nauséeux est pénible surtout quand on est obligé de l'appliquer pendant un ou deux jours pour arriver à la cessation de l'hémorrhagie.

Lorsque le malade ne peut les supporter, il faut leur substituer la quinine, si c'est l'élément fièvre qui domine, et l'ergotine, si c'est l'hémoptysie qui inquiète surtout le médecin.

Le traitement hygiénique sera particulièrement sévère : repos au lit, dans une chambre bien aérée, tant que dureront les crachements de sang; régime lacté les deux ou trois premiers jours, puis œufs et légumes secs aux repas, viandes blanches et poissons; pas de liquides alcooliques, ni de thé, ni de café.

Plus que les autres tuberculeux, celui qui est prédisposé à ces accidents s'abstiendra de rapports sexuels. Cette recommandation, que nous formulons pour la seconde fois, nous paraît très importante. Deux exemples de décès subits survenus dans ces conditions et que nous avons constatés récemment, à un court intervalle, nous font un devoir d'insister sur cette abstention, aussi obligatoire, bien entendu, pour les femmes que pour les hommes.

Dans les hémoptysies qui arrivent au moment des règles, on suivra les mêmes prescriptions que pour les autres hémoptysies.

Il faut en outre essayer de prévenir ces poussées congestives qui surviennent dans le poumon, autour des points malades, et sont susceptibles, chaque fois, de donner naissance à d'autres accidents plus graves. Ces phénomènes proviennent d'une congestion substitutive qui a lieu dans les veines pulmonaires, par action réflexe et sous l'influence de l'irritation des filets sympathiques de l'appareil utéro-ovarien.

Le Dr Daremberg, qui a fait de la question une étude toute spéciale, ordonne aux femmes, sujettes à ces hémoptysies, le repos pendant les cinq jours qui précèdent leurs époques, l'application d'une mouche sur la région atteinte et l'usage de la potion suivante :

Teinture de digitale......	50 gouttes
Bromure de potassium....	10 grammes
Eau distillée...........	200 —

deux à trois cuillerées par vingt-quatre heures.

Ce traitement a pour lui une longue pratique favorable.

Chez les femmes qui sont aménorrhéiques, on essayera de faire revenir les règles avec de l'apiol et des purgatifs.

Palpitations cardiaques. — Les crises de palpitations sont fréquentes dans la tuberculose. Le nombre des pulsations peut atteindre 140, 150 par minute, du reste sans élévation de la température. La face est pâle ; le malade est anxieux et souffre visiblement de la dyspnée.

On aura recours aux antispasmodiques, aux bromures, un à deux grammes par jour, à l'éther, à la valériane, au valérianate de zinc ; 0,20 à 0,30 centigrammes en deux cachets.

Quand les accès sont violents, le malade se servira du nitrite d'amyle, de la pyridine en inhalations.

Les palpitations sont assez souvent causées par de l'adénopathie bronchique, par la compression que les ganglions exercent sur le pneumogastrique ; il sera bon de donner, dans ce cas, de l'iode ou des iodures, mais toujours en faible quantité.

Manque d'appétit. — C'est un phénomène très commun dans la phtisie, et dont on a souvent beaucoup de peine à triompher. Le changement d'air est certainement le meilleur des remèdes ; malheureusement il n'est pas à la portée de tous les malades. On se servira avec succès des amers en infusion, en macération : quinquina, gentiane, quassia, camomille, colombo, etc. ; une tasse ou un verre à bordeaux dix minutes avant chaque repas.

Ce mélange de teinture est fréquemment employé :

Teinture de badiane	de chaque 5 gr.
— de gentiane	
— de colombo	
— de noix vomique	

Huit à dix gouttes dans un peu d'eau avant les repas.

En mangeant, boire de l'eau de Saint-Galmier ou de Bussang, de la bière, du Koumyss, de l'extrait de malt.

Certaines préparations arsénicales : granules de Dioscoride, solution d'arséniate de soude, sont également conseillées.

Dyspepsie. — Les troubles gastriques provenant de la suralimentation ou de l'ingestion de médicaments irritants, avec douleur, renvois acides, constipation, seront combattus d'abord par la suppression de tout remède et des aliments crus, des graisses, des sucreries et des boissons alcooliques. Lorsque ces phénomènes gastriques persistent, on prendra, à tous les repas et dans leur intervalle, une cuillerée à café de la poudre suivante :

Craie préparée.	30
Carbonate de magnésie.	15

Si les douleurs continuent, six à huit gouttes de laudanum dans un peu d'eau chaude ou la potion à la cocaïne indiquée plus bas, pourront les faire disparaître.

Contre la constipation, donner de la magnésie calcinée ou une cuillerée à café de ce mélange :

Cascara sagrada.	5
Séné.	5
Rhubarbe	2
Réglisse	10

Vomissements. — Régime alimentaire sévère ; mêmes précautions que ci-dessus, au point de vue de la nourriture.

Lorsque les vomissements sont sous la dépendance de la toux, ils se produisent, comme ceux de la coqueluche, sans nausées et d'une façon brusque.

Nous avons dit toute l'importance de l'alimentation dans la guérison des tuberculoses ; on comprendra donc combien il est urgent d'intervenir au plus vite contre des accidents qui amènent la dénutrition rapide des malades et anéantissent leurs forces.

Ici encore le meilleur médicament est l'opium. On prendra quelques gouttes de laudanum, quatre à cinq, en se mettant à table, ou une pilule de 0,02 centigrammes d'extrait thébaïque, ou encore une cuillerée à café de la solution suivante, recommandée par Peter :

Chlorhydrate de morphine. . .	0,02
Eau distillée	100

Elle renferme un milligramme par cuillerée à café.

Les bromures et l'éther ont été préconisés ; nous conseillons cette potion qui nous a maintes fois réussi :

Cocaïne	0,02
Sirop diacode	40
Eau chloroformée.	60
Eau de laurier cerise	10

Une cuillerée à entremets, immédiatement après avoir mangé ; si ce n'est pas suffisant, faire précéder chaque repas d'une même dose de cette potion.

Diarrhée. — Cette complication peut résulter d'une inflammation catarrhale de l'intestin, ou de l'extension de l'infection bacillaire et de la présence d'ulcérations tuberculeuses ; dans ce dernier cas, la guérison est pour ainsi dire impossible.

Pour combattre la diarrhée, il faut d'abord modifier le régime alimentaire, se nourrir d'œufs, de viande râpée, de panades, de purées ; cesser le lait ; supprimer l'huile de foie de morue, le vin, la bière ; boire du thé léger, de l'eau coupée d'un petit verre de cognac ; puis l'on s'adressera aux médicaments d'usage.

Pourtant, la diarrhée ne doit pas être trop brusquement supprimée, car elle sert à l'élimination de poisons élaborés dans l'organisme ; il vaut mieux essayer de la modérer et surtout prendre garde que jamais la constipation ne lui succède.

Des nombreuses préparations qui ont été tour à tour conseillées, la meilleure, sans que l'on sache absolument pourquoi, est le *diascordium*, qui évidemment agit par l'opium contenu dans cette préparation et néanmoins, que, ni le laudanum, ni la morphine, ni l'extrait thébaïque et autres similaires ne peuvent remplacer.

On donnera le diascordium à la dose de trois à cinq grammes par jour, en potion, en cachets ou en bols de 0,25 centigrammes. Prendre en même temps cinq ou six des cachets suivants :

Benzo-naphtol	5
Salicylate de bismuth	5

en vingt cachets.

Lorsque les selles sont sanguinolentes, on ajoutera à cette médication des lavements avec :

Ipéca concassé. . . . . 6 à 10
Eau distillée. 250

Faire bouillir un quart d'heure, passer et additionner de :

Laudanum sydenham. . . . . 20 gouttes.

Un lavement semblable matin et soir.

Faiblesse organique. — Nous connaissons le rôle important du terrain dans l'infection tuberculeuse ; nous savons que la débilité des tissus est la cause de leur facile pénétration par les bacilles. Nous devons donc chercher par tous les moyens possibles à relever l'organisme affaibli, à réparer les pertes qu'il subit par l'extension du mal, et, lorsque les ressources de l'hygiène sont insuffisantes, essayer de les compléter par les propriétés toniques et reconstituantes que possèdent certaines préparations pharmaceutiques.

Huile de foie de morue. — Le plus célèbre de ces médicaments est, sans contredit, l'huile de foie de morue ; elle stimule le système nerveux, augmente l'appétit et relève les forces.

La plupart des spécialités vendues comme

succédanées de l'huile de foie de morue et renfermant, d'après des prospectus-réclame, ses principes actifs moins son goût désagréable, doivent être rejetées, parce que cette substance est un ensemble, un composé qu'on ne peut modifier sans l'altérer. L'huile dite blanche sera proscrite pour les mêmes raisons et on donnera la préférence à l'huile colorée qui, seule, renferme les alcaloïdes auxquels l'huile de foie de morue doit son action.

Elle sera prise à la dose de quatre, huit et même dix cuillerées par jour, en deux fois, trois au plus : le matin à jeun et le soir en se couchant, ou à tout autre moment de la journée, suivant les convenances personnelles.

Habituellement, les tuberculeux non fébriles la supportent facilement. Pour en masquer le goût, on peut se rincer la bouche, avant et après, avec de l'eau dentifrice, de l'eau de menthe ou de citron ; prendre par-dessus un peu de vin de quinquina, ou encore essayer ce moyen indiqué par le Dr Onimus :

« Passer une goutte de cognac ou de rhum dans un verre à bordeaux jusqu'à ce que les parois en soient humectées ; ensuite, se mouiller la bouche avec le même liquide. Une fois la liqueur rejetée, versez l'huile dans le verre, dont elle ne saurait humecter les parois déjà mouillées d'alcool : on peut avaler l'huile en deux ou trois lippées, sans que le palais en sente le goût ; l'alcool forme enveloppe et dérobe complètement l'huile au sens du goût et du toucher. »

Si réellement le dégoût est insurmontable, il ne faut pas insister, l'appétit du malade en souffrirait et se perdrait complètement.

La principale contre-indication est la diarrhée persistante, lorsque les selles deviennent huileuses. On suspend alors pendant quelques jours ce médicament et on le reprend, en modifiant les doses, quand les matières évacuées sont normales.

Du reste, nous avons étudié précédemment l'utilité de l'huile de foie de morue comme aliment. Nous ne répéterons pas ici ce que nous avons dit déjà, page 215.

Phosphates. — Le phtisique élimine des phosphates en quantité beaucoup plus considérable, et par les urines et par les crachats, que l'individu bien portant, et cela précisément lorsque ces malades, par le fait même qu'ils sont des scrofuleux, des rachitiques, des débilités, ont un besoin plus spécial des éléments qui forment le tissu osseux. Il y a donc double nécessité de fournir à l'organisme cette matière première dont le déficit tend continuellement à s'accroître à mesure qu'augmentent les progrès du mal.

De plus, ces substances phosphorées ont une influence tonique remarquable sur les centres nerveux et seront très profitables aux tuberculeux des villes, parmi lesquels se trouvent de nombreux neurasthéniques.

Les préparations en usage sont :

Le phosphate de chaux en poudre, un à deux grammes par jour, dans du potage ou en cachets.

Le lactophosphate de chaux et le chlorhydro-phosphate, plus solubles que le précédent, se prennent en sirop ou en solution, trois à quatre grandes cuillerées en vingt-quatre heures.

Solution :

Phosphate de chaux	10
Acide lactique ou chlorhydrique . . .	3
Eau distillée.	300

Les hypophosphites, très solubles également, très bien supportés par l'estomac, 0,50 centigrammes à 1 gramme en solution.

Les glycérophosphates de soude ou de chaux dont on fait actuellement un grand usage, en solution, en sirop, ou sous la forme granulée.

Le Dr Luton a donné la formule d'une solution à utiliser en injections sous-cutanées.

Phosphate de soude.	1
Sulfate de soude.	2
Eau distillée.	20

Vingt gouttes par jour. Cette injection est fort peu douloureuse.

Fer.— Nous avons vu que le nombre des globules rouges diminue sensiblement dans la tuberculose ; l'emploi du fer est donc tout indiqué pour reconstituer les hématies qui font défaut.

Toutefois, il est nécessaire de se souvenir que les préparations ferrugineuses produisent une vive excitation sur le système nerveux et sur la circulation. Il peut en résulter, dans les phtisies pulmonaires, des poussées congestives et des hémoptysies qui nous obligent, pour ainsi dire, à réserver leur usage dans les tuberculoses scrofuleuses et ganglionnaires, où leur action résolutive est incontestable.

On emploie de préférence l'iodure de fer, en sirop ou en pilules, à la dose de 0,10 à 0,15 centigrammes par jour.

Arsenic. — On a tenté par diverses théories d'expliquer l'action bienfaisante de l'arsenic sur les tuberculeux. Il agit probablement par les centres nerveux et devient ainsi un modificateur puissant de la nutrition. Quoi qu'il en soit, les effets de cette médication ont été reconnus et contrôlés par nos plus savants cliniciens : Trousseau, Moutard-Martin, Hérard, Jaccoud, Hanot, etc. Sous son influence, l'appétit renaît, l'organisme augmente en force et en poids, les poumons respirent plus longuement.

On donne l'arsenic sous forme d'acide arsénieux (granules de Dioscoride), un milligramme par jour, la première semaine, puis deux, puis trois et ainsi de suite jusqu'à six et huit, maximum auquel, suivant ces auteurs, il serait bon de se maintenir pendant un temps assez long.

Peter et Daremberg ont une pratique différente : ils ne donnent l'arsenic que quinze jours par mois, à doses faibles.

La liqueur de Fowler est aussi très connue. Elle renferme un centième d'acide arsénieux : deux gouttes en contiennent un milligramme.

L'arséniate de soude en solution serait moins irritant pour la muqueuse de l'estomac : 0,004 à 0,010 milligrammes par jour. On peut l'associer à l'hypophosphite de soude. (Barth.)

Arséniate de soude.	0,10 centigr.
Hypophosphite de soude.	6 gr.
Eau distillée.	250 —

Une cuillerée à entremets à chaque repas. Les eaux de la Bourboule et du Mont-Dore ont une grande réputation comme eaux arsénicales.

La quantité d'arséniate de soude existant dans l'eau de la Bourboule est de 0,010 milligrammes par litre, proportion par conséquent assez forte. On commence par un verre à Bordeaux et l'on augmente d'autant tous les huit jours, jusqu'à trois grands verres.

Dans la cure à la source, on bénéficie en outre de l'air pur et tonique, et d'une altitude de 850 mètres.

L'eau du Mont-Dore renferme beaucoup moins

d'arsenic, à peine quelques dixièmes de milligrammes par litre, ce qui est absolument insignifiant.

La cure n'agit donc en réalité que par les inhalations de vapeurs d'eau chaude, favorables aux expectorations, par les bains et les douches et surtout par l'élévation (1,050 mètres) où se trouve située cette station thermale.

La médication arsénicale ne convient pas à tous les phtisiques. Elle est mal supportée et devient même dangereuse pour ceux qui ont de la dyspepsie, des crampes d'estomac, de la diarrhée. Ces accidents sont des contre-indications formelles.

Oxygène. — On se sert de l'oxygène en inhalations au moyen de ballons en caoutchouc remplis de ce gaz.

Les tuberculeux qui séjournent dans les villes se trouveront bien d'en faire usage pour stimuler l'appétit et activer les échanges nutritifs. Quant à ceux qui vivent à la campagne, au grand air, l'oxygène qu'ils respirent toute la journée est pour eux très suffisant.

Sérums. — Les liquides organiques, le sérum séquardien, donnent ici d'excellents résultats et sont tout indiqués pour combattre l'état de faiblesse des tuberculeux.

On s'est servi du sérum artificiel dans les anémies profondes, consécutives à des hémorrhagies, à des affections cholériformes, etc. Un grand nombre de praticiens l'emploient également contre la débilité des tuberculeux.

Nous donnons ici deux formules des plus usitées :

1° (Chéron).

Chlorure de sodium.	2
Phosphate de soude	4
Sulfate de soude.	8
Acide phénique neigeux.	1
Eau distillée.	100

De 5 à 10 grammes en injection hypodermique.

2° (Hayem).

Chlorure de sodium.	5
Sulfate de soude.	10
Eau stérilisée	1000

S'emploie à doses considérables. Les injections par quantité massive ne présentent aucun danger, à condition qu'elles soient très lentes, 1 litre par heure, et à la température intérieure du corps, de 38 à 39 degrés.

CHAPITRE XX

Conclusion. — Les tuberculeux pauvres.

Dans la première partie de ce travail, nous avons étudié la pathogénie de la tuberculose. Nous avons vu quelles étaient les causes déterminantes de cette affection : d'une part, un terrain fatigué, appauvri ; de l'autre, un microbe spécial. Nous connaissons les phases de la lutte, les efforts de l'élément infectieux pour pénétrer dans les tissus et s'y développer, et les résistances que lui oppose l'organisme.

Partant de ces données, nous en avons déduit, dans la seconde partie, les moyens propres à nous garantir de la contagion, à éloigner de nous les agents morbides et à nous préserver de leur atteinte. Jusqu'à présent bien peu de ces mesures, celles principalement qui relèvent des pouvoirs publics, ont été mises à exécution, et la contamination, loin de rétrograder, paraît augmenter dans la plupart des villes. Les bacilles s'y rencontrent partout, s'emparent aisément de l'individu qui ne peut réagir, et la maladie se trouve constituée.

Pour aider l'organisme à lutter contre cet envahissement, nous avons indiqué les diverses méthodes employées et montré les raisons physiologiques et pathologiques dont elles se réclamaient.

C'est l'influence du terrain qui actuellement, et sans doute pour longtemps encore, doit être considérée comme la plus importante; aussi avons-nous donné à l'alimentation, à l'aération continue, à l'étude des agents physiques, en un mot à la cure du malade par l'hygiène, une place prépondérante dans cette troisième partie spécialement consacrée à la thérapeutique.

Mais le traitement de la tuberculose est long et coûteux. Il n'y a vraiment que les gens riches ou aisés qui puissent le suivre et en profiter : la tuberculose n'est curable que pour eux; les autres, dénués de tout, ne recevant que de rares secours de l'Assistance publique ou de la charité privée, et quelquefois même absolument rien, sont voués à une mort inévitable, au milieu de souffrances et de privations sans nombre.

« La cure à l'air libre et au repos, dit le Dr Marfan, ne peut être prescrite qu'à ceux qui ont des loisirs et de la fortune ; pour les phtisiques indigents, elle est impossible à réaliser; cela est vraiment lamentable et cruel.

» Ceux qui font profession de s'occuper des besoins de la société devraient bien voir qu'il y a là une plaie vive. »

Et le mal est certainement beaucoup plus profond, beaucoup plus étendu qu'on ne se le figure dans le public. Examinons donc quelles sont les mesures qui ont été proposées et celles qu'il faudrait prendre, croyons-nous, pour arriver à l'enrayer et à le faire disparaître : c'est par là que nous terminerons cette étude sur la tuberculose.

Tout le monde connait ou se rend compte de la situation effrayante faite à l'ouvrier, lorsque, après avoir lutté âprement contre la maladie, pendant des mois, des années, afin de continuer ou de reprendre son travail, il tombe épuisé et vaincu, à bout de forces et de ressources, n'ayant plus ni crédit ni salaire, et, avec lui, entraînant les siens dans la plus affreuse misère.

Alors, s'il lui reste encore un désir, une pensée, c'est pour l'hôpital, dernier asile où il pourra se reposer et que, dans sa détresse, il entrevoit comme une véritable délivrance. Mais tous les services de médecine sont encombrés de tuberculeux et ce n'est qu'après bien des démarches pénibles, après s'être traîné maintes fois à la consultation, après avoir essuyé maint refus, qu'il obtiendra son admission, et encore pas toujours.

Et cependant il n'ignore pas que très probablement il y mourra ; car, « tel qu'il est aujourd'hui, l'hôpital est le contraire de ce qu'il devrait être. C'est pour le tuberculeux un refuge, ce n'est pas un lieu de traitement. » (Grancher.) Il n'y trouvera ni la suralimentation, ni l'air pur, ni même le calme qui lui sont indispensables.

On lui sert ses repas dans son lit, souvent à côté d'autres malades qui ont besoin de pansements dont l'odeur lui enlève le peu d'appétit qui lui reste. Les aliments, plus ou moins mal préparés, sont insuffisants pour des tuberculeux, particulièrement dans certains hôpitaux. « La nourriture est parfois tellement rebutante, déclare le Dr Faisans, qu'il n'y a pas de jour où plusieurs malades ne me montrent leur assiette encore pleine de choses innomables auxquelles ils n'ont pas touché ; de sorte que, non seulement ils ne sont pas suralimentés, mais ils ne sont même pas nourris. »

Il leur est impossible d'avoir la ration supplémentaire qui leur serait utile. De la poudre de viande, de l'huile de foie de morue, passe encore, parce que ces substances sont considérées comme médicaments ; s'il s'agit d'un œuf ou deux de plus, d'un beefteack : jamais ; ce n'est pas prévu par le règlement !

L'aération n'est pas non plus en honneur dans les salles ; il s'y rencontre des fièvres, des pleurésies, des bronchites ; les fenêtres resteront hermétiquement closes. Le matin, on balaye, on époussette, on secoue les draps, les couvertures; dans la journée, c'est un va-et-vient continuel des infirmiers, des médecins, des visiteurs. Tel est, chargé de poussières, l'air que respirent les phtisiques.

Quant au repos, il n'est que très relatif. Le jour, il n'y faut pas compter, et la nuit, le malade est réveillé par l'infirmier de service, par un rhumatisant qui se plaint, par un fiévreux qui délire, un voisin qui tousse, etc.

Voilà ce qui se passe à peu près dans tous les hôpitaux de Paris et d'ailleurs. Comment, au milieu de conditions aussi mauvaises, peut-on obtenir la guérison ? Il est vrai qu'on n'y songe guère. Notez que ce sont les plus favorisés des tuberculeux, en quelque sorte des privilégiés, qui sont hospitalisés; on s'imagine dans quel dénuement, dans quelles angoisses doivent se débattre les autres !

Et le nombre en est grand de tous ces ouvriers, de tous ces indigents atteints de phtisie, qui manquent des soins indispensables. Les secours qu'on leur donne deviennent, par leur insuffisance même, un sacrifice inutile. Il faudrait les soigner pour les guérir, et non simplement, comme on le fait, pour les prolonger et les empêcher de mourir trop vite.

Plusieurs villes, nous l'avons déjà signalé, se sont mises à l'œuvre afin d'arriver à une solution pratique. Le Dr Coutenot a organisé, à Besançon, un service spécial pour les tuberculeux; les indigents de la région lyonnaise ont, grâce à l'initiative du Dr Dumarest et à des souscriptions privées, le sanatorium d'Hauteville contenant 110 places ; les israélites en ont fondé un à Cimiez ; enfin le projet élaboré par le Conseil municipal de Paris et l'Assistance publique, est en voie d'exécution. Avec les 12 millions qui ont été votés, on pense avoir 2,000 lits disponibles : 1,800 dans des pavillons d'isolement, dépendant des hôpitaux existants, et 200 au sanatorium d'Angicourt. Les mécomptes qu'on a eus dans certaines constructions et installations récentes font prévoir que les devis seront sensiblement dépassés.

En admettant que l'on garde les malades trois ou quatre mois, comme dans les sanatoria des tuberculeux pauvres en Suisse et en Allemagne, si la totalité de ceux de Paris n'y est pas soignée, il y en aura toujours six à sept mille qui en bénéficieront. C'est donc une amélioration considérable sur ce qui s'est fait jusqu'ici.

On dépense plus de 4 millions chaque année, soit pour les phtisiques éparpillés dans les divers services de médecine, soit pour ceux qui obtiennent des secours à domicile, en tout 7,500 indigents. Or, les frais de premier établissement étant couverts, lorsque toutes les salles seront aménagées ou construites, et renfermeront les 2,000 lits prévus ; les 6 ou 7,000 malades qui, tour à tour y séjourneront, ne coûteront que 2,200,000 francs par an, si nous estimons à 3 francs la nourriture et l'entretien de chacun des 2,000 phtisiques qui seront soignés à la fois, évaluation plutôt exagérée, ainsi que nous le verrons.

On réalisera donc au bout de peu de temps un bénéfice très sensible et d'autant plus certain que toutes ces mesures auront bientôt diminué le nombre des tuberculeux.

Nous pensons toutefois qu'on s'est attaché d'une manière trop exclusive à réaliser la prophylaxie, à protéger la population contre la contagion bacillaire, et qu'on a quelque peu négligé la question de thérapeutique.

Etant donné que les surprises désagréables qu'on a éprouvées à Angicourt, où un lit revient à près de 10,000 francs au lieu de 5 à 6,000, ne se renouvelleraient probablement pas; il vaudrait mieux construire, avec cette somme de 12 millions, des sanatoria qui renfermeraient le même nombre de malades. Les résultats seraient pour le moins aussi complets, à l'égard de l'isolement et de la préservation, que dans le projet actuel, et sûrement bien supérieurs par le nombre de guérisons et d'améliorations qui seraient obtenues. Ce qui manquera surtout, c'est l'air pur, le facteur le plus indispensable du traitement après l'alimentation, qu'il eût été si facile de trouver dans les environs.

La charité privée a créé dans plusieurs villes des établissements spéciaux dont on fait les plus grands éloges.

Quelques-uns de nos confrères, comptant beaucoup pour arrêter les ravages de la tuberculose dans la classe ouvrière, sur ces fondations entretenues par l'aumône, ont entrepris, en leur faveur, une active propagande. Nous avons le regret d'être d'une opinion différente, et de ne partager ni leur optimisme, ni leurs espérances.

Les œuvres de charité, et ici nous ne parlons que d'une façon générale, sans avoir l'intention de désigner plus spécialement celles qui s'occupent des tuberculeux, nous paraissent trop souvent ne pas tenir ce qu'elles promettent et ne pas donner les résultats qu'elles annoncent.

Nous aussi nous avons cru, comme tant d'autres, aux prodiges que l'on racontait, et c'est seulement lorsque nous avons voulu admirer de près, lorsque nous avons voulu voir par nous-mêmes et prendre exemple, que la désillusion est venue complète et que nous avons reconnu combien nous nous étions trompé.

Sans doute, par ces appréciations plutôt défavorables, nous risquons de heurter des sentiments très sincères, de froisser des susceptibilités fort compréhensibles ; néanmoins, et dans l'intérêt des indigents, dont nous prenons ici la défense, nous ne pouvons nous empêcher d'avouer que l'on abuse un peu trop impunément de la bonne foi du public et de sa crédulité.

Prenons un établissement très connu, que

les articles dithyrambiques des journaux et une publicité à grand orchestre dans les théâtres et les églises ont mis à la mode : rien à peu près du merveilleux programme que l'on voit sur les prospectus n'est réalisé.

Il s'agit d'individus débiles et non de véritables malades ; certaines affections épidémiques sont parmi eux assez fréquentes. Or, habituellement aucune mention n'en est faite dans les rapports annuels, et l'on présente toujours des tables de mortalité très sensiblement inférieures à la moyenne ordinaire.

Pour arriver à ce résultat prodigieux, le moyen est des plus faciles. Quelques jours avant qu'ils ne meurent, ces pauvres malheureux sont simplement renvoyés dans leurs familles ou expédiés dans les hôpitaux : de cette façon, les décès sont inscrits ailleurs.

Une autre société charitable ayant à sa tête. comme il convient, le patronage de très hauts dignitaires, nous entretient longuement dans ses bulletins, de la création nouvelle et de l'installation d'une succursale sur les bords de la mer, qui rend déjà de très grands services. Tout le monde pense à une construction vaste et importante où il est nécessaire d'envoyer beaucoup d'argent.

Savez-vous ce qu'il y a de lits et par conséquent de malades ? Quatre !

Voyons à côté, dans une maison où certes il n'est pas facile de pénétrer. Des ordres d'une sévérité peu commune, que ne justifie sûrement pas la crainte d'une contagion quelconque apportée par les visiteurs, sont donnés pour empêcher tout profane, fût-il médecin, d'y jeter un coup d'œil indiscret.

N'importe, nous voici dans la place. Bâtiments superbes, dortoirs luxueux, salles à manger spacieuses, vastes cuisines; partout un confort surprenant. On voit que l'argent coûte peu à dépenser.

Les comptes rendus annuels, répandus à profusion, portent qu'en moyenne, une centaine d'indigents y sont soignés. On nous en montre dix-huit! Nous demandons à voir les autres. Il n'y en avait pas davantage ce jour-là.

Depuis, nous avons appris et nous l'avons constaté nous-même plus tard, que ce n'est qu'aux visites officielles, qui ont lieu à de longs intervalles, qu'on supplée en partie aux vides habituels.

Les millions vont aux entrepreneurs, les pauvres ont ce qu'il en reste quand on a construit les monuments dont ils sont le prétexte.

Nous pourrions citer encore beaucoup d'autres faits de ce genre; mais ceux-là suffiront, croyons-nous, pour montrer combien il est prudent de n'accorder qu'une confiance limitée à des comptes administratifs qui sont avant tout destinés à servir de réclame. C'est probablement la raison pour laquelle on ne voit ces budgets, que chaque société est obligée d'établir, relater que des succès miraculeux.

Et il n'en saurait être autrement. En effet, quelle possibilité de dire à ceux dont on vient solliciter le concours pécuniaire, que les services rendus ne sont nullement en rapport avec l'argent qu'ils apportent! Remplacera-t-on les éloges dont on a l'habitude de les accabler, par des plaintes et des doléances sur le bilan sincère d'une situation peu encourageante; étalera-t-on sous leurs yeux les gaspillages que leurs libéralités servent souvent à entretenir; parlera-t-on d'autre chose que de résultats soi-disant extraordinaires dus à leur générosité; ira-t-on leur enlever cette satisfaction intime, cette naïve illusion de se croire d'étonnants philanthropes, de se comparer, sans trop de désavantage et tout en profitant largement des douceurs de la vie, à de nouveaux saint Vincent de Paul, aux grands bienfaiteurs de l'humanité? Ce serait une franchise dont ils ne vous sauraient aucun gré, un manque de tact au moins inutile, une véritable cruauté, sans profit mais non sans inconvénient, que l'on se garde bien de commettre.

Il ne faut jamais oublier que ces rapports sont principalement faits en vue de l'appel de fonds qui les termine toujours, pour étendre soi-disant davantage les bienfaits de l'œuvre. Dans ces conditions, il n'y a pas à s'étonner des inexactitudes étranges qu'ils renferment et des statistiques erronées que nous y constatons, puisqu'elles sont parfaitement voulues, qu'elles ont un but très précis et qu'il n'y a, nous le répétons, que la conclusion qui compte.

Nous n'insisterons pas sur les autres moyens, la fin sans doute doit être leur justification, que l'on sait employer avec un art incomparable, pour tirer le plus d'argent possible des « généreux donateurs ». Ils seront membres d'un comité ; verront leur nom à côté de celui d'un duc ou d'une altesse, dont l'adhésion, quoique souvent bien platonique, n'en est pas moins fort recherchée. Ils seront inscrits sur un livre d'or, sur une pierre de l'édifice ; pour mille francs de plus, ils auront une plaque de marbre, bientôt peut-être ce sera un buste : et les voilà propagandistes ardents, directement intéressés à l'existence d'une fondation qui doit les faire passer à la postérité.

Nous ne dirons rien non plus de l'obligation où l'on est d'abandonner ordinairement une partie notable de la recette aux diverses entreprises qui se chargent des quêtes à domicile, du placement des billets de loterie ; de l'organisation des fêtes, des concerts, des sermons ; des articles sensationnels dans les journaux ; de la publicité qui, en même temps, sert de réclame et assure le silence sur les faits qu'on n'a aucun intérêt à ébruiter. L'on ne peut raisonnablement pas reprocher à ceux qui dirigent ces établissements, que tant de personnes proclament si utiles, si admirables, de dépenser à cet usage des sommes quelquefois assez importantes : ils savent trop qu'on ne donne largement qu'aux œuvres bien lancées, qui savent tenir le public en haleine et font bruyamment parler d'elles.

Quand il s'agit de l'Assistance publique, des Bureaux de bienfaisance, que l'on considère comme des concurrences gênantes, la plus petite erreur, grossie, dénaturée, amplifiée, devient bien vite un méfait scandaleux, un crime digne de toutes les pénalités.

Ici, rien de pareil à craindre, aucun de ces ennuis à redouter. Qui oserait formuler la moindre critique contre des associations où l'on ne parle que de charité, de dévouement, d'abnégation, de sacrifice envers la pauvre humanité souffrante ?

On devra pourtant reconnaître que l'argent dépensé en constructions monumentales, en frais de toute nature pour recueillir des dons et des aumônes, se trouve quelque peu détourné de sa destination et ne sert que très indirectement au soulagement des malheureux. C'est pour cela que nous préférerions voir ces budgets plus régulièrement établis et soumis au contrôle des pouvoirs publics, à l'égal de ceux des Fabriques, des Hospices, des Bureaux de bienfaisance.

D'autre part, l'avenir de ces fondations n'est rien moins qu'assuré; étant donné l'abaissement continu de la rente, il devient très difficile de constituer un capital dont les intérêts puissent, chaque année, parer à toutes les dépenses; on est forcé d'y pourvoir au jour le jour et de compter sur des recettes très aléatoires qui souvent passent à d'autres établissements, non pas plus utiles, mais plus en faveur.

Puis, le public, se fiant à ce qu'on lui dit, croyant aux immenses services qu'on lui annonce, finit par se désintéresser de la question. Il s'en repose exclusivement sur l'initiative de quelques-uns du soin de secourir la misère : c'est plus commode ; et il ne voit pas, ou ne veut pas voir, que le nombre des nécessiteux augmente dans les villes au lieu de diminuer.

Pour toutes ces raisons, nous pensons que la charité privée n'arrivera jamais à résoudre le problème qui se pose à l'égard des tuberculeux indigents. Nous perdons notre temps à attendre d'elle le remède à la plaie sociale que nous nous efforçons de restreindre et de guérir. Il faut, pour y parvenir, que les dépenses nécessaires soient inscrites d'office au budget, et que chacun y participe progressivement à sa fortune. Inutile de légiférer à nouveau. La loi du 15 juillet 1893 dit dans son article premier :

« Tout Français malade, privé de ressources, reçoit gratuitement de la commune, du département ou de l'État, l'assistance médicale à domicile, ou, s'il y a impossibilité de le soigner utilement à domicile, dans un établissement hospitalier. »

C'est l'exécution intégrale de ce principe que nous ne devons pas cesser de réclamer.

Dans un congrès tenu l'année dernière, le professeur Leyden, discutant cette question, s'exprimait en ces termes :

« L'esprit d'humanité et de solidarité, qui est l'ornement de cette fin de siècle, nous ordonne d'unir nos efforts et de faire œuvre commune ; il crie au plus fort de secourir le plus faible. Que les communes, que l'Etat nous viennent en aide, nous soutiennent d'une façon efficace, et nous toucherons au but désiré. »

On objecte, nous le savons, que les frais seront trop considérables. Certainement, pour commencer, ils atteindront un chiffre important ; toutefois, ils décroîtront assez rapidement, car le nombre des tuberculeux ne tardera pas à diminuer. D'ailleurs, quelque élevées qu'elles soient, les dépenses resteront toujours au-dessous des pertes que nous subissons en continuant à ne pas soigner ces malades comme ils devraient l'être, et en ne faisant rien pour empêcher la contagion.

« Rochard a évalué ces pertes avec autant de précision que possible, sous une forme capable de frapper tous les esprits. Partant de l'âge moyen des victimes de la tuberculose, du capital dépensé pour les amener à cet âge, c'est-à-dire jusqu'au moment où la plupart d'entre elles allaient être en mesure de rendre productif le capital engagé, il estime la dîme annuelle prélevée sur notre pays à 500,984,150 francs, c'est-à-dire aux 5/6 de la perte totale infligée par l'ensemble des maladies contagieuses. » (Arloing.)

A l'étranger, on a vite compris les avantages que l'on retirerait, au point de vue social, en donnant aux tuberculeux le traitement dont ils ont besoin.

Penzoldt, constatant que la tuberculose enlève un tiers des hommes qui meurent de 15 à 60 ans, par conséquent dans la période productive de la vie, et voyant que la méthode hygiénique prescrite dans les sanatoria populaires peut rendre, pour des mois et des années, l'aptitude au travail à plus de la moitié des malades, a calculé le bénéfice que l'on obtiendrait si l'on en faisait bénéficier les ouvriers et les indigents.

« En admettant, dit-il, que 12,000 tuberculeux soient désignés pour suivre le traitement, et que, sur ceux-ci, 9,000 puissent, par suite de ce traitement, reprendre encore pendant trois ans le travail interrompu, il s'ensuit qu'en portant à 500 marcs (625 francs) en moyenne le chiffre du salaire annuel, le bénéfice social sera de 3×500×9,000, ou 13,500,000 marcs; et si, de ce chiffre, on déduit les frais de traitement et les intérêts des capitaux engagés, ce bénéfice restera de 7,500,000 marcs, soit 8,875,000 francs. »

Mais la preuve, de toutes peut-être la plus convaincante, est celle qui nous est fournie par certaines sociétés de Suisse et d'Allemagne qui assurent les ouvriers contre les maladies. Quand elles se sont rendu compte de l'efficacité du traitement suivi dans les sanatoria, elles se sont mises à en construire elles-mêmes ou à prêter largement leur concours à leur création, et se sont efforcées de rendre le plus possible de tuberculeux à leur travail. Malgré les nouvelles et grosses dépenses qui en résultaient, elles sont arrivées à réaliser un gain très sensible, parce que le nombre énorme de journées de malade, qu'elles étaient obligées auparavant de payer aux phtisiques, a diminué dans des proportions considérables.

En Allemagne, en Autriche, l'assurance contre les maladies est obligatoire, si cet exemple donné par quelques grandes compagnies se généralise, et tout porte à le croire, il arrivera que dans ces pays, bientôt, la plupart des tuberculeux dénués de ressources recevront les soins particuliers dont ils ont besoin.

En France, l'obligation de s'assurer n'existe pas ; cependant, si la loi sur l'assistance médicale était exécutée, les ouvriers seraient plus favorisés que ceux d'Autriche et d'Allemagnet puisque c'est la commune, le département et l'Etat qui se chargeraient de tous les frais, sans que les malades aient eu à payer quoi que ce soit au préalable; sans qu'ils aient été forcés, ainsi que les ouvriers allemands ou autrichiens, de donner une partie de leur salaire aux assurances.

Et de quelle manière appliquera-t-on la loi en question ? Les phtisiques pauvres seront-ils soignés chez eux ou dans des établissements spéciaux ?

A domicile, les pratiques de la prophylaxie, pas plus que celles de l'hygiène thérapeutique, ne sont possibles. Les essais qui ont lieu depuis l'année dernière à Paris sont, à cet égard, très démonstratifs. Avec les désinfections fréquentes et les multiples précautions à prendre contre la propagation du contage, le malade devient pour sa famille, pour ses voisins, un être suspect et dangereux, que l'on repousse, que l'on doit fuir, à ce point que plusieurs de ces malheureux se sont vu expulser des maison qu'ils habitaient.

Et il faudra bien aussi que l'assistance pourvoie à leur nourriture, à leur chauffage, à leur habillement ; qu'elle place une garde auprès d'eux quand ils seront complètement alités : ils finiront alors par coûter certainement plus que si on les recueillait dans des sanatoria. Là, du moins, ils seraient soignés convenablement. Divisés en catégories, suivant la gravité de leur mal, chacun d'eux serait soumis au traitement que comporte l'état particulier de son affection. Nous avons déjà parlé plusieurs fois des nombreux avantages qui résulteraient de la création d'établissements spéciaux ; nous n'y reviendrons pas.

Cette mesure générale s'impose et la grande majorité des médecins la réclame. C'est elle qui rendra le plus de services aux malades et à la société. Toutefois, on devra se guérir de cette manie, assez commune en France, qui consiste, dans ce genre de construction, à vouloir toujours élever des palais ; il ne faudrait pas oublier qu'il vaut infiniment mieux avoir des sanatoria d'aspect modeste, dont un grand nombre de tuberculeux pourrait profiter, que de s'obstiner à édifier de luxueux monuments, et de n'avoir plus ensuite assez d'argent pour y soigner des malades. Ainsi, dans beaucoup d'hôpitaux, chaque journée revient à 2 fr. 75 ou 3 francs et souvent plus. Or, les frais de nourriture et d'entretien comptent à peine pour la moitié : c'est de la folie ; l'individu qui établirait son budget de cette façon risquerait fort de se faire interdire.

Au dernier congrès de la tuberculose, on s'est occupé à plusieurs reprises du traitement des tuberculeux indigents.

MM. Netter et Beaulavon, chargés du rapport sur cette question, l'ont terminé par les conclusions suivantes qui ont été adoptées à l'unanimité :

« Le traitement des tuberculeux indigents dans les sanatoria s'impose à trois points de vue :

» 1° Le sanatorium assure l'isolement du tuberculeux qui, par sa présence, constitue un danger pour la société;

» 2° Le sanatorium, grâce à ses installations

spéciales, permet seul de donner au tuberculeux les soins dont il a besoin ;

» 3° Le sanatorium, destiné spécialement aux malades les plus curables, permet de réaliser un véritable gain financier et social, comme l'ont montré les résultats obtenus par les compagnies d'assurances contre l'invalidité et la vieillesse. »

Quant à la manière dont on s'y prendra pour créer et diriger ces établissements, il n'y a qu'à s'en référer à la loi, déjà citée, du 15 juillet 1893, sur l'assistance médicale gratuite, et aux instructions contenues dans la circulaire ministérielle du 18 mars 1894, pour comprendre combien cette organisation est facile à résoudre :

« Toute commune est rattachée pour le traitement de ses malades à un ou plusieurs des hôpitaux les plus voisins. » (Art. 3.)

Il en sera de même au sujet des sanatoria. Les communes, les cantons, les arrondissements peuvent se grouper, former des circonscriptions et créer ces établissements avec la participation du département et de l'Etat. Le Conseil général serait chargé de déterminer ces groupements, puisque c'est à lui qu'incombe, d'après la loi, l'organisation générale de l'assistance médicale gratuite.

Telle est, selon nous, la solution véritablement pratique du problème; la seule qui donnera les résultats que nous poursuivons.

Mais on n'ose pas prendre de décision ferme ;

on allègue les charges nouvelles qui seraient imposées. Cependant il nous semble que les tuberculeux indigents devraient bien au moins avoir autant de droits à notre sollicitude, que les escarpes en faveur de qui on élève à grands frais des prisons, où ils ont de l'air, des installations hygiéniques, une saine nourriture : toutes choses qui manquent encore à nos malheureux malades.

On donne des milliards à l'armée pour nous défendre contre des ennemis éventuels, et l'on oublie, comme le dit avec beaucoup de justesse le Dr Sersiron, « que la tuberculose nous tue chaque année deux ou trois fois plus de monde que le feu des Allemands ne nous a fait de victimes en 1870. »

Il n'y a donc pas à hésiter, plus de temps à perdre en atermoiements.

Les fondations isolées, les œuvres de charité alimentées par l'aumône, les secours à domicile, seront toujours insuffisants : ils n'arrêteront pas la contagion qui se propage avec tant d'intensité parmi les nécessiteux et n'empêcheront pas la mortalité effrayante qui sévit dans les milieux ouvriers.

Il faut envisager la situation dans son ensemble et forcer les pouvoirs publics à prendre au plus tôt les mesures générales qu'elle comporte. Voilà le but à poursuivre, dans les villes et dans les campagnes, par chaque médecin; voilà, pensons-nous, la propagande à faire par

24

la ligue que dirige avec tant de dévouement le Dr Armaingand, et, en dehors du corps médical, par tous ceux qui s'intéressent aux misères des ouvriers, par tous ceux aussi qui s'occupent du relèvement de notre race et dont les efforts doivent se joindre aux nôtres, dans cette lutte contre l'une des causes les plus actives de la dépopulation de la France.

FIN

TABLE DES MATIÈRES

PREMIÈRE PARTIE

Pathologie de la tuberculose.

CHAPITRE PREMIER

NATURE BACILLAIRE DE LA TUBERCULOSE

CHAPITRE II

LES CAUSES

CHAPITRE III

PÉNÉTRATION DES BACILLES. — TUBERCULES ET LÉSIONS ANATOMIQUES.

CHAPITRE IV

SYMPTOMES ET COMPLICATIONS DE LA TUBERCULOSE

CHAPITRE V

DIAGNOSTIC PRÉCOCE DE LA TUBERCULOSE

CHAPITRE VI

ÉVOLUTION DE LA TUBERCULOSE

CHAPITRE VII

FRÉQUENCE ET MORTALITÉ DE LA TUBERCULOSE

DEUXIÈME PARTIE

Prophylaxie de la tuberculose.

CHAPITRE VIII

PROPHYLAXIE PUBLIQUE

CHAPITRE IX

PROPHYLAXIE INDIVIDUELLE

TROISIÈME PARTIE

Traitement de la tuberculose

CHAPITRE X

GÉNÉRALITÉS

CHAPITRE XI

HYGIÈNE CORPORELLE

CHAPITRE XII

HYGIÈNE ALIMENTAIRE

CHAPITRE XIII

CURE D'AIR

CHAPITRE XIV

CURES CLIMATÉRIQUES SPÉCIALES

CHAPITRE XV

LES SANATORIA

CHAPITRE XVI

VACCINATION, TOXINOTHÉRAPIE, SÉROTHÉRAPIE

CHAPITRE XVII

LIQUIDES ORGANIQUES

CHAPITRE XVIII

MÉDICAMENTS ET TRAITEMENTS DIVERS

CHAPITRE XIX

TRAITEMENT SYMPTOMATIQUE

CHAPITRE XX

CONCLUSION, LES TUBERCULEUX PAUVRES

ÉMILE COLIN — IMPRIMERIE DE LAGNY

www.ingramcontent.com/pod-product-compliance
Ingram Content Group UK Ltd.
Pitfield, Milton Keynes, MK11 3LW, UK
UKHW022324190726
13856UKWH00001B/186